オールカラー

スキンケア
ガイドブック

一般社団法人 日本創傷・オストミー・失禁管理学会 編

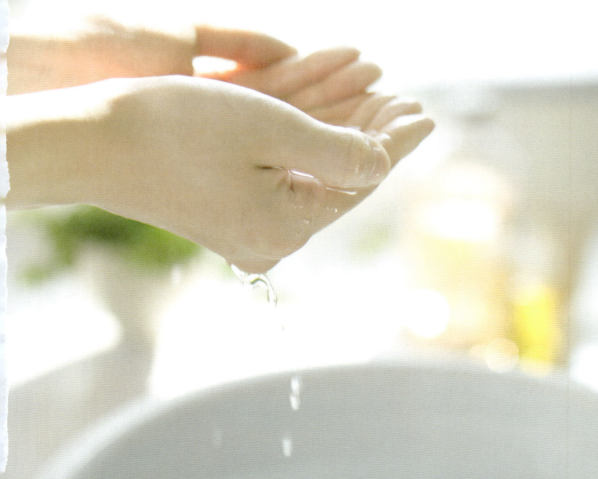

照林社

[序にかえて]

なぜ今、スキンケアの ベストプラクティスが必要か

日本創傷・オストミー・失禁管理学会理事長　真田弘美

本書『スキンケアガイドブック』は、日本創傷・オストミー・失禁管理学会が、皮膚・排泄ケア認定看護師テキスト、ならびに今後開始を予定している臨床スキンケア看護師の講習会テキストとして作成したものです。

スキンケアは、看護の質をはかるパラメーター

　今を去ること28年前、私は米国イリノイ州にある大学病院2か所とナーシングホームで半年間WOCナース（WOCN）の活動について研修の機会を得ました。ある私立の大学病院で私の指導を担当した看護師たちはWOCNの資格を先に取得した後、修士課程に入り、老年看護のCNSとなり、病院や施設の中でも組織横断的に自律した活動を行っていました。日本ではまだ認定看護師も誕生していない時期に、米国の看護のレベルの高さにカルチャーショックを受けた記憶は未だに鮮明で私の脳裏を離れません。一方、州立の大学病院やナーシングホームは救急搬送の患者が多いにもかかわらず、専門性の高い自律的な看護師はおらず、その看護の質の低さには驚きを隠せませんでした。米国には日本のような国民皆保険制度はなく、医療を受けることが国民の権利ではなく、資本主義に裏付けされた個々の経済的基盤に拠る健康に対する価値観に委ねられていたため、看護の質の差は国の実情そのものを映し出すようでした。このような病院間の看護ケアの質の格差は総体としては医療事故の数として現れてきますが、ETナースである私が痛感した差は、患者の皮膚状態の違いでした。日本の看護師の業は、療養上の世話と診療の補助行為です。そして、療養上の世話の評価として最も可視化できるのは、皮膚のケアです。この状況から、私は日本の看護ケアの質の高さと均一性に自信をもったのです。

スキン-テアは、日本人には発生しないと思った28年前

　掻痒感、乾燥、湿疹など、ケアの差による皮膚の状態の違いはあるものの、どの施設でも見られたのは、皮膚の剥離、つまりスキン-テア（皮膚裂傷）でした。老人ホームでは、日本と異なり、ほとんどの方が寝間着ではなく普段着を着て椅子で過ごされていました。そして、廃用性の浮腫を軽減するために、下肢にはバンデージが当てられていました。露出している皮膚を見ると、創傷被覆材が貼られている利用者が多くいました。ドレッシングチェンジのときに、ナースから「スキン-テア」という言

葉を初めて聞きました。しわや血管の怒張などといった高齢者特有の皮膚は日本でもよく見かけましたが、白人の皮膚は透き通るくらい白く、そしてティッシュペーパーのように薄かったのです。これだけ薄い皮膚の表皮が自損やナースのケアによって捲れ、痛みを訴える彼らを見ていて思ったことは、これは「日本人には発生しない皮膚トラブルであろう」ということでした。

しかし、日本が人類未踏の高齢社会に突入した2010年ごろから、大学病院や高齢者施設などさまざまな場所で、皮膚の剥離、ずり剥けなど、いわゆるスキン-テアが発生していることが判明してきました。そして、家族からの虐待、看護師や介護士からの虐待という誤った判断がされることになり、医療者と患者・家族の間の信頼関係にも影響する社会的な問題となってきました。

スキン-テアは例外ではありません。長時間おむつを使用する認知症や遷延性の意識障害の方々には、便・尿などの排泄物由来の皮膚障害（Incontinence Associated Dermatitis：IAD）も頻発してきています。私たち看護師が注視してきた褥瘡だけでなく、スキン-テア、IADなどの高齢者特有の皮膚障害も看過できない状況にあるといえます。

日本創傷・オストミー・失禁管理学会の次のターゲット「高齢者の皮膚を護る」

今までは、褥瘡、スキン-テア、IADなどの皮膚のケアは、WOCNが専門的に行ってきました。しかし、今後急速に増える後期高齢者、そしてセンテネリアン（100寿者）の増加、さらに看護技術の進化に伴って、スキンケアは高度な専門的技術から、ある一定の教育を受けた看護師の日常業務へと変化していくことでしょう。つまり、どのような施設においても病棟単位で、あるいは訪問看護ステーション単位で、これら高齢者のスキンケアが行えるナースが必要とされる時代が来ているのです。

そこで、日本創傷・オストミー・失禁管理学会では、「臨床スキンケア看護師」の育成を始めることになりました。病棟にいる臨床スキンケア看護師はWOCNとタッグを組んで高齢者の皮膚を護るようになります。これは、当学会の平成29年度事業としてモデル的に開始されることになっています。臨床スキンケア看護師養成教育は、座学と演習ならびに実習で成り立っています。スキンケアは実際に目で見て、触れて、さまざまなグッズを利用して実施されるためです。そしてナースにとって不可欠なアセスメント力と実践力を身につけるためには、WOCNとともに行う現場実習は欠かせないと考えています。モデル事業から2年後の平成31年には、すべての都道府県でWOCNによる講習会や実習を開催できるような構想をもっています。

近い将来、我が国において"褥瘡"だけでなく"スキン-テア""IAD"などのスキントラブルが死語になる日を夢見て、当学会では臨床スキンケア看護師の育成事業を精力的に続けていきます。

末筆になりましたが、このテキストの作成と臨床スキンケア看護師の育成プロジェクトに多大な貢献をいただいた田中マキ子先生に衷心より御礼を申し上げます。

「臨床スキンケア看護師」と本書の位置づけ

山口県立大学看護栄養学部 教授　田中マキ子

高齢化の進展とともにますます重要になるスキンケア

　高齢社会の進展は、さまざまな社会のありよう・医療の在り方に関する議論の際には常に俎上に載せられます。スキンケアについても例外ではなく、超高齢社会の到来は大きな意味をもっています。

　皮膚は全身を覆う上質なコートと言われ、人間を外界の刺激から守り、内部環境を整える役割を持ちます。皮膚はターンオーバーを繰り返し、常に良い状態を維持するためにメンテナンスされていますが、加齢という自然の摂理の中では、機能低下が免れない状態になります。例えば、加齢とともに水分保持能力が低下し皮膚の乾燥が著明になることや、分裂能の低下、表皮の菲薄化、表皮突起の消失による扁平化、角層の増殖などから、皮下脂肪の減少・毛細血管の脆弱化などから生じる生体防御機能の低下等です。こうした現象は、個人の差こそあれ、誰にも平等に起こる変化です。

　急速に増える高齢患者は、潜在的にも顕在的にもさまざまなスキントラブルを抱えており、皮膚の状態に関するアセスメントとケアは看護師にとって非常に重要です。より質の高いスキンケアの提供は身体の清潔を図るだけにとどまらず、高齢者の皮膚の健康を護るという、社会が抱える課題に果敢に挑むことにも通じます。患者の生活を支える看護師だからこそ、皮膚を護るケアは重要な課題であると同時に、看護師としてのケア能力が評価されるベンチマークともなります。しかし、現実に臨床看護師はどれほどスキンケアに関心を寄せ、日々のケアに関する工夫・研鑽を行っているのでしょうか。今こそ、スキンケアに関する看護師の意識を高め、ケア方法に関するエビデンスに基づく最新情報と技術が習得できる場が必要なのです。

日本創傷オストミー・失禁管理学会が始める「臨床スキンケア看護師」教育

　そこで、日本創傷オストミー・失禁管理学会では、皮膚にトラブルを抱えるであろう対象者に対して看護師が行う専門職（プロ）としてのケア実践を強化するために、「臨床スキンケア看護師」認定資格制度を始めることにしました。その教育は、皮膚の形態機能学的理解から始まり、種々の症状の理解とケア方法のポイントを学習できる内容で構成されます。これまでは、皮膚・排泄ケア認定看護師（以下、WOCN）がその役割を担ってきました。しかし、一人二人のWOCNが熱心にスキンケアを行っ

たとしても、スキントラブルを抱える多くの対象者に最良なケアを実践することはできません。今後、ますます重要性・必要性が高まるスキンケアの質をさらに高めていくためには、ベッドサイドで24時間365日のケアを担う臨床看護師と連携すること、あるいはスキンケアに関してより深い教育と実践方法を身につけた看護師がリンクナースとなることが必要です。

　本書は、このような課題を解決するために、スキンケアに関する内容を、基礎的知識から実践的応用・スキルまで、広く・深く解説するとともに、臨床現場で正しく実践されるよう具体的かつ詳細に示しました。本書には、執筆いただいた多くのWOCNが経験された貴重な症例からの学びと研鑽の結果がちりばめられています。随所に、皮膚に関するプロのコツやエッセンスが紹介されています。今後「臨床スキンケア看護師」認定資格制度がスタートした際には、教科書として用いられるものです。本書によって、スキンケアの概要について学び直していただき、ケア方法の実際をリアルに学ぶことで、スキンケアに関する価値観の転換を図っていただくことが可能となるのではないかと思っています。

　皮膚は、一つの臓器であり、必要な情報を体内に伝えるとともに、私たち医療従事者にケアの必要性を示唆するものでもあります。皮膚を通して、体から発せられているサインをしっかりと受け止め、必要なケアを行うことがスキンケアと考えるならば、スキンケアは看護の基礎であり原点と言えます。本書を身近に置いていただき、看護師としてどのようなケアをしなくてはいけないのか、振り返りつつ進んでいってほしいと思っています。

CONTENTS

序にかえて　なぜ今、スキンケアのベストプラクティスが必要か……………………真田弘美　ii
「臨床スキンケア看護師」と本書の位置づけ…………………………………………田中マキ子　iv

Part 1　基礎編

- 総論　スキンケアにおける看護師の役割………………………………………田中秀子　2
- 皮膚の解剖生理とスキンケアの意義・目的……………………………………安部正敏　4
- 皮膚に影響を与える要因
  - ①生理的要因、物理的要因、化学的要因、感染等の要因、医療機器等の外的要因……安部正敏　10
  - ②治療による要因、疾患による要因「デルマドローム」……………………安部正敏　13
- 皮膚障害の基本的アセスメント…………………………………………………安部正敏　18
- スキンケアの基本的な技術………………………………………………………安部正敏　23
- 皮膚の徴候別アセスメントとケアの実際
  - ①乾燥（ドライスキン）……………………………………………………小林直美　26
  - ②搔痒…………………………………………………………………………小林直美　31
  - ③浸軟…………………………………………………………………………小林直美　36
  - ④菲薄…………………………………………………………………………柳井幸恵　40
  - ⑤肥厚（表皮肥厚・過角化）………………………………………………柳井幸恵　46
  - ⑥出血傾向・皮下出血………………………………………………………南由起子　51
  - ⑦浮腫…………………………………………………………………………間宮直子　58
  - ⑧黄疸…………………………………………………………………………間宮直子　64
- ナースが知っておきたい皮膚疾患
  - ①湿疹・皮膚炎………………………………………………………………安部正敏　69
  - ②蕁麻疹………………………………………………………………………安部正敏　73
  - ③表在性真菌感染症…………………………………………………………安部正敏　76
  - ④細菌感染症…………………………………………………………………安部正敏　80
  - ⑤疥癬…………………………………………………………………………安部正敏　83
  - ⑥表皮水疱症…………………………………………………………………安部正敏　86
- ナースのための外用療法の知識…………………………………………………安部正敏　89

本書の注意点

　本書で紹介している治療とケアの実際は、編著者の臨床例をもとに展開しています。実践により得られた方法を普遍化すべく万全を尽くしておりますが、万一、本書の記載内容によって不測の事故等が起こった場合、編著者・出版社はその責を負いかねますことをご了承ください。
　本書に記載しております薬剤・機器等の使用にあたっては、個々の添付文書や取り扱い説明書を参照し、適応や使用法等については常にご確認ください。

Part 2 実践編

第1部　ハイリスク患者のスキンケア

- 高齢者のスキンケア .... 清藤友里絵　94
- 低出生体重児のスキンケア .... 小栁礼恵　105
- 糖尿病のある人のスキンケア .... 渡辺光子　110
- 透析療法を受けている人のスキンケア .... 大桑麻由美　121
- がん患者のスキンケア
  - ①がん化学療法を受けている患者 .... 高木良重　125
  - ②放射線療法を受けている患者 .... 祖父江正代　134
  - ③自壊創をもつ患者 .... 松原康美　142
  - ④GVHD（移植片対宿主病）患者 .... 海田真治子　149
- クリティカルケア・救急領域における患者のスキンケア ... 内藤亜由美　156
- 術後患者のスキンケア（離開創、瘻孔） .... 加瀬昌子　165
- 低栄養状態の患者のスキンケア（亜鉛欠乏症含む） .... 石川　環　172
- エンドオブライフにおけるスキンケア .... 松原康美　180
- ステロイド長期服用患者のスキンケア .... 積美保子　186
- 免疫不全患者のスキンケア .... 三富陽子　193

第2部　皮膚障害別スキンケア

- 褥瘡予防・ケア .... 山本由利子　202
- スキン-テアの予防・ケア .... 紺家千津子　218
- IAD（失禁関連皮膚炎）予防・ケア .... 市川佳映、大桑麻由美　231
- ストーマ周囲皮膚障害の予防・ケア .... 紺家千津子　244
- 足病の予防・ケア .... 竹原君江、大江真琴　269
- 医療関連機器圧迫創傷のスキンケア .... 石澤美保子　280
- リンパ浮腫のスキンケア .... 杉本はるみ　290
- 熱傷のスキンケア .... 館　正弘　297

索引 304

装丁：小口翔平（tobufune）　　カバー写真：アフロ
本文イラストレーション：村上寛人、今﨑和広、山口絵美（asterisk-agency）
本文DTP：明昌堂

執筆者一覧

編集

一般社団法人 日本創傷・オストミー・失禁管理学会

編集委員長

田中マキ子　山口県立大学看護栄養学部 教授

執筆者（掲載順）

真田弘美	東京大学大学院医学系研究科 健康科学・看護学専攻 老年看護学/創傷看護学分野 教授
田中秀子	淑徳大学看護栄養学部 看護学科 教授
安部正敏	医療法人社団廣仁会 札幌皮膚科クリニック 副院長
小林直美	パナソニック健康保険組合松下記念病院 看護部 副師長／皮膚・排泄ケア認定看護師、特定看護師
栁井幸恵	綜合病院山口赤十字病院 看護部 看護師長／皮膚・排泄ケア認定看護師
南由起子	サンシティ横浜南 健康相談室／皮膚・排泄ケア認定看護師
間宮直子	大阪府済生会吹田病院 看護部 副看護部長／皮膚・排泄ケア認定看護師、特定看護師
清藤友里絵	東邦大学医療センター佐倉病院 看護部 看護師長／皮膚・排泄ケア認定看護師、特定看護師
小栁礼恵	東京大学医学部附属病院 看護部、教育・研究・研修室 看護師長／皮膚・排泄ケア認定看護師
渡辺光子	日本医科大学千葉北総病院 看護管理室 看護師長／皮膚・排泄ケア認定看護師、特定看護師
大桑麻由美	金沢大学医薬保健研究域 保健学系看護科学領域臨床実践看護学講座 教授
髙木良重	医療法人福西会 福西会病院 看護部／がん看護専門看護師、皮膚・排泄ケア認定看護師
祖父江正代	JA愛知厚生連 江南厚生病院 緩和ケア病棟/がん相談支援センター 看護課長　がん看護専門看護師、皮膚・排泄ケア認定看護師
松原康美	北里大学 看護学部 准教授／がん看護専門看護師、皮膚・排泄ケア認定看護師
海田真治子	久留米大学病院 看護部／皮膚・排泄ケア認定看護師、特定看護師
内藤亜由美	藤沢市民病院 医療支援部 創傷治癒センター／皮膚・排泄ケア認定看護師、特定看護師
加瀬昌子	総合病院 国保旭中央病院 看護局 スキンケア相談室 師長　皮膚・排泄ケア認定看護師、特定看護師
石川　環	東北福祉大学 健康科学部 保健看護学科 助教
積美保子	JCHO東京山手メディカルセンター 看護部 副看護師長／皮膚・排泄ケア認定看護師
三富陽子	京都大学医学部附属病院 看護部 看護師長
山本由利子	高松赤十字病院 看護部 WOC相談室
紺家千津子	金沢医科大学看護学部 成人看護学 教授
市川佳映	東京大学大学院医学系研究科 健康科学・看護学専攻 老年看護学/創傷看護学分野 客員研究員
竹原君江	名古屋大学大学院医学系研究科 看護学専攻 准教授
大江真琴	東京大学大学院医学系研究科 グローバルナーシングリサーチセンター 特任准教授
石澤美保子	奈良県立医科大学医学部看護学科 成人看護学領域 教授
杉本はるみ	愛媛大学医学部附属病院 総合診療サポートセンター／皮膚・排泄ケア認定看護師、特定看護師
館　正弘	東北大学大学院医学系研究科 形成外科学分野 教授

Part 1 基礎編

総論

スキンケアにおける看護師の役割

田中秀子

スキンケアの目的

　皮膚は、常に外界に接し、体内環境を守るインターフェイスの役割を担っている。紫外線や外力、細菌などから身体を守り恒常性を維持する役割もある。そして、ホルモンや心理面の影響による内部からの刺激に対して、皮膚に変化が現れることもある。しかし、外界の環境に影響を受けながら、年齢や季節の変化に対しても適応している。昨今は、高齢者の脆弱な皮膚障害として「スキン-テア」が問題となっている。ちょっとした衝撃で皮膚がびらんを引き起こし、表皮が剥がれた状態になったり、ドライスキンのために皮膚にかゆみがあるため掻きむしり、びらんを生ずるなどの問題が起こる。

　「清潔の援助」は、看護技術の重要なケアとして位置づけられている。清潔は人間の基本的欲求であり、きれいにすることによって気分は爽快になる。また、マッサージによって血液の流れはよくなり、栄養が皮膚に取り込まれ、皮膚は健康を保つことができる。患者とのコミュニケーションの場ともなり、皮膚の観察とともに患者の心の変化もとらえることができ、全身アセスメントの機会にもなっている。

スキンケアの方法

　スキンケアの方法として、以下の4項目が挙げられる。

> ①健康な皮膚を維持する。
> ②洗浄によって汚れを取り除く。
> ③皮膚を保護することによってバリア機能を保ち、体内環境を整える。
> ④創傷がある場合は、感染予防に努め、創傷治癒過程を遅延させない。

1. 健康な皮膚を維持する

　健康な皮膚の維持とは、皮膚の生理機能が保たれることであり、5つの機能がある。
①**保湿機能**：角質細胞間脂質、皮脂、天然保湿因子による角質層水分保持機能によって皮膚の潤いを保つ。
②**温度調節機能**：環境温度の変化に伴って、寒いときは立毛筋が収縮して熱放散を防ぎ、暑いときは汗腺から汗を分泌して熱を放散し体温を下げる。
③**緩衝作用**：皮脂膜によって有害物質の侵入を防ぎ、pHを酸性に保ち、抗菌作用を発揮する。
④**免疫機構への関与**：種々のサイトカインを産生・分泌して免疫反応に関与する。

⑤ボディイメージをつくる：心理的な影響を受けて、皮膚に触れることで自律神経系に影響し、成長発達をうながす。

2．洗浄によって汚れを取り除く

皮膚は汗腺からの発汗作用があり、分泌物として脂質や鉄を含み、表皮の細菌によって分解されて臭気を発する。表皮は弱酸性で感染を引き起こしやすい。また、肛門周囲や創部の周囲などは汚れが付着しやすく、かゆみが発生したり、排泄物のにおいが混在して不快な状態になる。そのため、洗浄を行い、汚れを排除することが重要である。

3．皮膚を保護することによってバリア機能を保ち、体内環境を整える

皮膚は、年齢や季節、おむつの使用等で適度な湿潤が保たれずバリア機能が低下する。特に、高齢者では、皮脂の減少や乾燥が引き起こすかゆみを生じる。また、おむつを使用している場合は、陰部の周囲が高温多湿となって浸軟状態となる。洗浄後は保湿剤を使用してバリア機能を保つ。また、材質が化学繊維の下着などは汗を吸収しにくいことや、金属によるアレルギーなどで刺激物となるものは使用しないようにする。

4．創傷がある場合は感染予防に努め、創傷治癒過程を遅延させない

創傷がある場合は体外からの感染の危険があるため、ドレーンや創部の周囲をきれいに保つ必要がある。それにより創傷治癒過程が順調に進み、治療処置が効果的に行われる。観察を怠らず、清潔な創部を維持することが重要である。

*

皮膚は全身を包む臓器である。体内環境を守るため、常に清潔にすることが必要であり、看護師にはさまざまな刺激から防御するケアが求められている。汚れをごしごし落とすのではなく、柔らかい布を使用して、汚れを包み込むようにして愛護的な方法で洗浄や清拭をする。洗い流すためのお湯の温度や洗浄剤を考慮して、短時間で行うことが重要である。

参考文献
1. 田中秀子編：ナースのためのスキンケア実践ガイド. 照林社, 東京, 2008.
2. 日本看護協会 認定看護師制度委員会 創傷ケア基準検討会編著：スキンケアガイダンス. 日本看護協会出版会, 東京, 2002.

皮膚の解剖生理とスキンケアの意義・目的

安部正敏

スキンケアの意義・目的

日本褥瘡学会によると、学会で使用する用語の定義・解説において、"スキンケア"は以下のように記載されている。

「皮膚の生理機能を良好に維持する、あるいは向上させるために行うケアの総称である。具体的には、皮膚から刺激物、異物、感染源などを取り除く洗浄、皮膚と刺激物、異物、感染源などを遮断したり、皮膚への光熱刺激や物理的刺激を小さくしたりする被覆、角質層の水分を保持する保湿、皮膚の浸軟を防ぐ水分の除去などをいう」。

この定義から考えると、"スキンケア"とは、皮膚の良好な生理機能を維持するために**"洗浄" "被覆" "保湿" "水分除去"**を行うものとすることができる。

ここで注意しなければならないのは、この定義において"スキンケア"は、皮膚の生理機能を良好に維持するだけでなく、向上させるケアの総称としていることである。つまり、異常な皮膚、例えば皮膚疾患を有する患者における"スキンケア"は、あくまでその病態に置かれている皮膚の生理機能を向上させるべきケアでなければならないということである。

皮膚の解剖生理

皮膚の生理機能として最も重要なのは**"バリア機能"**である。なかでも物理的バリアとしての皮膚では、特に表皮の果たす役割が大きく、この構造を熟知しなければ正しいスキンケアの理解は得られない。ここでは、限られた紙面であるため、表皮を中心とした皮膚の構造を概括する。

1. 皮膚表面

皮膚表面は平滑ではなく、多数の溝がみられる。この溝を**皮溝**と呼ぶ。皮溝は浅いものと深いものが存在する。浅い皮溝で囲まれる領域を**皮丘**と呼び、それより大きな範囲で深い皮溝によって囲まれる領域を**皮野**と呼ぶ（図1）。また、皮膚表面には**毛孔**と**汗孔**が開口している。**毛孔**は皮溝部に存在し、汗孔は皮丘に開口する。

皮溝の走行は身体各部位により一定方向に決まっており、**皮膚紋理**と呼ばれる。有名なのは手掌と足底であり、その特徴的な走行形態は指紋や掌紋として個人の特定に用いられる。他方、皮膚は真皮レベルにおいても弾性線維の走行が一定方向に決まっており、ときにスキン-テアなど皮膚に裂傷ができた際に張力の強い長軸方向に楕円形を呈するのはこのためである。

2. 皮膚の組織学

皮膚は表面から順に、**表皮**、**真皮**、**皮下組織**に分かれ、これ以外に毛孔などの付属器が存在する。

3. 表皮の構造

表皮は厚さ約0.2mmであり、角化細胞がそのほとんどを占める。角化細胞は、下から順に**基底層、有棘層、顆粒層、角層**と4種に分けられる（図2）。

表皮は基底細胞が分裂し、その片方が有棘層、顆粒層、角層を経て脱落するまでを**ターンオーバー時間**と呼び、通常45日を要する。

1）基底層

基底層は縦に長く円柱形を呈する**基底細胞**からなる。細胞どうしは**ヘミデスモゾーム**と**裂隙接合**により結合し、また基底膜と結合するためにヘミデスモゾームを有する。約19日ごとに有糸分裂する。

2）有棘層

有棘層は5〜10層の**有棘細胞**からなる。有棘層の細胞どうしは**細胞間橋**と呼ばれる構造でつながっており、棘のようにみえるのが名前の由来である。有棘細胞は上層に移動するに従い、次第に扁平となる。

図1 皮膚表面の名称

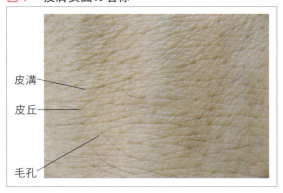

図2 表皮の構造

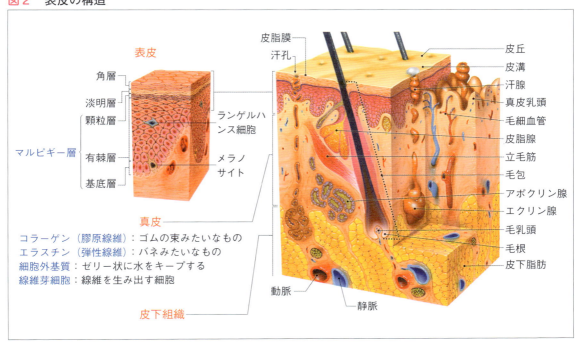

3）顆粒層

　顆粒層は表皮の上層2～3層である。細胞は扁平となり、細胞質中に**ケラトヒアリン顆粒**と呼ばれる好塩基性タンパクが出現する。このケラトヒアリン顆粒が保湿能に密接にかかわっており、スキンケアを考えるうえで非常に重要である。

　顆粒細胞は**フィラグリン**と呼ばれる塩基性タンパクを産生する。分子量は約40kDaであり、**ヒスチジンリッチプロテイン**とも呼ばれる。フィラグリンは前駆体であるプロフィラグリンとして生合成される。プロフィラグリンは、フィラグリンが10～12個連結した構造をもつ分子量約400kDaの巨大タンパクで、リン酸化を受けて顆粒細胞内の**ケラトヒアリン顆粒**を形成する。顆粒細胞が角層に移行すると、リン酸化プロフィラグリンは脱リン酸化および加水分解を受けて、フィラグリンに分解される。フィラグリンは、角層内でケラチン線維の線維形成反応を促進する。

　他方、フィラグリンは角層細胞が上層へと移行する際、プロテアーゼの作用で**アミノ酸**にまで分解される。これにより細胞間に放出された角層中の遊離アミノ酸は保湿因子として重要な役割を有し、**天然保湿因子**（natural moisturizing factor：NMF）と呼ばれる。天然保湿因子とは、主に角層に存在するヒト皮膚の保湿成分の総称であり、**自然保湿因子**とも呼ばれる。セリンやグリシンなどのアミノ酸類、ピロリドンカルボン酸、尿素、ミネラル塩類、有機酸、などの低分子タンパクにより構成される。

　角層中のNMF量が減少すると、角層保湿機能が低下し、**ドライスキン**をきたす。実際にアトピー性乾皮症や高齢者のドライスキンなどにおいて角層中のアミノ酸含量が低下し、角層水分量が低下することが明らかとなっている。

　他方、フィラグリン由来のアミノ酸は、角層内でさらに代謝される。グルタミンからは保湿性の高い**ピロリドンカルボン酸**が産生される。また、ヒスチジンからは**ウロカニン酸**、アルギニンからは**尿素**と**オルニチン**、アスパラギン酸からは**アラ**ニンがそれぞれ生成する。これらの反応は、表皮角化細胞の異常な増殖により低下する。

　タイトジャンクションとは、細胞に網目をなして存在する細い糸のようなものであり、隣接する細胞にある同様の細い糸と接触することで、隣り合った細胞どうしを強固に接着する構造をとる。具体的には細胞膜の脂質2重層の外側どうしを、クローディンやオクルディンなどの膜内タンパクによって密着させることで、細胞間の隙間を防ぐ構造体である。現在、表皮においてタイトジャンクションは顆粒層に存在すると考えられている。タイトジャンクションは、表皮細胞間隙において体液や物質の通過を防ぐように、細胞間隙バリアを形成する。

4）角層

　角層は人体の最外層の細胞で、すでに細胞核は自己消化された死細胞である。約10層からなるが細胞自体は膜様となり、その最外層がいわゆる"垢"である。角層では通常より厚い細胞膜が観察され、その内側には**周辺体**と呼ばれる裏打ち構造がある。この構造は物理化学的刺激に対して非常に安定であり、細胞膜を補強し強いバリア機能に貢献している。

　周辺帯は、有棘細胞が次第に顆粒細胞へ移行する際につくられる**インボルクリン**や顆粒細胞でつくられる**ロリクリン**によりつくられており、非常に強固な構造を有している。

　また、角質細胞間には**角層細胞間脂質**が存在する。角層細胞間脂質は、角層の細胞成分の間隙をびっしりと埋めるように存在し、保湿能を司る。細胞間脂質は多い順にセラミド（50％）、脂肪酸（20％）、コレステロールエステル（15％）、コレステロール（10％）、糖脂質（5％）で構成される。これらの脂質タンパクは親水性の部分と親油性の部分をくり返すような構造をしており、**ラメラ構造**（ラメラストラクチャー＝液晶構造）と呼ばれる。ちょうどミルフィーユを想像するとよい。その結果、角質タンパクの接着とともに、多

量の水を保持する機能を有する。

　なお、細胞間脂質は顆粒細胞から分泌されることは先に述べたが、セラミドは顆粒細胞の細胞質内に豊富に存在する**層板顆粒**から、遊離脂肪酸は**細胞膜**から分泌される。セラミドは、**スフィンゴ脂質**の合成・代謝における中心的脂質であり、生物学的には細胞の生死などの細胞応答を制御する**シグナル伝達分子**として機能する。しかし、よく知られた機能は**保湿能**であり、現在は多数の市販の保湿薬や化粧品に含有されている。

　スフィンゴ脂質とは、**スフィンゴ塩基**から構成される脂質群の総称である。スフィンゴシン、セラミド、スフィンゴ糖脂質、スフィンゴシン1-リン酸、セラミド1-リン酸やスフィンゴミエリンなどがある。セラミドにも種類があり、現在ヒトでは7種類と報告されている。なかでも**セラミド2**は保湿能に重要な役割を有する。皮脂膜は脂腺由来の**トリグリセリド**や、細胞膜由来の**コレステロールエステル**などが主成分であり、外界からの遮断作用を発揮する。具体的には脂腺などで産生された**ワックスエステル**や**トリグリセリド**、**脂肪酸**などが脂腺開口部より毛包を経て表皮に達すると、汗など表皮に存在する水分と、乳化することにより表皮をコーティングする。

4．表皮真皮接合部の構造

　表皮は、基底層側からラミニン5やフィブロネクチンからなる**透明帯**、Ⅳ型コラーゲンなどからなる**基底板**、Ⅶ型コラーゲンからなる**係留線維**などにより真皮と接合している。

5．真皮の構造

　真皮は膠原線維（コラーゲン）を多量に含む厚い組織であり、表皮の約40倍の厚さにまで達する。"しわ"は真皮の変化が原因であり、女性にとっては若々しくケアしたい部分である。真皮は**乳頭層、乳頭下層、網状層**に分けられる。乳頭層は表皮との間に食い込んでいる部分（表皮が延長している部分を表皮突起と呼ぶ）で、**毛細血管**や**知覚神経終末**が存在する。その直下を**乳頭下層**と呼び、ここまでは比較的線維成分が少ない。その下から皮下脂肪組織までを**網状層**と呼ぶ。真皮の大部分を占めており、線維成分が多い。

6．付属器

　上記以外の**毛包脂腺系**と**汗腺**、**爪**などを合わせて**付属器**と呼ぶ。

スキンケアの意義・目的

　スキンケアは、皮膚の生理機能を良好に維持する、あるいは向上させるために行うケアであることはすでに述べた。皮膚の生理機能として重要なのは、ヒトの最外層をくまなく覆い、体液の喪失を防ぎ、内臓を守る**バリア機能**である。しかし、近年の基礎皮膚科学の発達により、皮膚は増殖因子の産生や抗菌ペプチドの分泌など多彩な作用が明らかになった。つまり、皮膚は外界との遮断としてのバリア以外にもさまざまな重要な機能を有しており、その生理機能を正常に機能させるための行為がスキンケアとなる。

1．バリア（外界からの遮断・保護）作用

　皮膚は外界からの異物や紫外線の侵入を防ぐとともに体液成分の喪失を防ぐ。

2．体温調節作用

　体温の調節機能の中枢は、視床下部に存在する「**体温調節中枢**」である。体温調節中枢は、ヒトの体温を一定に保つ機能があり、通常体温は37℃

前後に維持されている。なお、この温度は、体内において各種タンパクが十分に働くことができる温度であるとされる。体温を一定に保つためには、血管や骨格筋の収縮および弛緩とともに、汗腺の活動を活発化することにより熱を逃がすことなどによって行われる。

3．知覚作用

温痛覚や**触覚**をもつ。皮膚感覚の情報は、皮膚の真皮に存在する**自由神経終末**や**マイスネル小体**や**パチニ小体**などの**終末小体**より、末梢神経により運ばれ、脊髄内に入り脳に向かい、**瘙痒**として認識される。

4．分泌作用

エクリン汗腺、**アポクリン汗腺**、および**脂腺**から脂成分を分泌する。

エクリン汗腺とは、いわゆる汗を産生するものである。ヒトは、1日平均700〜900mLの汗を産生する。発汗はアセチルコリン支配により、分泌部と汗管に分かれる。汗管は直接表皮に開口する。分泌部は管腔側の暗調細胞（dark cell）と基底側の明調細胞（clear cell）に分かれる。前駆汗がつくられ、汗管でナトリウムや塩素の再吸収が行われ、最終汗が産生される。

他方、アポクリン汗腺とは、いわゆるフェロモンを産生するものである。ヒトでは、哺乳類の芳香腺が退化したものと理解できる。腋窩、乳輪、外陰部、肛囲に存在する。

発汗は**アドレナリン支配**による。**脂腺**は、**分泌部と汗管**に分かれ、汗管は毛包の脂腺開口部の上方に開口する。分泌部は1種類の腺細胞が単層上皮のように配列し、断頭分泌がみられる。脂腺は、被髪頭部、顔面（鼻翼や鼻唇溝など）、胸骨部、腋窩、臍囲、外陰部に特に多い（脂漏部位）。毛包上部に開口するが、口唇、頬粘膜、乳輪、腟、陰唇、亀頭、包皮内板などに、一部直接表皮に開口する独立脂腺があり、眼瞼のマイボーム腺もこれに相当する。女性は10〜20歳代、男性は30〜40歳代に分泌量のピークがある。女性は、副腎アンドロゲン、男性はテストステロンにより調節される。毛包内に分泌された脂が表面の皮脂膜の主成分になるのは述べたとおりである。

5．産生作用

コレステロールや**ビタミンD_3**を生合成する。なお、ビタミンD_3の生合成において紫外線が関与するため、日光浴を推進する考えも存在するが、ビタミンD_3生合成には屋外で15分程度の日光浴でよい。過度な紫外線照射は**色素沈着**や**皮膚がん**を考慮し避けるべきであろう。

6．免疫作用

各種サイトカインを分泌する表皮細胞からは**インターロイキン（IL）-8**なども産生され、その結果、**好中球**などの**炎症細胞**が表皮内に誘導される。このように、皮膚は炎症反応の場であり、各種アレルギー反応において表皮および真皮を主座に炎症が惹起される。

7．吸収作用

低分子のものは細胞内および細胞間隙を通じて吸収されるほか、**毛包脂腺系**を通じた吸収経路がある。外用薬の吸収もこの作用を利用しており、皮膚はせいぜい分子量1000Da程度の低分子しか通過させないため、外用薬に含まれる配合剤はきわめて低分子のものである。

参考文献
1. 安部正敏編著：たった20項目で学べる スキンケア. 学研メディカル秀潤社, 東京, 2016.
2. 安部正敏編著：たった20項目で学べる 皮膚疾患. 学研メディカル秀潤社, 東京, 2015.
3. 安部正敏編著：たった20項目で学べる 外用療法. 学研メディカル秀潤社, 東京, 2014.
4. 安部正敏編著：たった20項目で学べる 褥瘡ケア. 学研メディカル秀潤社, 東京, 2014.
5. 安部正敏：皮膚の見方 ナビカード. 学研メディカル秀潤社, 東京, 2011.
6. 内藤亜由美, 安部正敏編：スキントラブルケアパーフェクトガイド. 学研メディカル秀潤社, 東京, 2011.
7. 日本褥瘡学会 用語集検討委員会：日本褥瘡学会で使用する用語の定義・解説―用語集検討委員会報告―. 褥瘡会誌, 9（2）：228-231, 2007.

Part 1 基礎編

皮膚に影響を与える要因①
生理的要因、物理的要因、化学的要因、感染等の要因、医療機器等の外的要因

安部正敏

生理的要因

　皮膚も年齢によって組織学的構造が変化する。子どもの皮膚の特徴として、身体各部位の面積比が年齢によって異なることが挙げられる。例えば、頭部は成人では9％であるが、新生児では18％を占める。熱傷の際の評価指標として**Wallaceの9の法則**が使用できないことは有名である。

　一方、子どもの皮膚の構造は成人皮膚と大きく変わることはない。しかし、厚さは薄く、新生児の皮膚は成人の約半分の厚さである。これは、個々の細胞の大きさが小さいことにも関係するが、皮下脂肪組織が薄いためである。

　また、成人においては部位によって皮膚の厚さが異なるが、乳児期においては差がないことが知られている。成長するにつれ、まず表皮が厚さを増す。その後、思春期になると真皮が厚くなることで、次第に成熟していく。

　真皮においては、成人で膠原線維は網状層に比較して乳頭層のほうが細いが、新生児ではともに細く、区別がつきにくい。弾性線維も成人では新生児に比較して細い。一方、線維芽細胞は成人に比較して新生児では数も多く、活発にタンパク合成を行っている。

　高齢者の皮膚においては、表皮の菲薄化と表皮突起の平坦化、真皮乳頭層の毛細血管係蹄の消失が観察される。この変化は、老人では軽微な外力により、容易に表皮剥離が起こる事実からも推察できる。また、皮脂分泌の減少、セラミドや天然保湿因子の減少が起こり、バリア機能が低下し、免疫機能の変化も起こる。T細胞ではCD4$^+$T細胞およびCD8$^+$T細胞が加齢によりともに減少するが、CD8$^+$T細胞の減少が優位である。ヘルパーT細胞は、細胞性免疫に関与するTh1細胞と液性免疫に関与するTh2細胞に分けられ、加齢によりTh2細胞優位となる。老人ではツベルクリン反応が陰性化する傾向があるのはこのためである。B細胞はT細胞に比較して加齢による変化は少ないが、T細胞の変化が協調不全によりB細胞の変化をもたらすため、単クローン性免疫グロブリンの産生が増加する。

　高齢者においてはクッションの役割となる脂肪組織が少ないことも大きな要因となる。

物理的要因

　皮膚に外力が加わると、当然局所レベルで真皮における血流量の低下、もしくは途絶が起こり、やがて皮膚は壊死に至る。壊死に至らなくとも、例えば下腿に好発するうっ滞性皮膚炎では、色素

表1　紫外線の皮膚への直接作用と免疫担当細胞に対する作用

皮膚への作用	・DNA合成阻害 ・細胞周期抑制 ・細胞膜機能の正常化 ・コラーゲンの変性 ・血管壁の肥厚 ・プロテオグリカンの増加 ・弾性線維の増加や不規則な斑状沈着
免疫担当細胞への作用	・表皮ランゲルハンス細胞：抗原提示能抑制 ・T細胞：細胞障害、幼若化反応抑制 ・白血球：遊走能抑制 ・起炎性サイトカイン産生抑制 ・細胞接着因子発現抑制 ・ヒスタミン遊離抑制

沈着とともに皮膚炎が発症する。

　さらにスキンケアにおいては、紫外線の影響を考慮する必要がある。紫外線はすべてが皮膚に吸収されるわけではない。表皮においては、角層、顆粒層、有棘層、基底層それぞれの部位において、反射される紫外線、散乱する紫外線と、吸収される紫外線が存在する。吸収された紫外線のエネルギーにより、表皮細胞からはさまざまな増殖因子が放出され、免疫抑制や炎症惹起などの生物学的作用を及ぼす。これら紫外線の皮膚への直接作用と免疫担当細胞に対する作用の主なものを表1に記す。他方、紫外線が真皮に及ぼす変化の代表的なものに"光老化（photo-ageing）"と呼ばれるメカニズムがある。光老化では、コラーゲンの変性、血管壁の肥厚、プロテオグリカンの増加や弾性線維の増加や不規則な斑状沈着、軽度の血管周囲性の炎症細胞浸潤がみられる。

　弾性線維の変化は光老化に特異的な変化であり、"日光弾性線維症（solar elastosis）"と呼ばれる。日光弾性線維症はUVBで強力に誘導されるが、多量のUVAでも誘導可能である。UVAはUVBに比較してエネルギーは低いものの太陽光線に多量に含まれ、真皮深層まで達することで線維芽細胞に作用する。弾性線維の構成成分であるエラスチンは、線維芽細胞の産生するトロポエラスチンがクロスリンクすることで形成され、紫外線照射により産生量が亢進する。これは、紫外線障害に対する代償的産生と考えられており、結果として不規則な塊状沈着としてエラスチカワンギーソン染色で観察できる。ここには、エラスチン以外にもフィブリリン、バーシカンや接着分子であるフィブロネクチンが含まれる。この現象は高齢者の露光部から採取した病理標本で、真皮乳頭層から網状層にかけて淡く好塩基性に染まる線維塊として容易に観察できる。また、紫外線は酸素存在下での光動力学的反応により細胞内外で活性酸素を発生させる。活性酸素は細胞膜の脂質を酸化して細胞レベルの老化をもたらすが、それと同時に真皮においてもコラーゲンの減少、エラスチンの増加と変性、グリコサミノグリカンの増加をもたらし、しわの形成がいっそう進むこととなる。

化学的要因

　顆粒層由来の**抗菌ペプチドやリゾチーム**は、化学的バリアとしてバリア機能の一端を司る。浸軟した皮膚においては、角質における過剰な水分の存在からバリア機能が大きく障害された結果、病的皮膚に至る。角層における過剰な水分は、自由水という形で角質間に貯留する。天然保湿因子の

主成分であるアミノ酸などは可溶性であり、さらに皮脂膜やセラミドも過剰な水の存在により減少し、細胞間脂質の組成にも変化をきたす。

顆粒細胞は、抗菌ペプチド、**プロテアーゼ**やその阻害薬を産生する。このうち、抗菌ペプチドは30数個前後のアミノ酸からなる抗菌活性をもつペプチドであり、ヒトが産生する抗菌ペプチドとしては**ディフェンシン**、**カテリシジン**が知られている。通常は表皮において産生される抗菌ペプチドの量はわずかであるが、病原微生物の侵入や、紫外線や化学薬品などの刺激が加わると、生体を防御するために抗菌ペプチドの産生が亢進する。角層に過剰な水分が存在すると、抗菌ペプチドが十分に機能しなくなることから化学的バリアが障害され、結果としてカンジダなどの増殖を促進させる。さらに、過剰な水分は皮脂膜にも影響を与え皮膚表面のpH値に変化を及ぼす。また、水分が汗や排泄物であった場合、それらのpHがさらに皮膚表面のpHを変化させてしまう。

感染等の要因

皮膚における細菌や真菌感染は局所に炎症を惹起し、脆弱な皮膚をもたらす。例えば、皮膚におけるカンジダ症の発症機序は、カンジダが**Toll様受容体**（Toll-like receptor：TLR）により認識されることにはじまる。TLRとは、自然免疫においてウイルス・細菌の構成成分を認識しインターフェロン（IFN）や炎症性サイトカイン産生誘導やランゲルハンス細胞に作用し炎症を惹起することで、紅斑や好中球が遊走することで膿疱をきたす。

医療機器等の外的要因

近年注目されている**医療関連機器圧迫創傷**

表2　MDRPUの特徴

① 発生原因となる外力の方向と、発生部位が褥瘡とは異なること
② 機器装着時に局所的な外力によって発生する創傷であり、自重が関与するとは限らないこと
③ MDRPUは耳介や腹部などに発生する場合もあり、必ずしも骨と皮膚表層の間の軟部組織に発生するわけではないこと
④ 発生部位が、成人では耳、小児では第1指が最も多く、褥瘡とは異なること

（medical device related pressure ulcer：**MDRPU**）は、急性期病院のみならず、すべての医療現場において注意すべき概念である。具体的には、ギプスや深部血栓予防用弾性ストッキング、非侵襲的陽圧換気（non-invasive positive pressure ventilation：NPPV）療法用フェイスマスクの装着部位に生じる外力が原因で発症する創傷のことである。これは、医療の高度化に伴い多様な医療機器が使用されるようになったが、その使用によって生じる皮膚障害が"医療事故"としてみなされることがあるために注意が必要な概念であり、広義のスキンケアととらえることができる。

MDRPUの特徴は、表2のようなものである。MDRPUは医療関連機器による圧迫で生じる皮膚ないし下床の組織損傷であり、厳密には従来の褥瘡すなわち自重関連褥瘡（self load related pressure ulcer）と区別されるが、ともに圧迫創傷であり、広い意味では褥瘡の範疇に属する。なお、尿道、消化管、気道等の粘膜に発生する創傷は含めない。

参考文献
1. 安部正敏編著：たった20項目で学べる スキンケア. 学研メディカル秀潤社, 東京, 2016.
2. 安部正敏編著：たった20項目で学べる 皮膚疾患. 学研メディカル秀潤社, 東京, 2015.
3. 安部正敏編著：たった20項目で学べる 外用療法. 学研メディカル秀潤社, 東京, 2014.
4. 安部正敏編著：たった20項目で学べる 褥瘡ケア. 学研メディカル秀潤社, 東京, 2014.
5. 安部正敏：皮膚の見方 ナビカード. 学研メディカル秀潤社, 東京, 2011.
6. 内藤亜由美, 安部正敏編：スキントラブルケアパーフェクトガイド. 学研メディカル秀潤社, 東京, 2011.

Part ❶ 基礎編

皮膚に影響を与える要因②

治療による要因、疾患による要因「デルマドローム」

安部正敏

治療による要因

治療が皮膚に及ぼす影響のなかで、看護師が最も知っておかなければならない知識は**薬疹**である。薬物治療は当然医療の根幹をなすものであり、大多数の患者が何らかの薬剤により治療されているといっても過言ではない。皮膚は、その薬剤が生体に対し何らかの障害を惹起している場合、**皮疹**という形でSOSを表現する。そのサインを適切に読み取ることが重要である。

1. 薬疹

薬疹とは、薬物を摂取後、薬物もしくはその体内産物が生体障害を与え、皮疹が生じたものである。なお、薬物以外が原因であるものを**中毒疹**と呼ぶ。薬疹がみられた場合、当然、皮膚のみならず内臓にも同様の変化が生ずる場合もあり、ときに**肝障害**や**腎障害**がみられることもある。薬疹は、薬剤そのものだけでなく、内服後の代謝産物によっても生じるため、後述する血液などを用いた検査では正確に被疑薬を判定できないことも多い。そのため、薬疹はまず皮膚症状を正しく把握し、薬剤との関連性を疑うことからはじまる。なお、薬疹の診断において、内服試験は最も信頼性の高い検査法である。ただし、粘膜疹を伴う重症薬疹、すなわち**スティーブンス・ジョンソン症候群**（Stevens-Johnson Syndrome：SJS）や**中毒性表皮壊死症**などでは、検査による危険が患者の利益を上回るため、本検査法を施行すべきではない。

1）薬疹の診断

薬疹の被疑薬を疑ううえで、何よりも重要なのは患者からの詳細な問診である。薬手帳や、場合によっては実際に内服している薬剤を持参させ確認する。また、患者はときに医療機関から処方された薬剤のみに注目することがあるため、市販薬（OTC薬）や健康食品なども対象として、薬歴を聴取する。

多剤が投与されている場合には、薬歴や薬剤自体の特性を把握し、ある程度被疑薬を絞り込むことが望ましい。また、過去にも薬疹を生じている患者の場合、過去にさかのぼって薬歴を聴取し、薬疹出現前に同じ薬剤を内服していないか、また同じ成分を有する薬剤を内服していないかを詳細に調査する。そのうえで、薬疹が出現したときの臨床症状（皮疹・粘膜疹、ショック症状、肝臓など臓器障害の有無）をチェックする。

皮疹の形態は、ある程度被疑薬を絞り込むのに役立つ。なお、リンパ球幼若化試験（drug-induced lymphocyte stimulation test：DLST）は被疑薬絞り込みに有用であり、皮膚科以外でも行われる場合がある。DLSTとは薬剤アレルギーの*in vitro*の検査法であり、非侵襲的に行うことが可能である。具体的には、患者由来の末梢血リンパ球を培

養し、薬剤添加によりT細胞が抗原特異的に増殖するか否かをDNA合成の増加を指標として検査する。陽性の場合には、薬剤の関与の可能性が推定できるが、本法は感度が低いため陰性であっても薬疹を否定することはできない。

2）薬疹の表現型

いかなる薬剤も、さまざまな皮疹を誘発する可能性がある。しかし、薬剤により統計学的に出現頻度の高い皮疹が明らかになっており、診断の手がかりとなる。粘膜疹も見落としてはならない。薬疹はすべての臨床型が重要であることは論をまたないが、なかでも患者の生命に直結する**多形紅斑型**、**スティーブンス・ジョンソン症候群（SJS）型**、**中毒性表皮壊死症（toxic epidermal necrolysis：TEN）型**は、看護師が早期発見することで患者を救命しうる病態であり、看護師の存在意義をより大きなものにする。本項では、これらを中心に解説する。

①播種状紅斑丘疹型

大小さまざまな浮腫性紅斑が全身に多発する。

②多形紅斑型（図1）

大小さまざまな滲出性紅斑が全身に多発する。ときに中央部が浮腫性となり、水疱となることもある。SJS型、TEN型に移行する場合があり、この時点で薬疹を疑うことが重要である。

③固定薬疹型

同一薬剤を摂取するごとに同一部位に皮膚症状をくり返すタイプである。粘膜皮膚移行部に好発する。内服後紅斑となり、その後色素沈着となる。患者は色素沈着を訴えることが多い。若い女性などは非ステロイド系消炎鎮痛薬を定期的に内服する場合があり、これによる発症も多く、問診が重要である。

④紫斑型

全身に紫斑が多発するタイプ。

⑤SJS型（図2）

発熱とともに粘膜皮膚移行部における重症の粘膜疹と皮膚の紅斑・水疱・びらんを生ずる重症薬疹である。次項に記す中毒性表皮壊死症とは一連のスペクトルの疾患ととらえられている。発熱とともに皮膚粘膜移行部の粘膜疹、皮膚に多発する多形紅斑様皮疹を生ずる。粘膜疹は眼球結膜充血、口唇・口腔粘膜や外陰部の発赤・びらんがみられる。口腔粘膜症状は必発である。皮膚に生ずる紅斑は類円形から不規則形、中央部が暗紫紅色、辺縁が淡紅色調を呈する紅斑で、しばしば中央部に水疱、びらんを有する。表皮剥離面積は10

図1 多形紅斑型

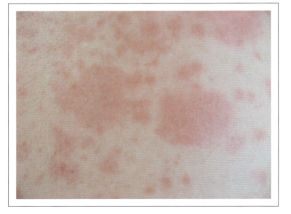

図2 SJS型

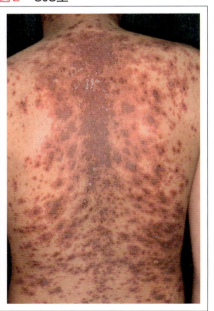

％以下で、TENと鑑別する。

⑥TEN型

ほぼ全身に及ぶ広範な紅斑、水疱、表皮剥離・びらんをきたす最重症型薬疹である。

⑦びまん性紅斑型

突然有痛性紅斑が出現する。ただちに全身に拡大し水疱も生ずる。ニコルフスキー現象（一見正常な皮膚に刺激を与えることで水疱が誘発される現象）陽性となる。以下のタイプがある。

a）SJS型

SJSより進展した病変で、表皮剥離面積が10～30％の場合をoverlap SJS/TEN、30％を超えた場合をTENとする。大多数がこの型であり、眼科的後遺症が問題になる。

b）多発性固定薬疹進展型

無数の固定薬疹が全身に汎発性に多発した結果起こる病型である。

⑧膿疱型

全身に膿疱が汎発するタイプである。

⑨乾癬型

全身に乾癬と呼ばれる特異な皮疹が多発するタイプである。

⑩扁平苔癬型

病理組織学的に苔癬型組織反応で特徴づけられるタイプである。通常瘙痒を有する。皮疹は、前腕、手背、下腿に好発し、爪甲大までの紫紅色、多角形の軽度扁平に隆起する紅斑で、表面に細かい灰白色線条が網目状にみられる（Wickham線条と呼ばれる）。ときに融合して巨大な局面を形成する。約1割に爪病変を伴い、爪甲の菲薄化、縦溝、剥離、爪下角質増殖がみられる。原因薬剤は、サイアザイド系利尿薬、β遮断薬、ACE阻害薬、金製剤、抗生物質、抗マラリア薬、クロレラなどが有名である。

⑪光線過敏型

摂取された薬剤に加え、紫外線が作用することで発症するタイプ。当然非露光部に皮疹はみられない。全身に皮疹が出ないので患者が薬疹を疑わないことが多い。ピロキシカムなどが原因薬として有名である。

⑫水疱型

全身に水疱が現れるタイプ。D-ペニシラミンなどで生ずる。

⑬薬剤性過敏症症候群（drug-induced hypersensitivity syndrome：DIHS）型

薬剤内服後2～6週後に発症する重症薬疹。薬剤とともにウイルスの再活性化が関与する。再活性化がみられるウイルスは、ヒトヘルペスウイルス（HHV）-6が多い。発熱、肝機能障害、リンパ節腫脹をきたす。皮膚は紅皮症となることが多い。薬剤投与後すぐ発症しないことが重要である。

⑭分子標的薬による皮膚障害

EGFRチロシンキナーゼ阻害薬（イレッサ®、タルセバ®）、抗EGFRモノクローナル抗体などの各種分子標的薬による治療で、従来の薬疹とは対応の異なる皮膚障害が増加している。痤瘡様皮疹や脂漏性皮膚炎、皮膚乾燥などが生ずる。本薬疹で重要なことは、原因薬剤は中止せず、対症療法を行うことである。看護師のスキンケアのスキルが遺憾なく発揮される分野である。

疾患による要因

皮膚は内臓の鏡といわれる。ときに皮膚は内臓悪性腫瘍などの存在を特異的な皮膚症状として表すことがある。これをデルマドロームと呼ぶ。つまり、デルマドロームは全身疾患と関連して現れる皮膚病変ととらえることができ、皮膚症状を把握することで内臓疾患を推察することが可能となる。デルマドロームにはさまざまな疾患があるが、本項では、患者の生命予後に直結するいくつかの疾患について解説する。

1. 黒色表皮腫（acanthosis nigricans）

　何らかの基礎疾患（胃がんが重要）の存在により、表皮増殖因子作用を有する物質が表皮を増殖させる疾患である。機械的刺激も発症に関与すると考えられる。頸部、腋窩、鼠径部などの角質増殖により皮野形成が著明な黒褐色皮疹が出現する。触れるとざらざらしており、一見汚い外観を呈する（図3）。
　原因によって次の3型に分類する。

a）悪性型
　悪性腫瘍を合併し、全体の約7割を占める。内訳では胃がんが最も多く、約9割に及ぶ。

b）良性型
　糖尿病などの内分泌障害や種々の先天異常が関係する。

c）仮性型
　肥満による。

1）治療

　本症の実に約6割が早期胃がんからくる悪性型である。つまり、本症をみたら胃がんの精査と耐糖能異常の検査を行う。仮性型であれば痩せれば自然と治るので心配はない。

図3　黒色表皮腫

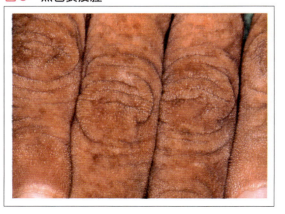

2. レーザー・トレラー徴候（Leser-Trélat sign）

　高齢者にできるイボとも呼ばれる良性腫瘍である脂漏性角化症が短期間に全身に多発し、瘙痒を有する場合に本症を疑う。腫瘍そのものは良性であるが、胃がん、大腸がん、悪性リンパ腫などを疑う根拠となる。

3. 遠心性環状紅斑

　紅斑が生じ、次第に周囲へ拡大する。中心治癒傾向をもち環状となる。周囲は軽度堤防状に隆起し、ときに融合して連圏状もしくは地図状となる。本症は病巣感染などが原因となるが、まれに内臓悪性腫瘍が存在する。

4. 匐行性迂回状紅斑

　環状紅斑が規則正しく縞模様に配列し、瘙痒を有する。環状紅斑の把握が重要である。高率に内臓悪性腫瘍を伴う。
　腫瘍そのものは良性であるが、胃がん、大腸がん、悪性リンパ腫などを疑う根拠となる。

5. 壊疽性膿皮症

　原因不明な皮膚潰瘍をきたす疾患である。中年女性の四肢に好発し、軽快増悪をくり返す。本症では、基礎疾患の精査が重要である。大動脈炎症候群、潰瘍性大腸炎、クローン病、関節リウマチなど本症の3/4の症例に合併症が存在する。けっして皮膚潰瘍の治療のみに終始してはならない。臨床的に小膿疱や小丘疹ではじまり、急速に辺縁が隆起する潰瘍形成に至る。通常多発し、遠心性に拡大するとともに、融合して比較的巨大な局面を呈することもある。上記の症状が数か月周期で慢性に経過する。

表1 皮膚筋炎にみられる皮膚症状

ヘリオトロープ疹	両上眼瞼周囲の淡紫紅色調の浮腫性紅斑
ゴットロン徴候	指関節もしくは指背面の角化性紅斑。丘疹はゴットロン丘疹と呼ぶ。反対側にできる逆ゴットロン徴候もある
多形皮膚（ポイキロデルマ）	晩期にみられる色素沈着・色素脱失・毛細血管拡張からなる局面
爪囲紅斑と爪上皮出血	10本中3本以上で膠原病を疑う
掻破性皮膚炎様紅斑	かゆくてひっかくと紅斑ができる
メカニックハンド	機械工の手のように手指側面に好発する光沢のある皮疹
皮膚潰瘍	肘・膝などの関節突出部に好発。間質性肺炎の合併を疑い、動脈血ガス分析を行う

6. 皮膚筋炎（dermatomyositis：DM）

　自己免疫性リウマチ性疾患、いわゆる**膠原病**の一種で、皮膚とともに筋肉が病変の首座となる。内臓悪性腫瘍とともに、間質性肺炎の合併を精査すべきである。なお、間質性肺炎は治療に反応しないタイプが存在することがあり、早期発見が重要である。皮膚筋炎の皮疹は疾患特異性の高いものが多く、診断にきわめて重要である。表1のような皮膚症状がみられる。

7. 類脂肪壊死症（necrobiosis lipoidica）

　本症は、30～50歳代の女性に好発する。皮疹の出現部位は、男女とも約9割が下腿伸側であり、ときに大腿にも発生する。皮疹は境界明瞭な萎縮性硬化局面で、中央部は黄褐色調を帯び、毛細血管拡張を伴い、全体として光沢を有する。まれに潰瘍化することもある。本症をみた場合、基礎疾患として**糖尿病**を念頭に置く。

参考文献
1. 安部正敏編著：たった20項目で学べる スキンケア．学研メディカル秀潤社，東京，2016．
2. 安部正敏編著：たった20項目で学べる 皮膚疾患．学研メディカル秀潤社，東京，2015．
3. 安部正敏編著：たった20項目で学べる 外用療法．学研メディカル秀潤社，東京，2014．
4. 安部正敏編著：たった20項目で学べる 褥瘡ケア．学研メディカル秀潤社，東京，2014．
5. 安部正敏：皮膚の見方 ナビカード．学研メディカル秀潤社，東京，2011．
6. 内藤亜由美，安部正敏編：スキントラブルケアパーフェクトガイド．学研メディカル秀潤社，東京，2011．

Part 1 基礎編

皮膚障害の基本的アセスメント

安部正敏

医療従事者のなかで最も患者と接する機会が多いのは看護師である。患者ケアとともに、プロの眼による観察とアセスメントは、患者把握はもちろんのこと、疾患の早期発見に直接つながる。なかでも、皮膚の観察は診療科にかかわらず、すべての看護師に求められる基本的なスキルであり、その重要性は大きい。

例えば、看護記録に「顔が赤い」「顔面の発赤」「顔面に紅斑あり」「顔面は全体として紫紅色調の紅斑が多発し、全体として腫脹」と記載されていた場合、その順に皮膚症状のイメージが容易となり、重症度の推定が可能となる。実際、看護師どうしでも「顔がパンパンに腫れているよ」等、形容詞をつけた表現がごく自然になされており、皮膚のアセスメントの重要性はすべての看護師が無意識に理解しているものである。

一方、皮膚疾患のプロである皮膚科医は、診断の過程で皮疹を把握し、それを言葉で表現する。そこには定義があり、さらに、より病態を正確に表現するための正しい記載法がある。「紅斑」「色素斑」などは単に色を示しているのではなく、その皮疹がどのような機序で表面に現れているのか、つまり病理組織学的所見を反映したテクニカルタームなのである。皮膚科医どうしでは、これらの用語を駆使することで、患者の病態を瞬時に相互理解し治療にあたっている。

ところで、看護分野で多用される言葉に「発赤」がある。もちろん、皮膚が赤くなっていた場合にこの用語を使うことは間違いではない。しかし、一歩進めて皮疹を分析し評価すれば、「滲出性紅斑」「浸潤のある紫斑」など、病態を的確かつ簡潔に示す高度なアセスメントが可能となり、充実したスキンケアを提供できることは論をまたない。

皮膚科学では、皮膚に現れる色調変化を"**発疹学**"と定義している。その定義は、皮疹の組織学的変化をふまえたものであり、正しく理解して用いることで、発症機序を類推することが可能となる。発疹は**原発疹**と**続発疹**、そして**その他の発疹**に分けられる。

原発疹：最初に現れる発疹

1）紅斑（図1）

真皮乳頭層の血管拡張や充血により表面が紅色調を呈する斑のことをいう。紅斑の定義は「ガラス圧で消える斑」であり、紅色ではない「紫色の紅斑」も存在する。特に紅斑が遠心性に拡大して、浮腫性である場合、**滲出性紅斑**と呼ぶ。

2）紫斑

皮内出血により表面が紫色にみえる斑のことをいう。ガラス圧で消えない。

3）白斑

メラニンなどの色素が消失することで、表面が

白色にみえる斑のこと。**脱色素斑**ともいう。

4) 色素斑

メラニンやヘモジデリンなどの色素により、表面が黒褐色にみえる斑のこと。アトピー性皮膚炎などの炎症性疾患では、小さな色素斑が多発して全体として汚い皮膚にみえることもある。**色素沈着**も同義としてよい。

5) 丘疹

直径5mm程度までの皮膚表面から隆起した発疹のこと。色調はさまざまである。また、大きさではなく炎症性病変による限局性隆起を丘疹と呼ぶ考えもある。さらに、丘疹の性状をふまえ、わずかに水疱を形成している場合を**漿液性丘疹**と呼ぶ。

6) 結節

丘疹より大きな隆起性発疹。色調はさまざまである。また、炎症性病変の丘疹に対して腫瘍性変化を**結節**と呼ぶ考え方もある。

7) 腫瘍（図2）

直径が30mm程度以上の比較的大きな隆起性病変を**腫瘍**もしくは**腫瘤**と呼ぶ。皮膚悪性腫瘍のように増殖傾向をもつ皮疹を称する場合が多い。

8) 水疱

透明な内容物をもつことで内容が透見される隆起性発疹のこと。水痘などウイルス性の場合は小さく、特に**小水疱**と呼ぶ。

9) 膿疱（図3）

黄白色調の膿性内容物をもつ隆起性発疹。内容物は細菌感染の場合が多いが、疾患によっては、好中球が表皮に遊走した結果生ずる無菌性膿疱もある。

10) 膨疹

一過性の限局性浮腫をいう。原則として瘙痒を伴い、24時間以内に消褪する。

11) 囊腫

真皮内に生ずる空洞で、壁は膜様物（上皮な

図1　紅斑

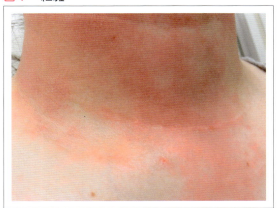

図2　腫瘍

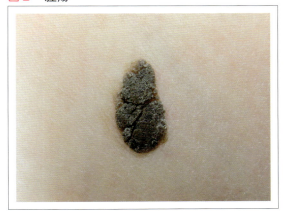

図3　膿疱

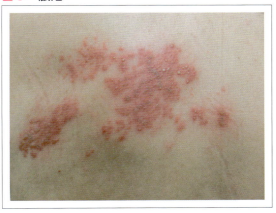

ど）で裏打ちされる。

続発疹

続発疹とは、原発疹や他の続発疹に次いで出てくる発疹をいう。

1）鱗屑（図4）

何らかの機序により角層が蓄積し、いわゆる"垢"様物質が付着した状態のこと。高齢者の皮脂欠乏症でもみられる。

2）落屑（図5）

鱗屑が皮膚表面から脱落したもの。ときに鱗屑と混同されるが、区別して用いたい。

3）痂皮（図6）

角質や滲出液が表面に固着したもの。主としてびらん面もしくは潰瘍面に生ずる。また、血液成分が固着したものを特に**血痂**と呼ぶ。

4）びらん

皮膚欠損において、欠損部が表皮内へとどまるもの。原則跡形もなく治癒する。

5）潰瘍（図7）

皮膚欠損が真皮もしくはそれ以下に及ぶ。「褥瘡」が有名であるが、これはあくまで疾患名である。

図4　鱗屑

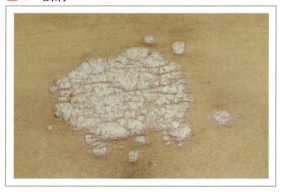

図5　落屑（周囲に付着している）

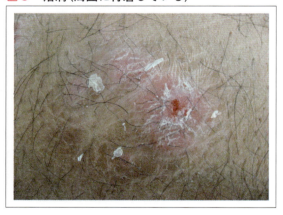

図6　痂皮

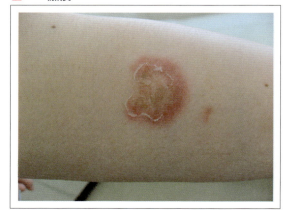

図7　潰瘍

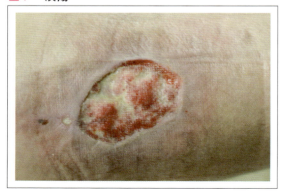

6）亀裂（図8）

線状に走る皮膚欠損。俗にいう**ひび割れ**。手湿疹などでみられる。

7）膿瘍

真皮に膿が貯留したもの。触診で波動が触れるかどうかを判断し、切開排膿を検討する。

8）瘢痕

潰瘍などにより、一度欠損した皮膚が、肉芽組織の増生により修復されたもの。

9）萎縮

皮膚全体が薄くなった状態。

その他特徴的な皮疹

特に診断的価値が高い皮疹には特別な名前が付されており、アセスメントに有用である。

1）苔癬化（図9）

皮野形成が著明になった状態のこと。慢性の皮膚炎が持続した場合にみられる皮疹であり、アトピー性皮膚炎で高率にみられる。

2）疱疹

小水疱が多発した状態を特に疱疹と呼ぶ。**帯状疱疹**など。

3）膿痂疹

膿疱と痂皮からなる状態である。水疱が生ずる場合は黄色ブドウ球菌が原因であり、痂皮性の場合は溶血性連鎖球菌が原因であることが多い。

4）粃糠疹

細かい鱗屑が付着した状態である。

5）紅皮症

全身の皮膚が潮紅した状態である。湿疹や乾癬、皮膚リンパ腫など原因疾患はさまざまであるが、それらが重症化した場合の最終像といえる。

6）面皰

毛包が皮脂により栓塞された状態。当初は白色であるが、次第に皮脂が酸化されて黒色となる。

7）痤瘡

毛包一致性の丘疹、膿疱および面皰の混在する状態のこと。

図8　亀裂

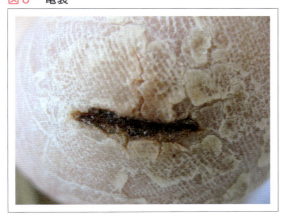

図9　苔癬化

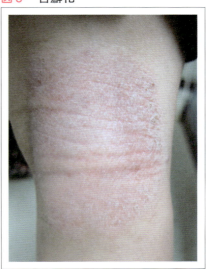

8) 乳頭腫

　表皮もしくは粘膜上皮が隆起し、表面が乳頭状になった状態のこと。

9) 乾皮症

　皮脂欠乏状態などにより、皮膚が乾燥し粗糙化した状態のこと。

10) 局面

　2種以上の原発疹もしくは続発疹が混在している斑をいう。

参考文献
1. 安部正敏：皮膚の見方 ナビカード. 学研メディカル秀潤社, 東京, 2011.
2. 内藤亜由美, 安部正敏編：スキントラブルケアパーフェクトガイド. 学研メディカル秀潤社, 東京, 2011.

スキンケアの基本的な技術

安部正敏

表皮においては、ターンオーバーにより角質の最外層が順に脱落する。これを一般的には"垢"と呼ぶ。それには古くなった皮脂や異物が付着しており、それを除去する行為は皮膚を健やかに保つうえで重要である。例えば、長期間洗顔をしなければ、本来であれば洗浄により脱落するはずであった皮脂を含む角質が表面に付着し、分厚い黒褐色調の鱗屑の付着とともに強烈な異臭を生ずる。この状態を"アカツキ病"と呼ぶ。本稿では、洗浄と保護について述べる。

洗浄

皮膚を清潔に保つ行為、すなわち洗浄において、一般的には石けんを使用する。**石けんは界面活性剤**からできており、厳密には**脂肪酸ナトリウム**と**脂肪酸カリウム**のみを石けんと呼び、それ以外を**合成洗剤**と呼ぶ。界面活性剤は、親水基と疎水基が結合したもので、通常混ざることのない水と油を結合させる。界面活性剤には表1のような4つの作用があり、汚れを落とす。

厳密な意味でJIS規格の石けんのpHは9～11であり、皮膚表面のpHを大きく狂わせてしまう（図1）。通常の健康な皮膚の場合、石けんによって一過性にアルカリ性に傾いたところで皮膚はすみやかにpHが回復する。これを皮膚の**緩衝作用**と呼ぶ。

また、皮膚表面の皮脂や汗などは酸性物質であり、石けんはこれらにより大部分界面活性作用を失うことから、さらに皮膚表面へのダメージは少なくなる。しかし、高齢者の皮膚はその生理的特徴からもともとアルカリ側に傾いている。このため、石けんで洗浄した場合、皮脂などが少ないため弱酸性に戻りにくい。この観点から、最近では弱酸性ながら十分な洗浄効果をもち、かつ皮膚表

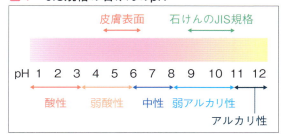

図1　JIS規格の石けんのpH

表1　界面活性剤の作用

①浸透作用	水に界面活性剤を加えると、界面張力が下がり、水が浸入しやすくなる
②乳化作用	油が界面活性剤の分子に取り囲まれ、小滴となる
③分散作用	界面活性剤を加えると、細かな粒子になり、水中に散らばる
④再付着防止作用	界面活性剤を加えると、汚れは再付着しなくなる

面の脂質膜に影響を与えない合成洗剤が開発されており、高齢者やアトピー性皮膚炎患者などのバリア機能が低下した皮膚には使用する価値がある。

洗浄方法は、過度に皮膚の角層を剥離するような、スポンジやナイロンタオルは好ましくない。これらでゴシゴシと擦った場合、バリア機能がさらに障害された皮膚となってしまう。もし、タオルのようなもので洗浄したい場合には、摩擦の少ない日本手ぬぐいなどを用いるとよい。また、手で洗うのでも十分である。

合成洗剤は十分泡立てて洗うとよい。少量とって泡立てると**ミセル**を形成することで汚れは落とすが、皮膚に必要な皮脂膜などはそのまま保つことが可能となる。また、高齢者やアトピー性皮膚炎患者の皮膚に普通の石けんを用いる場合には、十分なすすぎと洗浄後の保湿剤使用が必要である。

保護

保護とは、何かを皮膚に塗布して、文字どおり皮膚を健やかに保つ行為である。具体的には保湿剤塗布による水分調節とともに、サンスクリーン剤塗布による紫外線防御である。

1．保湿剤

保湿剤には市販される薬品から、医療用として処方される外用薬、さらには入浴剤も含まれる。患者の好選性や嗜好に合わせて選ぶのがよい。

外用薬には、古典的な軟膏とクリーム、ローションがある。一般に使われる化粧品がクリームやローションであるのは、軟膏に比べべとつかず使用感がよいからである。スキンケアに用いられる保湿剤には、大きく分けてエモリエント効果とモイスチャライザー効果をもつ製品がある。

1）エモリエント効果

皮膚からの水分蒸散を防止し、皮膚を柔軟にするという皮膚生理作用のことである。皮膚に対してエモリエント効果を示すものを**エモリエント剤**と呼ぶ。皮膚の正常な解剖学的構造を保持するために、皮膚表面で皮脂膜を補強すると考えるとよい。

2）モイスチャライザー効果

皮膚に水分を与えることで、皮膚バリア機能を保つ皮膚生理作用のことである。皮膚に対してモイスチャライザー効果を示すものを**モイスチャライザー剤**と呼ぶ。皮膚の正常な解剖学的構造を保持するために、主に角質レベルで水分を与えることと考えるとよい。

軟膏は、ワセリンやパラフィンといった油のみでできており、塗ったときベタベタする。クリームは、水と油を界面活性剤により混合したものである。油中水型の保湿剤には、ヒルドイド®ソフト軟膏やパスタロン®ソフト軟膏などがある。他方、水中油型はヒルドイド®クリームやパスタロン®クリームなどがあり、加湿効果に優れている。親水クリームは、基剤そのものがハンドクリームとして用いられる。

また、市販品では油そのものも存在する。椿油やオリーブ油などはその代表であり、極論をいえば、調理用のサラダ油であっても解剖学的に皮膚表面にエモリエント効果をもたらすこととなる。

処方可能薬のうち、基剤として用いられる**ワセリンやプラスチベース®**は、脂を皮膚表面に補うものであるため、優れたエモリエント効果が期待できる。安価で市販もされているため、在宅現場でも使いやすい。ヒルドイド®などのヘパリン類似物質含有外用薬は、モイスチャライザー効果が期待でき、保湿効果が高く有効性が高い。剤型も豊富で、ローションがあり使用感も良好である。パスタロン®などの尿素軟膏含有外用薬も、モイ

スチャライザー効果が期待でき、保湿効果も高い。一般向けにOTC製剤として市販もされている。

セラミド含有外用薬は優れたモイスチャライザー効果が期待でき、理論に沿った外用薬といえる。剤形も豊富であり、貼付剤もある。また、保湿目的の入浴剤も開発されており、入浴により保湿効果が得られるためきわめて手軽であり、患者の負担も少なくて済む。しかし、これらは保険適用がないためコストがかかる。

保湿剤を塗布する時間も重要である。可能であれば入浴後15分以内に外用するのが浸透の面から有利である。使用量に関しては、一般的なステロイド軟膏に比較し、若干多めに塗る。具体的には、軟膏であればグリーンピース大を2個分、ローションであれば10円玉1個分を患者の手掌2枚分の範囲に、皮溝に沿って横方向に塗布するのがポイントである。

2. サンスクリーン

太陽から降り注ぐ光は、連続波長からなり、その波長によって光学特性やヒトに与える影響も異なる。われわれの視力でさまざまなものを見ることができるのは、波長域380～780nm（ナノメーター）の光が直接視感覚を起こすことが可能であるからである。紫外線はそれより波長が短く、赤外線は長い。一般に、波長が短いほどエネルギーは高く、生物学的毒性が高くなる。

皮膚のスキンケアにおいて重要な光は、皮膚障害性作用が強い紫外線である。長波長であるUVAは、さらに長波長側340～400nmのUVA1と短波長側320～340nmのUVA2に分けられる。UVAは波長が長いため、皮膚においてはより深層まで届く。また、雲なども容易に通過するため、晴天の日のみ防御すればいいというものではない。UVAに比較し、より短波長のUVBは、表皮細胞のDNAや細胞膜を破壊することで、皮膚に炎症を惹起する。これにより皮膚が赤くなる（サンバーン）、メラニン色素が誘導され褐色になる（サンタン）などの変化を惹起する。

さらに、長期的にUVB曝露をくり返すことで、発がんをきたす。UVCは、UVBよりもさらに強力な紫外線であり、殺菌などにも用いられる。通常、オゾン層で吸収されるため地表には届かない。

紫外線防御には、サンスクリーン剤をうまく使用することが重要である。サンスクリーンにはSPFとPAという指標が表示されている。SPFとはUVBをどれだけカットできるかという指標であり、最小紅斑量という紅斑を誘起するために要する最小の光線照射量を基準として、サンスクリーン未塗布部と塗布部の比から求めたものである。現在、わが国ではSPFは最高50までしか表示できない。SPFはおおむね20～30程度で十分であるとされる。

また、PAとはUVAカットの指標である。紫外線照射直後からメラニンの酸化で起こる即時型黒化反応を指標として検定したものである。「＋」「＋＋」「＋＋＋」「＋＋＋＋」と表示され、「＋＋＋」程度で十分である。サンスクリーンのじょうずな使用法は、自分の皮膚や嗜好に合った製品を選択し、こまめに塗り直すことである。

参考文献
1. 安部正敏：ジェネラリストのためのこれだけは押さえておきたい皮膚疾患. 医学書院, 東京, 2016.
2. 安部正敏編著：たった20項目で学べる スキンケア. 学研メディカル秀潤社, 東京, 2016.
3. 安部正敏編著：たった20項目で学べる 皮膚疾患. 学研メディカル秀潤社, 東京, 2015.
4. 安部正敏編著：たった20項目で学べる 外用療法. 学研メディカル秀潤社, 東京, 2014.
5. 安部正敏編著：たった20項目で学べる 褥瘡ケア. 学研メディカル秀潤社, 東京, 2014.
6. 安部正敏：皮膚の見方 ナビカード. 学研メディカル秀潤社, 東京, 2011.
7. 内藤亜由美, 安部正敏編：スキントラブルケアパーフェクトガイド. 学研メディカル秀潤社, 東京, 2011.

Part 1 基礎編

皮膚の徴候別アセスメントとケアの実際①
乾燥（ドライスキン）

小林直美

乾燥（ドライスキン）の定義

　乾燥とは、表皮の角層（角質層）の柔軟性が低下し角質が硬く、脆くなり、角質水分量が減少した状態である（図1）。正常では、角質水分量は約20〜30％とされるが、ドライスキンでは10％以下にまで減少する。ドライスキンにより、外界からの刺激やアレルゲンの侵入を防ぐバリア機能が破綻することが問題である。

　ドライスキンには、生理的ドライスキン、角質の化学的障害によるドライスキン、基礎疾患によるドライスキンがある（表1）。

ドライスキンのメカニズム

　角質層水分は発汗・不感蒸泄・大気中の湿度によって供給され、皮膚の保湿能は、皮脂膜・セラミド（角質細胞間脂質）・天然保湿因子の三者によって保たれている。単に皮膚側の要因だけでなく、環境によっても影響される。皮膚の老化、栄養不足、浮腫などによる皮脂の減少、さらに、セラミドや天然保湿因子の減少などにより水分保持能力が失われる。三者すべてが減少する場合と、そうでない場合がある。

　いずれにしても、皮膚の保湿能の低下により表皮の角質層は乾燥し、浅い亀裂を起こし、外界からの細菌の侵入が可能となる。さらに、生体の水分が外界に蒸散し、より乾燥を助長することにな

図1　ドライスキンの症状

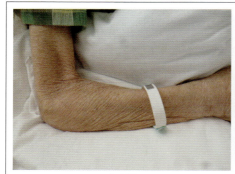
右上肢

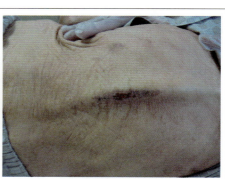
背部

表1　ドライスキンの種類

生理的ドライスキン	新生児、小児 中年女性 老人
角質の化学的障害によるドライスキン	洗剤の接触 脂溶性溶媒の接触
基礎疾患によるドライスキン	アトピー性皮膚炎 尋常性魚鱗癬 乾皮症 老人性掻痒症 腎不全、血液透析患者 胆汁うっ滞性肝疾患 甲状腺機能低下症 HIV感染症 粘液水腫 栄養障害、ビタミンA欠乏症

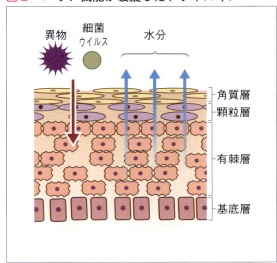

図2　バリア機能が破綻したドライスキン

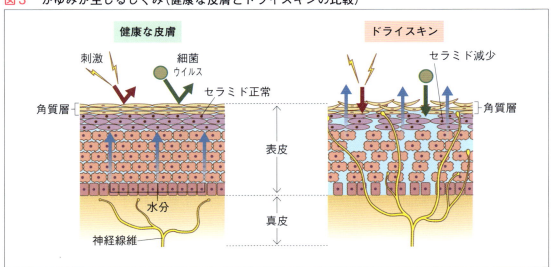

図3　かゆみが生じるしくみ（健康な皮膚とドライスキンの比較）

ドライスキンの状態が続くと、真皮に存在するかゆみにかかわる神経が、より表皮表層まで伸びてくることが明らかになった。

る（図2）。ドライスキンの状態が続くと、真皮に存在するかゆみにかかわる神経が、表皮の角質層近くまで伸びてくる。すなわち、ドライスキンでは、軽微な刺激でもかゆみのスイッチが入ってしまい掻痒感を生じ、掻破によって湿疹反応をきたし悪循環をまねく（図3）。掻痒メカニズムについては次項（p.31）に記述する。

アセスメント

1．問診・視診・触診

- 部位、程度、性質、湿疹の有無、時期（季節）。
- 殿部、四肢伸側皮膚の枇糠様鱗屑、下腿前面の浅い亀裂の形成。

- 掻破痕と点状痂皮の有無。
- 冬期に発症し、春になると自然に軽快する。貨幣状湿疹に移行する場合が多い。
- 年齢。
- 新生児では、生後2週間～1か月の間に出生時の角質層が脱落・消失する（新生児乾皮症）。
- 生後6か月を過ぎると母体のホルモン環境が消え、皮脂の分泌がなくなり、乾燥した冬期に生じる（小児乾皮症）。思春期には起こらなくなる。
- 女性では、加齢とともに皮脂の分泌が減り、冬期に下肢・踵に起こる。
- 男性では、50歳を過ぎると男性ホルモンが低下し、皮脂分泌が減少、下肢・腰回りを中心に起こる。
- 高齢者では、乾燥する冬期に角質層への水分補給が不十分であるために生じ、掻痒を伴うことが多い。
- 生活環境、就業状況。
- 脱脂溶剤の接触業務者、水仕事が多い主婦、飲食店の店員、美容師、医療従事者、エアコン調整下の室内、自然（植物）の少ない環境、紫外線への過度の曝露。
- 清潔習慣（入浴）。
- 入浴頻度、入浴温度・時間・洗い方（垢すり・ナイロンタオルの使用）。

2. ドライスキンの評価

- 角質（皮膚表面）水分量測定。
- モイスチャーチェッカーなどの機器を用いて簡便に測定できる。前腕内側で正常では36～45％、37％以下が乾燥傾向といえる。
- 経皮水分喪失量（trans epidermal water loss：TEWL）測定。
- 皮膚バリア機能が低下するにつれて皮膚からの水分蒸散量は増加する。機器を用いて簡便に測定できるが、測定環境に大きく左右され、特に発汗の影響を受けやすい。発汗がない条件での測定で、健康な皮膚のTEWLは0.3～0.5mg/cm^2/時間である。加齢により角質水分量は減少するが、物質の透過性は低下するためTEWLは減少するといわれている。

スキンケアの実際

1. 局所療法

- 保湿剤・保湿外用薬（油脂性軟膏、尿素含有製剤、ヘパリン類似物質製剤、セラミド含有製剤など）を塗布する。
- 湿疹を生じている場合はステロイド外用薬を使用する。

2. 全身療法

1）皮膚の清潔

- 皮脂の喪失と掻痒誘発を避けるため、入浴では熱い湯、長湯を禁止する（38～40℃程度のぬるめとする）。入浴剤を使用する場合は、皮膚温を上げる岩塩タイプのものは避け、保湿成分が含まれる入浴剤を使用する。
- ドライスキンでは皮膚のバリア機能が破綻しているため、細菌の侵入が容易となり感染しやすくなるので清潔保持に努める。
- 同様の理由から、種々の化学物質も侵入を可能とする。刺激性の強い石けんの使用は避け、低刺激性・弱酸性の洗浄剤を選択する。
- 洗浄剤はよく泡立てて、皮膚を擦らずに愛護的に洗う。
- 洗浄剤が皮膚に残留しないよう、すすぎを十分に行う。
- 拭き取りは擦らず、軽く押さえるようにする。

2）保湿と乾燥の予防

- 入浴後10分以内をめやすに保湿剤・保湿外用薬

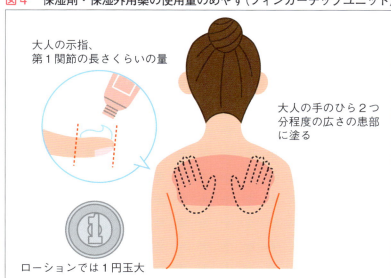

図4 保湿剤・保湿外用薬の使用量のめやす（フィンガーチップユニット）

大人の示指、第1関節の長さくらいの量

大人の手のひら2つ分程度の広さの患部に塗る

ローションでは1円玉大

を塗布する。さらに、入浴時以外であっても、1日2回以上をめやすに塗布する。保湿剤・保湿外用薬の使用量は、フィンガーチップユニット（finger tip unit：FTU、図4）を参考にする。すなわち、成人の示指の指腹側末節部に乗せた量を1FTU（約0.5g）とし、この量を手のひら2つ分の広さに塗るのが適量とされている。なお、ローションでは1円玉大が1FTUとなる。

- 冬期は室内の乾燥に留意し、温度計・湿度計で確認しながら、必要時には加湿器を使用し適温・適湿を保つ。湿度は40％を切ると乾燥傾向になる。

3）搔破の予防

- 「搔痒」の項（p.31）に順ずる。ただし、すでにバリア機能が破綻していることを念頭に置く。
- 搔破は、皮膚の損傷による二次感染をまねくほか、搔破により末梢神経が損傷し、さらに搔破欲を高める悪循環になるため予防に努める。
- 爪は短くし、爪やすりで整え、手指の清潔に努める。
- 手袋の使用や包帯保護が有効なこともある。
- 搔痒が強いときは、抗ヒスタミン薬を内服する。

患者指導

1．清潔習慣への取り組み

熱い湯、長湯の禁止、入浴剤の選択、洗浄剤の選択、洗浄方法（擦らない・泡立てる）、押さえ拭きする。

2．保湿剤・保湿外用薬の塗布

- 濡れたままの皮膚は、水分蒸発量が増すことを説明する。
- 保湿剤・保湿外用薬使用のタイミング、適切な量、塗布方法を説明する。
- 自分で塗布できない部分は介助が必要である。

3．室温・環境の整え

夏期のクーラー、冬期の暖房使用時は、直接風に当たらない工夫や室内湿度・温度に留意する。

4．掻破の予防

掻破を誘発しない。皮膚に直接接触する下着・衣類・装飾品に注意する。

5．栄養状態の整え、脱水の補正

偏食しない、こまめな水分摂取を心がける。

評価

- 皮膚の乾燥状態が軽減・消失する。
- 清潔行動が適切に行える。
- 保湿剤・保湿外用薬が効果的に塗布される。
- 新たな掻破痕がない。

参考文献
1. 真田弘美, 大桑麻由美：症候別スキンケア 乾燥. 日本看護協会認定看護師制度委員会創傷ケア基準検討会編著, 創傷ケア基準シリーズ3 スキンケアガイダンス. 日本看護協会出版会, 東京, 2002：109-113.
2. 安部正敏：年齢とともに考えるスキンケア. 内藤亜由美, 安部正敏編, スキントラブルケアパーフェクトガイド. 学研メディカル秀潤社, 東京, 2014：18-20.

Part 1 基礎編

皮膚の徴候別アセスメントとケアの実際②

掻痒

小林直美

掻痒の定義

掻痒（itching）とは、掻破欲（掻破反射）を催させる一種の不快な感覚・刺激である。

掻痒メカニズム

皮膚の感覚には圧覚、痛覚、温覚、冷覚が挙げられていたが、これに独立した皮膚感覚がかゆみである。

かゆみには末梢性と中枢性の発生メカニズムがある。末梢性のかゆみには、表皮－真皮の境界部にあるC線維神経末（かゆみ受容体）に刺激が作用することによって生じる。かゆみ受容体が刺激されると、求心性C線維により脊髄を経由して大脳皮質に伝達され、かゆみが認識される。かゆみ受容体を刺激する起痒刺激には、圧迫などの物理的刺激とヒスタミンなどの起痒物質による化学的刺激、心理的刺激がある。

ドライスキンでは、C線維が表皮内に侵入し、角層（角質層）近くまで達している。このため、かゆみの知覚閾値を下げ、通常ではかゆみを起こさない軽微な刺激でさえかゆみを生じる状態にある。また、皮疹などに伴いかゆみのある皮膚は容易に損傷する。掻くことで皮疹が増悪しかゆみが増し、悪循環を起こしやすい。この悪循環は以下のように説明できる。掻破することで末梢神経が損傷し、神経末端から神経ペプチド（サブスタンスP）が組織に放出される。これにより肥満細胞に作用し、周囲にヒスタミンなどを放出、それが受容体に結合し、ますますかゆみが増強される（図1）。

一方、中枢性のかゆみは血液透析患者や著明な胆汁うっ滞患者などの難治性のかゆみを指し、オピオイドペプチドという物質がオピオイド受容体に結合することにより、かゆみを誘発すると考えられている（図2）。

掻痒の分類

掻痒は、症候性掻痒と皮膚掻痒症に大別される。症候性掻痒とは、皮疹に伴って生じる症候である。皮膚掻痒症とは、明らかな皮疹がないにもかかわらずかゆみを訴える疾患である。汎発性皮膚掻痒症と限局性皮膚掻痒症があり、その原因は多種である。

1. 汎発性皮膚掻痒症

ほぼ全身にかゆみを生じるもので、表1のように各種疾患に関連することが多い。特に、血液透析患者の80％で汎発性皮膚掻痒症を認める。モル

図1　ドライスキンのかゆみ発現メカニズム

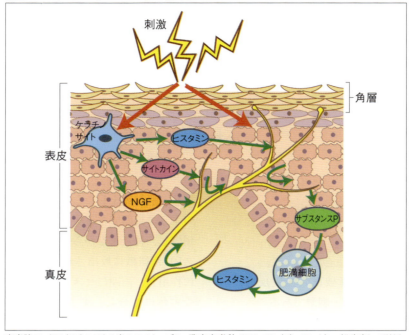

髙森建二：ドライスキンによる痒みのメカニズム．臨床皮膚科 2000；54（5）：55．より一部改変して引用

図2　かゆみが起こるメカニズム

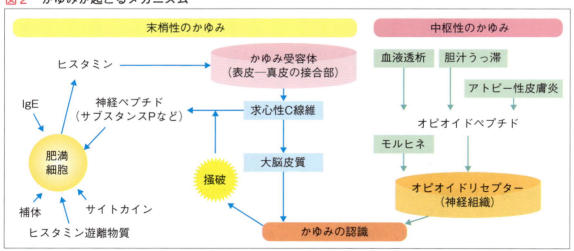

髙森建二，上出良一，宮地良樹：座談会 皮膚掻痒症治療の実際．今月の治療 1997；5（11）：55．より一部改変して引用

ヒネなどのオピオイド類も皮膚掻痒症を生じやすい。また、ドライスキンや精神的ストレスなどを背景として、高齢者では特別の疾患なく掻痒を訴える場合がある（老人性皮膚掻痒症）。老人性皮膚掻痒症を含めて高齢者に多く、老人性皮膚掻痒症は老人性乾皮症に由来することが多い。

汎発性皮膚掻痒症のかゆみの原因は多岐にわたっているが、①皮膚の乾燥に由来する場合、②服薬している薬剤が原因で生じている場合、③何らかの基礎疾患に伴う場合、の3つに大別される。このうち最も多いのが皮膚の乾燥（ドライスキン）に由来する場合である。

表1　皮膚掻痒症を生じうる疾患

内臓疾患	
・内分泌障害	糖尿病、尿崩症、甲状腺機能異常症、副甲状腺機能障害、カルチノイド症候群
・肝障害	肝炎、肝硬変、胆道系閉塞性疾患
・腎障害	慢性腎不全、尿毒症、血液透析など
・血液疾患	真性多血症、鉄欠乏性貧血
・悪性腫瘍	内臓悪性腫瘍、多発性骨髄腫、悪性リンパ腫、慢性白血病
・寄生虫疾患	回虫症、鉤虫症
・神経疾患	多発性硬化症、脊髄癆
環境因子	機械的刺激、湿度、食事
薬剤	コカイン、モルヒネ、薬剤過敏症、ブレオマイシン
食品	魚介類、豚肉、ソバ、野菜類など
妊娠	妊娠後期
心因性	幻覚、神経症、ストレス
ドライスキン	老人性皮膚掻痒症

清水宏：あたらしい皮膚科学 第2版．中山書店，東京，2011：128．より引用

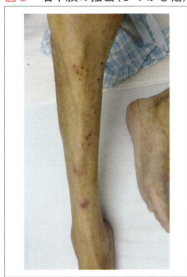

図3　右下肢の掻破（ひっかき傷）

2．限局性皮膚掻痒症

　体表面の限られた部位に生じるもので、肛門掻痒症（perianal itching）、陰部掻痒症が代表的である。肛門掻痒症が最も多く、青壮年男性に好発する。排尿障害、便秘、下痢、痔、脱肛などが原因の場合がある。女性では大・小陰唇などに好発する。

アセスメント

1．問診・視診・触診

- 皮膚の状態：皮疹の有無。
- 部位・程度・性質・時期。
- 誘因や要因。
  ①物理的刺激：機械的刺激（毛、とろろ芋）、電気刺激、温熱刺激、寒冷刺激。
  ②化学的刺激：蚊やノミの唾液中の物質、漆などのほかにヒスタミン、タンパク分解酵素、ポリペプチド、アセチルコリン、リボ核酸、尿酸、胆汁酸。
  ③心理的刺激：「かゆい」と思えば「掻痒感」が増す。
- 原疾患の有無。
- 随伴症状として、掻破痕（図3）の有無、掻破痕に伴う感染徴候の有無、不眠の有無、食欲不振。

スキンケアの実際

1. 原因療法

老人性皮膚掻痒症は老人性乾皮症に由来することが多いので、その改善を図る。

2. 局所療法

鎮痒目的でステロイド外用薬・抗ヒスタミン外用薬を塗布する。保湿目的で尿素含有製剤、ヘパリン類似物質製剤を塗布する。掻破による二次的湿疹病変が存在する場合は、その程度に応じてステロイド外用薬を塗布する。

3. 全身療法

抗ヒスタミン薬・抗アレルギー薬の内服を行う。血液透析患者や慢性肝疾患患者による中枢性掻痒には、選択的オピオイドκ受容体作動薬(ナルフラフィン塩酸塩)の内服が可能である。

4. 光線療法

腎疾患、血液透析における掻痒にbroadband UVB照射が有効といわれている。

5. 皮膚の清潔

痂皮や分泌物、変性した外用薬などの異物が皮膚を刺激し、かゆみを増強させる。また、体温が上昇すると毛細血管が拡張し、かゆみを誘発する。入浴で汗などを除去する際はぬるま湯を使う。石けん・洗浄剤を用いて皮膚の余分な皮脂を除去する際は、取り過ぎないようにする。

老人性掻痒症のように老人性乾皮症に由来する場合は、石けん・洗浄剤の使用を工夫する。油脂性軟膏など除去しにくい異物の場合は、無理に擦らずオリーブ油を使用する。

6. 保湿と乾燥の予防

「乾燥(ドライスキン)」の項(p.26)に準ずる。入浴後、保湿剤・保湿外用薬を塗布する。さらに、入浴時以外であっても1日2回以上をめやすに塗布する。

7. 掻破の予防

掻破は、皮膚の損傷による二次感染をまねくほか、掻破により末梢神経が損傷し、さらに掻破欲を高める悪循環になるため予防に努める。爪は短くし、爪やすりで整え、手指の清潔に努め、掻かずに軽くたたくようにする(顔以外の場合)。また、患部を包帯などで保護する(ただし厚くしない)、手袋などを使用し患部に直接手指が触れない工夫をする(図4)。

8. 掻破を抑制する工夫

血行がよくなりかゆみが増す場合は、局所の冷却が有効である(ヒスタミン反応性のC線維の活動は温度依存性があるため、冷却することによりかゆみは感じにくくなる)。また、頭部を氷枕で冷やすことも気分が休まり、ヒスタミン(H_1)受容体に作用してかゆみを抑える効果がある。

患者指導

- 掻痒の誘発因子を避ける。
- アレルギーと診断された場合は、特定された刺激を避ける。
- 過度の酒類、コーヒー、香辛料の摂取は毛細血管を拡張させ、温熱時と同様に掻痒感が増す。

図4 掻破予防の例

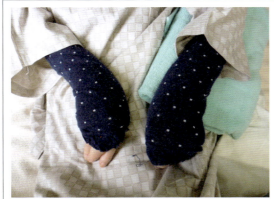
アームカバーによる上肢の保護

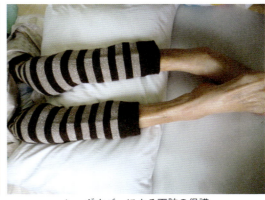
レッグカバーによる下肢の保護

また、その他のかゆみを誘発しやすい食品、過去にかゆみを生じた経験がある食品の摂取を避ける。

- 衣類では、毛や化学繊維が物理的刺激となりうるため、肌着は木綿を選択する。縫い目やタグ類による刺激を避けるため、裏返して着用することも有効である。また、温熱刺激により掻痒感を増すため厚着はしない。
- ペットの毛や金属（装飾品）など、特定の刺激に対して掻痒を生じることが判明している場合はそれを除去する。
- 電気毛布や電気こたつは避ける。室内の高温・低温、低湿を避け、暖房する際は適度な加湿を心がける。
- 過度の運動による発汗を避ける。
- 蚊やダニなど害虫を駆除する。
- 精神的ストレスを除去し、情緒の安定に努める。
- 不眠がある場合は、入眠前に外用薬を再塗布、内服する。

評価

- かゆみの自覚が軽減する、あるいは消失する。
- 掻破による掻破痕、それに伴う二次感染徴候が消退する。
- かゆみに随伴する不眠、食欲低下、イライラ感などが消失する。

参考文献
1. 真田弘美, 大桑麻由美：症候別スキンケア 掻痒. 日本看護協会認定看護師制度委員会創傷ケア基準検討会編著, 創傷ケア基準シリーズ3 スキンケアガイダンス. 日本看護協会出版会, 東京, 2002：113-117.
2. 内藤亜由美：掻痒感のある患者のスキントラブル. 内藤亜由美, 安部正敏編, スキントラブルケアパーフェクトガイド. 学研メディカル秀潤社, 東京, 2014, 120-123.
3. 清水宏：あたらしい皮膚科学 第2版. 中山書店, 東京, 2011：127-128.
4. 佐藤貴浩, 横関博雄, 片山一朗, 他：日本皮膚科学会ガイドライン 汎発性皮膚瘙痒症診療ガイドライン. 日本皮膚科学会誌 2012：12（2）：267-280.
5. 髙森建二：ドライスキンによる痒みのメカニズム. 臨床皮膚科 2000：54（5）：52-56.

Part 1 基礎編

皮膚の徴候別アセスメントとケアの実際③

浸軟

小林直美

皮膚科領域では、浸軟は病的領域とはとらえておらず、症候としても取り上げられていない。しかし、浸軟した皮膚はさまざまなスキントラブルを惹起することが問題である。

浸軟の定義

浸軟とは、水に浸漬して角層（角質層）の水分が増加し、一過性に体積が増えてふやけることで起こる可逆性の変化である。

メカニズム

発汗量が多かったり、おむつ使用により高温多湿環境であったり、また失禁状態で排泄物が長時間皮膚に付着し湿った状態にある場合、皮膚は浸軟する。

角質層における過剰な水分の存在は、角質細胞間脂質の流出、細胞接着分子の破綻および細胞間隙の拡大をまねく。その結果、体内の水分喪失が増え、本来正常な身体が有する皮膚のバリア機能が障害される。

1．物理的バリアの障害

角質層における過剰な水分は自由水という形で角質間に貯留する。そのため、角質層では細胞間隙が拡大することから、通常では角質層を通過しない程度の分子量を有するタンパクも通過することになる。また、天然保湿因子の主成分であるアミノ酸などは可溶性であり、さらに皮脂膜やセラミドも過剰な水分の存在により減少し、細胞間脂質の組成にも変化をきたす。以上の機序から物理的バリアが障害される。

2．化学的バリアの障害

表皮細胞は抗菌ペプチド、プロテアーゼやその阻害薬を産生し、これらは角質層において細菌などに対し化学的バリアとしての役割を担っている。角質層に過剰な水分が存在すると、これらが十分に機能しなくなることから化学的バリアが障害される。また、過剰な水分は皮脂膜にも影響を与え皮膚表面のpH値に変化を及ぼす。なお、水分が汗や排泄物であった場合、それらのpHがさらに皮膚表面のpHを変化させてしまうことから、化学的バリアはより影響を受ける。

3．免疫学的バリアの障害

表皮に存在するランゲルハンス細胞は、皮膚表面から侵入する細菌やウイルスなどの異物を認識

し、Tリンパ球を活性化させることで遅延型アレルギー反応を惹起する。過剰な水分の存在は、異物自体はもちろん、炎症反応にも影響を与えることから免疫学的バリアを障害することになる。浸軟した皮膚は、このような機序を破綻させ、皮膚のバリア機能を障害する[1]ため、炎症・感染を引き起こしたり、褥瘡発生などスキントラブルを助長する。

アセスメント

1. 問診・視診・触診

- 部位、程度。
- 発汗の程度、湿潤の程度。
- 部屋や外気の温度、湿度。
- 失禁の有無、排泄物の量や性状。
- 湿疹、紅斑、びらんなどの有無。
- 皮膚感染症、皮膚潰瘍、褥瘡などの有無。
- 生活環境。
- 清潔習慣（入浴）：入浴頻度、入浴温度・時間。入浴できない場合、清潔ケアの頻度・方法。
- 初発時期、持続期間。

スキンケアの実際

1. 原因の除去

- 浸軟を起こした原因を除去する。
- 長時間の入浴を避ける。
- 粘着性の高い医療用テープや水蒸気透過性の低いフィルム材の使用を避ける。
- 衣服やおむつなどの過度の摩擦を避ける。おむつは重ね使いしない。
- 浸軟している部位への医療用具や寝具などによる不用意な圧迫を避ける。
- 長時間の同一体位を避ける。
- 感染予防の観点から皮膚の清潔を心がける。

2. 皮膚の清潔

- 浸軟した皮膚では、皮膚のバリア機能が低下しているため細菌の侵入が可能となり、感染しやすくなるので清潔保持に努める。
- 同様の理由から種々の化学物質も侵入を可能とする。刺激性の強い石けんの使用を避け、低刺激性・弱酸性の洗浄剤を選択する。
- 洗浄剤はよく泡立てて、皮膚を擦らずに愛護的に洗う（図1）。
- タオルを使用して洗浄する場合は、ナイロンタオルでなく柔らかい素材のものを選択する。
- 洗浄剤が皮膚に残留しないよう、すすぎを十分に行う。
- 入浴できない場合は、ぬるま湯による清拭や部分浴を行う。ただし頻回な洗浄は避ける。
- 清拭する場合は、柔かいタオルを使用し、擦らずに押さえ拭きする（図2）。
- 浸軟した皮膚では水分蒸散量が増すため、スキンケア後には保湿する。

図1　洗浄方法

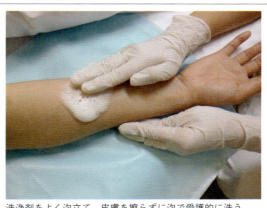

洗浄剤をよく泡立て、皮膚を擦らずに泡で愛護的に洗う。

図2　押さえ拭きの方法

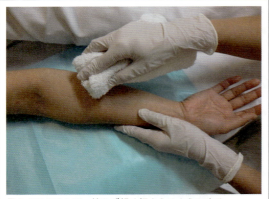

柔らかいタオルで、擦らず軽く押さえるようにする。

3．皮膚の管理

- 機械的損傷を減らすため、衣類は木綿素材で汗などを吸収する柔らかいものがよい。
- 濡れた衣類のままで過ごさない。
- 浸軟した部位に創傷がある場合の創部固定は、非固着性ガーゼや包帯・ネット包帯などを使用する。
- 医療用テープなど粘着剤の使用をできる限り避ける。必要な場合は、低刺激性（シリコーンテープなど）のものの選択や、皮膚被膜剤の併用を検討する。
- 失禁がある場合は長時間の排泄物付着を避け、排泄時は下着・おむつをすみやかに交換する。また、予防的に撥水効果のある外用薬・スキンケア用品（保湿・保護クリーム）や皮膚被膜剤を使用する。
- 肛門周囲皮膚が浸軟した症例を図3、4に示した。

患者指導

1．清潔習慣への取り組み

- 浸軟した皮膚では、皮膚のバリア機能が低下しているため、外的刺激に弱いことを説明する。
- 発汗や失禁などの湿潤状態はすみやかに取り除く。
- 洗浄剤の選択。
- 洗浄方法（擦らない・洗浄剤を泡立てる）、押さえ拭きする。

2．保湿・保護剤の塗布

- 予防的スキンケアの必要性を説明する。
- 保湿・保護剤使用のタイミング、適切な量、塗布方法を説明する。
- 自分で塗布できない部分は介助が必要である。

3．室温・環境の整え

- 発汗を助長しないよう、適温・適湿を維持する。
- おむつの重ねづけや過度の重ね着を避ける。

4．掻破の予防

- 掻破を誘発しない。直接皮膚に接触する下着・衣類に注意する。

評価

- 皮膚の浸軟状態が消失する。
- 清潔行動が適切に行える。
- 保湿・保護剤や皮膚被膜剤などのスキンケア用品が効果的に使用される。

図3 肛門周囲が浸軟した症例

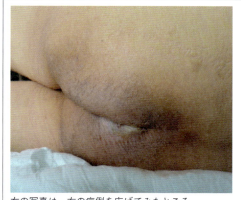
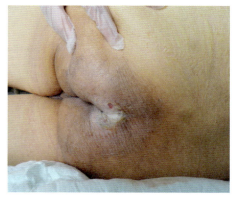

右の写真は、左の症例を広げてみたところ

図4 便失禁により肛門周囲が浸軟し失禁関連皮膚炎（IAD）を起こした症例

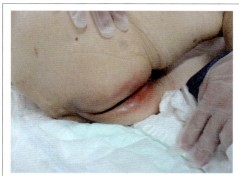
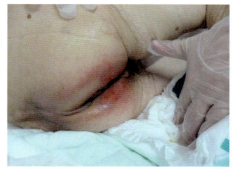

右の写真は、左の症例を広げてみたところ

- 褥瘡や失禁関連皮膚炎（incontinence associated dermatitis：IAD）など、創傷の発生がない。

引用文献
1. 安部正敏：年齢とともに考えるスキンケア．内藤亜由美，安部正敏編，スキントラブルケアパーフェクトガイド．学研メディカル秀潤社，東京，2014：18-21．

参考文献
1. 田中秀子：症候別スキンケア 浸軟．日本看護協会認定看護師制度委員会創傷ケア基準検討会編，創傷ケア基準シリーズ3 スキンケアガイダンス．日本看護協会出版会，東京，2002：117-124．
2. 峰松健夫，山本裕子，長瀬敬，他：浸軟皮膚における組織構造とバリア機能の変化．日本創傷・オストミー・失禁管理学会誌 2011；15（4）：278-281．

Part ❶ 基礎編

皮膚の徴候別アセスメントとケアの実際④

菲薄

柳井幸恵

菲薄の定義

　表皮、真皮、皮下組織のいずれかが萎縮した状態をいう。
- **表皮**：細胞層が減少して表皮突起が平坦化するため、皮野・皮溝が不明瞭になり平坦化し、表皮が光沢を帯びたようになる。
- **真皮**：コラーゲンやエラスチンが減少して細かいちりめん皺と静脈が透見される。
- **皮下組織**：皮膚の陥凹を生じる[1]。

メカニズム

1．加齢による変化

- 加齢により表皮突起の平坦化が起こり、機械的刺激で容易に真皮とのずれが発生し、剥離が生じる。
- 真皮層では膠原線維の減少と弾性線維の変性により、皮膚の弾力性の低下が起きる。
- 血管の脆弱性に伴い紫斑を認め、皮膚のたるみや萎縮を生じる。

2．ステロイド薬による皮膚への影響

- ステロイド薬はタンパク異化作用をもち、長期に使用するとコラーゲン合成や弾性線維の減少・萎縮を生じる。
- 血管壁や血管周囲の結合組織の変性・萎縮をきたし、わずかな機械的刺激で血管が破綻し出血を起こす（ステロイド紫斑、図1）。
- 油性基材軟膏やクリーム基材のステロイド外用薬は皮脂腺に集中しやすく、吸収される。血管萎縮、抗炎症作用、免疫抑制、細胞増殖抑制作用があり、表皮細胞の細胞分裂や角質細胞間脂質の産生を抑制する。
- 内服など全身投与の場合は、全身皮膚に均等に萎縮を認める。

図1　ステロイド紫斑

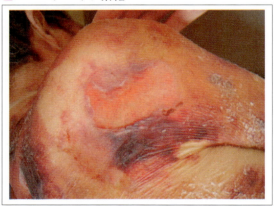

3. 栄養不足、低酸素圧

- タンパク質・ビタミン・ミネラルの不足は、コラーゲンの形成不良をまねき、皮膚の弾力性を低下させる。
- 低タンパクによる浮腫・腹水の貯留は、皮膚の過伸展による皮膚の菲薄化をまねくとともに、タンパク不足による皮膚代謝の低下をきたし、菲薄化・萎縮が進む。
- 持続した圧迫がかかる部位には局所循環障害が原因の圧迫萎縮があり、低酸素状態から皮膚代謝障害が生じて皮膚の菲薄化が進むことがある。ストーマ装具の凸状の形状により局所に菲薄化が生じた症例を図2に示す。

4. 粘着剤でくり返す剥離刺激

- 医療現場では、粘着剤（医療用テープやストーマ装具・創傷被覆材など）を用いることが多い。その多くは、従来のターンオーバーのサイクルを超えた頻度で、同一部位に貼付と剥離をくり返す。
- 粘着剤の剥離によって、角層の最も表面の層は一緒に剥離されてしまい、その行為をくり返すことで角質層自体の厚さが徐々に薄くなってくる（図3）。

アセスメント

菲薄化の原因を探り、可能な限り必要なケアを計画する。

1. 観察項目

1）皮膚の所見（図4）
- 皮野・皮溝の平坦化で皮膚に光沢がある。
- ちりめん皺。
- 静脈の透見。
- 毛細血管の拡張。

図2　圧迫による循環障害が原因で菲薄が生じた例

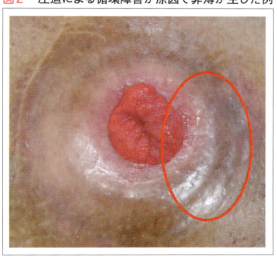

図3　粘着剤の剥離刺激による菲薄

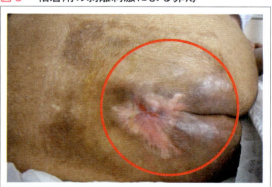

図4　菲薄化した皮膚

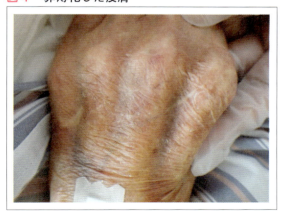

- 紫斑・点状出血の有無。
- 皮膚の乾燥。
- 菲薄の部位はどこか。
- 掻破痕の有無。

2）**全身状態**
- 栄養状態。
- 皮膚疾患・皮膚炎の有無。

2．問診

- 薬歴：ステロイドの内服・外用薬の使用。
- 病歴：基礎疾患や既往の有無。治療歴や家族歴。
- 随伴症状の有無：かゆみ・機械的刺激による易出血性。
- 食事摂取状況。
- 清潔行為（方法・頻度など）。

スキンケアの実際

1．皮膚の清潔

　機械的刺激による皮膚剥離のリスクが高いため、できる限り愛護的に清潔ケアを行う。
- 皮膚洗浄を行う際は、ぬるめのお湯（40℃程度）で過剰に皮脂の除去を行わないようにし、シャワーの水圧も強くなりすぎないように配慮する。
- 洗浄剤使用の際はしっかり泡立て、擦るという機械的摩擦による洗浄ではなく、泡で汚れを浮かせるようにする。泡を皮膚表面にのせ、少し時間をおいて、洗浄剤が皮膚に残らないように洗浄水で十分に洗い流す。
- 水分の拭き取りの際も擦らず、押さえ拭きとする。
- 皮膚保護成分が入った洗浄剤の使用も可能であるが、洗浄剤の塗布や拭き取りの際の摩擦に留意し、愛護的に行う。
- シャワーベッド等を用いて入浴をする際は、肌が直接シャワーベッドと接触するため、摩擦や打撲などの機械的刺激による皮膚損傷（スキン-テア）を発症するリスクが高まる。皮膚接触面の材質を考慮する（図5）か、直接硬い部分が皮膚に当たらないよう配慮する。

2．保湿

- 入浴の際に、保湿効果のある入浴剤（医薬部外品）を使用するとよい。入浴剤の使用は、保湿剤塗布が困難な背部などにも容易に保湿効果が浸透し、また、機械的刺激の影響もないため、使用が勧められる。
- 入浴後、保湿ケアを行う。保湿ケアは入浴後15分以内が望ましいとされており、水分が完全に乾く前に行うとよい。
- 保湿剤の選択：保湿剤の種類は、ローションタイプやクリームタイプ、軟膏タイプなどがあるが、比較的伸びのよいクリームタイプを用いるとよい。ローションタイプの場合は、皮膚蒸散性とともに揮発してしまい保湿効果の持続時間が短くなるため、頻回な塗布が必要となる。一方、軟膏剤は、塗布の際の軟膏を伸ばす行為自体が菲薄化した皮膚に対する摩擦刺激となってしまうため、注意が必要である。

図5　ウレタン素材でできたシャワーベッド

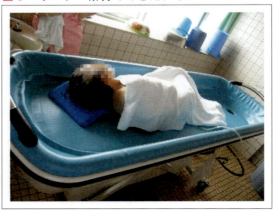

図6 ミトン手袋の使用法

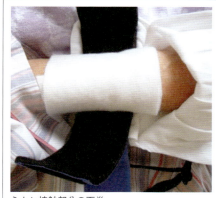

ミトン接触部分の下巻

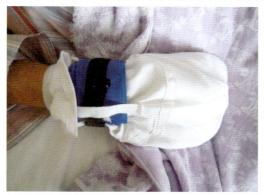

ミトン手袋の装着

- 保湿剤の塗布は1日何回行ってもよいため、皮膚への摩擦を考慮しながら、乾燥を認めたらくり返し行う。

3. 機械的・物理的・化学的刺激からの保護

1）機械的・物理的刺激

①掻痒感による掻破の予防

掻痒感や掻破痕がある場合は、保湿ケアを行い乾燥を防ぐ。特に夜間など、無意識に掻破してしまう可能性がある場合は爪を短く整え、長袖を着る、眠前に保湿ケアを行うなど工夫する。また、認知力低下を認める場合などは、ミトン手袋の使用なども検討する。ただし、ミトン手袋の固定具部分も機械的刺激になるため、ギプスの下巻等を用いて保護する（図6）。

②周囲環境での打撲や摩擦の予防

皮膚がベッド周囲環境の硬い部分に直接接触しないよう、ベッド柵カバー（図7）や車椅子のアームカバー等を使用する。患者の四肢にも、アームウォーマーやレッグウォーマー（図8）などを用いて直接外力がかからないように保護する。

③摩擦・ずれの予防

患者の移動や背上げ等の際も、摩擦やずれに留意する。また、摩擦やずれの影響を受ける頻度が

図7 ベッド柵カバーの使用

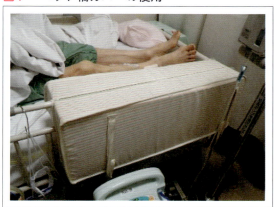

高い部位（仙骨部・踵など）には、あらかじめソフトシリコーンフィルム材を貼付し、直接影響を受けないようにする（図9）。

④粘着剤使用時の剥離刺激

粘着剤の使用はなるべく避け、ネットや包帯による固定を行うか、ソフトシリコーン粘着剤の使用を検討する。剥離刺激が考えられる場合は、剥離剤（p.56「出血傾向・皮下出血」図6参照）の使用が勧められる。また、くり返し同一部位への貼付が必要な場合は非アルコール性被膜剤（p.242「IAD（失禁関連皮膚炎）予防・ケア」図11参照）を使用し、それ以上の皮膚の菲薄化が進行しないようにする。医療機器固定の際も、粘着テープの下にクッション性のある材質のものを入れる（図10）。

図8　アームウォーマー、レッグウォーマーの使用

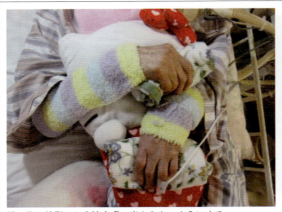
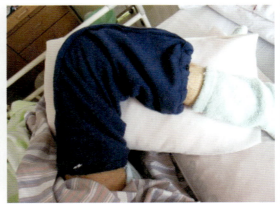

縫い目は外側にし直接皮膚に当たらないようにする。

図9　摩擦・ずれの予防

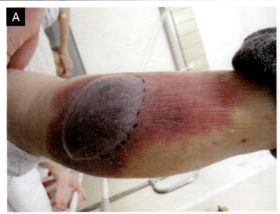
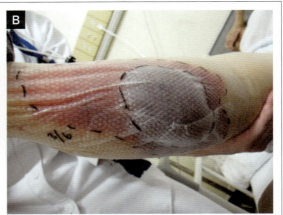

浮腫のある下腿後面に形成された水疱（A）にソフトシリコーンフィルムを貼付し、機械的刺激（摩擦・ずれ）からの保護とマーキングを行った（B）。

図10　粘着剤使用時の剥離刺激

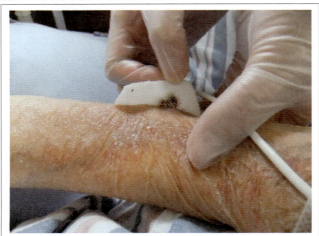

医療機器の圧迫予防に、厚みのあるシリコーンゲルドレッシングを敷く。

⑤ストーマ装具の影響

ストーマ装具の凸状の形状が影響している場合は、平面型装具への変更を考慮する（p.244「ストーマ周囲皮膚障害の予防・ケア」の項参照）。

2）化学的刺激

- 失禁のある場合は、排泄物の性状による刺激があるため、皮膚の保護を行う（p.231「IAD（失禁関連皮膚炎）予防・ケア」の項参照）
- 放射線治療、化学療法、ステロイド使用中の患者の場合は、主治医に皮膚障害の状況を報告し、治療計画の検討を行う（p.125「がん化学療法を受けている患者」、p.134「放射線療法を受けている患者」、p.186「ステロイド長期服用患者のスキンケア」の項参照）。
- 日光による刺激を避けるため、長袖、タートルネックなど衣服の工夫や、日傘、帽子、手袋、スカーフなどを着用する。場合によってはサンスクリーンの使用も考慮する。

患者指導

1．清潔ケア

入浴の際の湯はぬるめにし、洗浄剤は弱酸性のものを選ぶ。機械的刺激の少ない方法で洗浄を行い（泡洗浄）、身体を洗う場合は、素手もしくは柔らかく泡立ちの良い材質のものを選択する。

2．保湿ケア

入浴または洗顔後、15分以内に保湿ケアを行う。そのほかにも、皮膚の乾燥を認めたらくり返し保湿ケアを行う。その際、保湿剤塗布の摩擦を考慮し、しっかり手掌でクリームを伸ばしてから皮膚にのせるようにする。

3．日常生活

- 移動の際に打撲や転倒を起こさないように、家具の配置やクッション材などのカバーをつける。
- 外出時の日光曝露予防に対して衣服等の工夫をする。
- 外傷を発生した場合、非固着性のガーゼを用いて、粘着剤は使わず包帯やネット帯で固定する。

評価

まずは局所の評価として、スキン-テアの予防ができているか、紫斑の増加等は認めないかを評価する。また、皮膚の乾燥状態も評価し、スキンケアが行われていたか確認する。スキンケアの内容は、患者が継続できる内容であったか適宜確認を行う。合わせて、患者の生活状況、QOLの評価と心理的負担等についても評価を行う。

引用文献
1. 宮嶋正子：症状別スキンケア 菲薄．日本看護協会 認定看護師制度委員会 創傷ケア基準検討会編著，スキンケアガイダンス．日本看護協会出版会，東京，2002：123-135．

参考文献
1. 安部正敏，内藤亜由美編：スキントラブルケアパーフェクトガイド．学研メディカル秀潤社，東京，2014．
2. 松井佐知子：疾患別皮膚症状と看護ケア ③内分泌疾患．看護技術 2015：61（5）：69-76．
3. 日本創傷・オストミー・失禁管理学会編：ベストプラクティス スキン-テア（皮膚裂傷）の予防と管理．照林社，東京，2015．
4. 溝上祐子，河合修三編：知識とスキルが見てわかる専門的皮膚ケア．メディカ出版，大阪，2008．

Part 1 基礎編

皮膚の徴候別アセスメントとケアの実際⑤

肥厚（表皮肥厚・過角化）

柳井幸恵

肥厚の定義

　肥厚とは、表皮の厚さが増加した状態、または角層の厚さが増加した状態である。角質増加は、角質細胞の産生増加によるものと角質細胞の剥離遅延によるものが含まれる。
　皮膚科領域における「表皮肥厚」と「過角化（角質増殖）」にあたる[1]。

メカニズム

　肥厚は、表皮の厚さが増加した状態、または角層の厚さが増加した状態である。表皮の厚さが増したものには基底細胞の分裂亢進や遺伝性のものなど、角層増加は角質細胞の産生増加によるものと角質細胞の剥離遅延によるものなどが含まれ、皮膚疾患に起因するもののメカニズムは病態によって異なる。皮膚疾患では、非炎症性角化症（魚鱗癬、掌蹠角化症（図1）、毛孔性角化症、胼胝（たこ）・鶏眼（うおのめ）など）、炎症性角化症（乾癬（図2）、類乾癬、掌蹠膿疱症、扁平苔癬など）が挙げられる。
　以下に、皮膚疾患の治療的介入だけでなく看護介入が重要な病態を挙げる。

1．慢性機械的刺激によるもの

　胼胝と鶏眼は、どちらも皮下脂肪が少なく、機械的な外力がくり返し加えられることにより、反応性に角質の増殖をきたした状態である。胼胝は

図1　掌蹠角化症（同一症例）

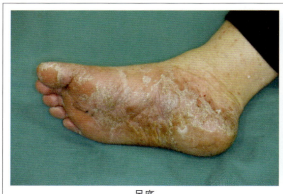
足底

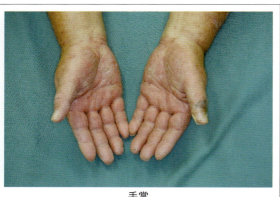
手掌

図2　尋常性乾癬（前腕）

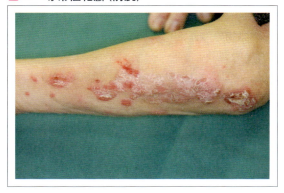

皮膚の外側に向かって、鶏眼は皮膚の内側に向かって増殖したもので痛みを伴う。好発部位は踵部、手掌、指腹、足底などである。

2．生活習慣や老化に伴うもの

　足底角化症（図3）は、加齢により角質層内の保湿因子が不足し乾燥すること、皮膚の弾力性や皮下脂肪の低下で外的刺激に対する緩衝力が低下すること、皮膚のターンオーバーが低下し古い角質が蓄積されること、足底は体重による負荷が持続的にかかることなどが影響している。また、糖尿病患者の場合や閉塞性動脈硬化症の患者では、多汗や血流障害による皮膚の乾燥が認められ、角化の要因になることがある。健康サンダルによるいぼ状突起が物理的刺激になり、これらから足を守るために角質が厚くなることも原因の一つと考えられている。

3．排泄物の刺激によるもの

　偽上皮腫性肥厚（pseudoepitheliomatous hyperplasia：PEH）は、尿路ストーマや小腸ストーマ周囲皮膚に特徴的な皮膚症状である。排泄物の水分や、体外に排泄されたアルカリ性に傾いた尿などが持続的に皮膚に触れることで炎症を引き起こし、皮膚の肥厚と硬い凹凸、灰白色の皮膚変化を認める。浸軟からはじまり、易出血性で痛みを伴

図3　足底角化症

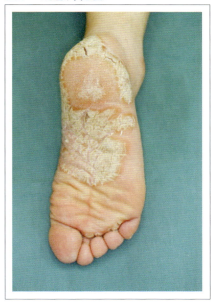

図4　殿部に発生した偽上皮腫性肥厚

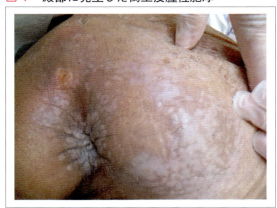

うこともある。筆者は、同様の皮膚変化を、ネグレクトにて長期間おむつ交換がされなかった症例の殿部で経験したことがある（図4）。図4の灰白色の皮膚変化部は、他の部位と比較して硬く、周囲皮膚は強い乾燥状態であった。この症例では、洗浄と白色ワセリンの塗布で排泄物が皮膚に付着するのを防いだことで、症状は軽快した。

アセスメント

病態の状況把握と、皮膚疾患も含めた患者の全体像の把握が必要である。

1. 局所のアセスメント

- 肥厚の部位、範囲、厚み、周辺皮膚の状態。
- 皮膚の損傷の有無（亀裂、裂傷、剥離など）。
- 出血、滲出液の有無。
- 自覚症状（痛み、掻痒感、落屑、においなど）。
- 発症時期、気づいた時期。
- 局所の原因となりうる環境要因（物理的刺激・その他の刺激物の有無）。

2. 対象の全体像のアセスメント

- 全身状態（皮膚の状態も含む）。
- 既往歴、家族歴。
- セルフケア能力（必要なケアを適切に行う能力があるか）。
- 社会的要因（学校生活や職場環境、家庭環境などを把握し、ケアの継続が可能か、心理的負担の有無などを確認）。
- 精神・心理状態。

ケア・スキンケアの実際

1. 皮膚疾患の治療

肥厚の原因が皮膚疾患である場合、まずは疾患の治療が適切に行われるよう支援が必要になる。処方された薬剤の塗布が確実に行われているか、日常生活のなかで清潔ケア、保湿ケアが適切に行われているかなどを確認し、指導していく。

2. ケア・スキンケア

1）刺激物の除去

①機械的刺激

- 掻痒感による掻破などの機械的刺激：医師に相談し、内服・外用薬などの薬物療法で掻痒感をコントロールする。また、乾燥により掻痒感が増加するケースもあるため、保湿ケアを取り入れる。
- 胼胝などの局所的肥厚の機械的刺激：持続的に圧迫・摩擦がかかっていないか、履物のサイズ、材質、形などを確認し、場合によってはシューフィッティングやインソールなどを用いて圧分散を行う。痛みを伴う場合は、フットケアとして肥厚部を削る処置を行う（p.110「糖尿病のある人のスキンケア」、p.269「足病の予防・ケア」の項参照）。

②排泄物の刺激

尿路ストーマや小腸ストーマに発症するPEHにおけるケアは、ストーマ近接部に排泄物が触れる時間を短くすることが重要である。ストーマ装具の面板ストーマ孔のカットサイズが適切であるか確認するとともに、すでにPEHが発症し、ストーマ近接部皮膚の凹凸が原因で装具の安定性が得られない場合は、用手形成皮膚保護剤や練状皮膚保護剤（アルコールフリーもしくは、アルコールを揮発させてから使用）を用いて、装具の密着性を高めるケアが必要となる。装具の交換頻度は短めに設定し、面板の溶解や膨潤による排泄物の付着をなるべく避ける（p.244「ストーマ周囲皮膚障害の予防・ケア」の項参照）。図5は、両側尿管皮膚瘻（ステント留置中）である。尿管皮膚瘻造設後の経過が長く、排泄口近接部の皮膚に、長期にわたって尿が付着したことにより発生した皮膚の肥厚（PEH）である。

2）保湿ケア

肥厚した角質は乾燥しやすく、また、乾燥が持続すると亀裂や裂傷などの創傷を引き起こすた

め、保湿ケアを行う。なお、皮膚疾患の治療目的でステロイドの処方がある場合、まず保湿ケアを行ってからステロイドを塗布する。これは、ステロイドを目的の部位以外の部分に拡げないためである。しかしながら、皮膚の炎症が強くステロイドの効果を早く効かせたいときには、まずステロイドを塗布するほうが好ましいといえるが、処方した医師に確認すべきである。使用する保湿剤は、角質ケアに効果的なものが勧められる（表1）。保湿剤を塗布するタイミングとしては、入浴後や足浴後など、角質に水分が多く含まれるタイミングがよい。

3）角質ケア

厚くなった角層を、物理的に角質ケア用ブラシややすりで削る方法もあるが、皮膚の薄い部分や、程度によってはかえって傷をつけてしまう。また、機械的刺激でさらに角質肥厚につながることもあるので、経過を観察しながら行う。

患者指導

1．早期発見・ケアの導入

肥厚は、短期間で起こるものではなく、徐々に厚みを増していくものである。糖尿病や腎障害、慢性動脈硬化症など皮膚の乾燥を起こしやすい疾患をもつ患者には、症状などの情報提供を行い観察する。また、徴候を認めたら早期に受診し、必要なケアの導入が必要なことを説明する。

2．保湿ケアの必要性

乾燥が症状を悪化させることを説明し、保湿ケアの必要性と方法を指導する。保湿ケアは毎日行い、特に冬期は乾燥を認めたら何度でも行うことが勧められる。

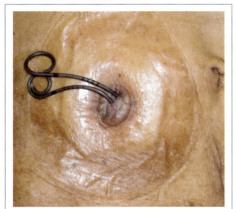

図5　両側尿管皮膚瘻（ステント留置）の排泄口近接部のPEH

写真提供：高松赤十字病院　看護部　山本由利子氏

表1　肥厚に使用される各種保湿剤の例

	製品名	特徴	後発品
尿素製剤	ケラチナミン ウレパール®	角質水分保持増加作用 角質の溶解剥離作用	アセチロール®、ウリモックス®、ウレア、ベギン®、ワイドコール®など
ヘパリン類似物質	ヒルドイド®	末梢循環促進	ヘパリン類似物質クリーム0.3%「YD」、ヘパリン類似物質ゲル0.3%「テバ」、ビーソフテン®（ローション・スプレー）、ヘパリン類似物質クリーム・ゲル0.3%「アメル」など
サリチル酸	サリチル酸ワセリン	角質軟化溶解作用	
白色ワセリン	プロペト®	皮膚保護作用	
ビタミンA	ザーネ®	表皮の新陳代謝を高め、ケラチン生成を抑制	

加納智美：皮膚病変（胼胝、鶏眼、角化、足白癬）の診断とフットケア．WOC Nursing 2014；2（11）：20．より改変して引用

3. 生活指導

　先述のように、健康サンダルの刺激による角質の肥厚予防のため、自宅での履物の確認も行う。できれば靴下と靴での生活を勧め、靴のサイズや形も指導する。胼胝などの患者には、ハイヒールや靴の幅が狭いものはなるべく避け、機械的刺激を避けるように指導する。近年では、ドラッグストアなどにフットケア用品（パッドやクッションジェルなども含む）が揃っていることも多く、導入を検討する。

評価

　肥厚は、視覚的にも触覚的にも評価しやすく、適切なケアができているかどうかも含め、定期的に評価を行うことが必要である。肥厚だけでは命にかかわることはないが、亀裂を生じたり痛みを伴ったりすることでQOLに支障をきたすこともあるため、早期のケア介入を行い、継続的にケアが行えているかどうか、ケアを行うことが患者の負担になっていないかを確認する。また、皮膚疾患など視覚的に変化をきたす症例の場合は、精神的負担も考慮し社会環境面や心理面についても評価を行うことが重要である。

引用文献
1. 溝上祐子：症状別スキンケア 肥厚. 日本看護協会 認定看護師制度委員会 創傷ケア基準検討会編著, スキンケアガイダンス, 日本看護協会出版会, 東京, 2002：136-142.

参考文献
1. 安部正敏, 内藤亜由美編：スキントラブルケアパーフェクトガイド. 学研メディカル秀潤社, 東京, 2014.
2. 澤野友香：クリニックにおける皮膚ケアの実際. 看護技術 2015；61(5)：145-150.
3. 溝上祐子, 河合修三編：知識とスキルが見てわかる専門的皮膚ケア. メディカ出版, 大阪, 2008.
4. 瀧川雅浩, 白濱茂穂編：皮膚科エキスパートナーシング. 南江堂, 東京, 2005.

Part 1 基礎編

皮膚の徴候別アセスメントとケアの実際⑥

出血傾向・皮下出血

南由起子

皮下出血の定義

　血管が破れて出血すると、生体は防衛反応としての止血機構を働かせる。止血機構には血小板・凝固因子・線溶能・血管の4つの因子が必要であり、いずれかが障害されると軽い刺激で出血しやすく、止血が困難となる。この病態を出血傾向という。

　皮下出血とは、皮膚表面の外傷はなく、皮膚上に観察できる皮下に起こった出血状態をいう。肉眼的に皮膚が紫色に変化した「紫斑」という状態でみられることが多い。紫斑は、出血直後は赤色であるが徐々に赤紫色・暗紫色となり、血液が吸収されると褐色・黄褐色になって消える。この紫斑は赤血球が血管外に漏出しているため、ガラス板などで圧迫しても消退しないという特徴がある（図1）。

　点状出血は、表在性の皮下毛細血管からの出血のことをいい、大きさは1mm大程度である。毛細血管の透過性の亢進により、傷がない血管から血液が漏出する。血管の脆弱化、血小板減少により軽度の打撲、圧迫、緊迫、摩擦が原因となり生じる。前述の紫斑は、点状出血が融合した状態のことをいう。

　斑状出血は、点状出血より深部の血管からの出血で、大きさは10mm以上である。打撲などの外傷で生じる。

図1　皮下出血（ドライスキン、一部スキン-テアあり）

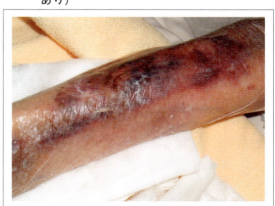

メカニズム

　生体のもつ止血機構が障害されると出血傾向となるので、まずは止血機構について解説し出血傾向のメカニズムの理解につなげる。

1．止血のメカニズム：止血機構（図2）[1]

1）一次止血

　出血部の血管が収縮し、血流量を減少させる。傷ついた血管に、活性化された血小板が粘着して凝集し血小板血栓をつくる。

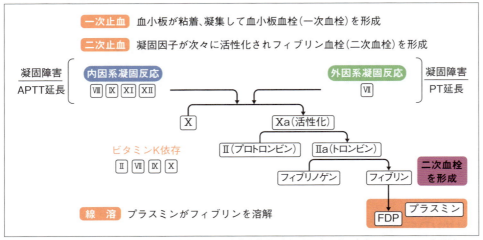

図2 止血機構

浅野嘉延：血液．浅野嘉延，吉山直樹編，看護のための臨床病態学 改訂3版．南山堂，東京，2017：488．より引用

2）二次止血

血漿中の凝固因子が活性化され、最終的に形成されたトロンビンが可溶性のフィブリノゲンを安定したフィブリン（線維素）に変え、フィブリンネットとなって血小板血栓を固めてフィブリン血栓をつくる。

3）凝固因子

凝固因子にはローマ数字Ⅰ～ⅩⅢ（Ⅵは欠番）の名称がついている。凝固因子のⅡ（プロトロンビン）、Ⅶ、Ⅸ、Ⅹの4因子は、ビタミンKを必要とし肝臓で合成されるため、ビタミンK依存性凝固因子という。凝固因子の活性化には内因系と外因系がある。内因系は、血管内膜の障害発生時に第ⅩⅡ、ⅩⅠ、Ⅸ、Ⅷ因子が凝固因子を活性化する。外因系は、血管外の組織液中にある組織因子（第Ⅲ因子）によって反応がはじまり、第Ⅶ因子も関係する。

内因系凝固反応の検査法では、活性化部分トロンボプラスチン時間（activated partial thromboplastin time：APPT）、外因系凝固反応の検査法ではプロトロンビン時間（prothrombin time：PT）が用いられている。

4）線溶能（線維素溶解能）

生体は、不要になった血栓を溶解し血管を開通させる機構をもつ。この生体反応を線溶という。血栓形成の主役であるフィブリンがプラスミンにより分解され、フィブリン分解産物（fibrin degradation product：FDP）となる。

2．止血機構の異常に伴う出血傾向

1）血小板の異常

一次止血に作用する血小板数が減少、もしくは粘着・凝集などの血小板機能が低下した状態では、一次止血が障害され出血傾向となる。
[特徴] 皮膚や粘膜面にみられる表在性出血：皮膚の点状出血、粘膜出血としての鼻出血・口腔内出血・消化管粘膜出血・月経過多などの性器出血など。

2）凝固因子の異常

凝固因子の活性が低下した場合に、二次止血が障害され出血傾向となる。
[特徴] 比較的広範囲の出血傾向となる。皮膚では斑状出血、血友病などの疾患により凝固因子が正常の数パーセントまで低下すると、関節内出血・筋肉内出血などの深部出血が起こる。

3）線溶系の異常

フィブリンを適度に溶解する線溶能はプラスミンの作用によるものであるが、このプラスミンの作用が過剰になると出血傾向となる。

[特徴] 出血が止まりにくい、一度止血したものが再出血を起こす。

4）血管の異常

経口摂取の不十分、または長期断食などの場合、ビタミンCの欠乏によりムコタンパク合成が障害され、結合組織・膠原線維などの生成に支障をきたしたり、そのほかの原因によっても血管壁が脆弱になると、軽い刺激でも皮膚表面の出血が生じやすくなる。

参考までに、上記4つの異常別に出血傾向をきたす疾患を表1に、出血傾向の原因を図3[2]に示す。

表1　成因別の出血傾向をきたす疾患

血小板の異常

血小板数減少
- 特発性血小板減少性紫斑病（ITP）
- 血栓性血小板減少性紫斑病（TTP）
- 再生不良性貧血
- 白血病　など

血小板機能異常症
- 血小板無力症
- ベルナール・スーリエ症候群
- そのほかの先天性血小板機能異常症
- 薬剤性血小板機能低下（アスピリンなど）

凝固系の異常
- 血友病A、血友病B
- フォン・ヴィレブランド（von Willebrand）病
- 無フィブリノゲン血症
- 凝固XIII因子欠損症
- 肝硬変など肝機能障害

線溶系の異常
- α₂プラスミン・インヒビター欠損症
- 播種性血管内凝固症候群（DIC）

血管の異常
- シェーンライン・ヘノッホ紫斑病
- 遺伝性出血性毛細血管拡張症（Osler（オスラー）病）

松田暉，荻原俊男，難波光義，他編：看護学テキストNiCE 疾病と治療II．南江堂，東京，2010：242．より引用

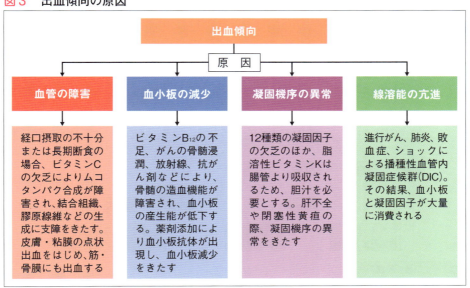

図3　出血傾向の原因

陳鶴祥，中西幸子，山下栄子：がんの症状のマネジメント2 身体症状とそのマネジメント1 全身症状 出血傾向．月刊ナーシング 1996；16（10）：82．より改変して引用

アセスメント

1. 問診や過去の情報などから病歴の確認

家族歴・既往歴などの聴取。

2. 血液検査データの確認

医師の指示により採血検査を行う。出血傾向があれば、採血時の駆血帯の用い方や止血確認にも配慮が必要となる。

再生不良性貧血・急性白血病・特発性血小板減少性紫斑病など血液疾患の多くで血小板減少による出血傾向が起こる。

[血中の血小板数の正常値：15万～35万/μL]

血小板数が5万/μL以下になると出血傾向が現れ、1万/μL以下では脳出血などの重篤な臓器出血を引き起こす可能性がある。

参考までに、出血傾向診断の手順を図4[3]に示す。

3. 視診・触診による全身の観察

体全体を覆う皮膚の状態、口腔内・歯肉、眼球などを観察し、皮下出血（粘膜や歯肉、眼球結膜からの出血）などの有無を確認する。皮膚に変化が起こっている部位を触診し、痛みの有無なども確認する。それらを記録に残し、新たな変化の発生などを見逃さないようにする。皮下出血が発生している場合はその原因もアセスメントし、再発しないような対応についても検討する。

スキンケアの実際

1. 観察および訴えの傾聴

清潔ケア・排泄ケアなどの際に意図的な皮膚・粘膜などの観察を行い、異常の早期発見や予防的

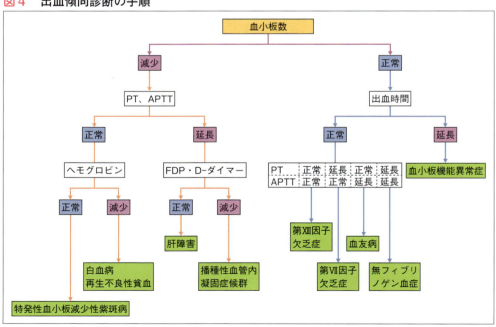

図4　出血傾向診断の手順

末廣謙：出血傾向，看護学テキストNiCE 疾病と治療Ⅱ（松田暉，荻原俊男，難波光義，鈴木久美，林直子総編集）．p.242，2010，南江堂より許諾を得て改変し転載

スキンケアに努める。

皮膚のかゆみや痛みなどの訴えを傾聴し、その部位の状態を観察する。異常が発生している場合はその原因を明らかにし、必要時は医師に報告する。

2．損傷を避けるためのケア

1）機械的刺激や圧迫を避ける
①皮膚や粘膜への摩擦などの刺激を少なくする

スキンケア時には強く擦ることは避け、弱酸性の洗浄剤をよく泡立て（もしくは泡状の洗浄剤を使用）、皮膚にやさしく塗布し、汚れを浮き上がらせてから温湯で洗い流す。あるいは、泡を拭き取ってから清拭用のタオルなどで、やさしく愛護的に拭き取る（図5）。

口腔ケア時は、やわらかめの歯ブラシを用い、歯肉出血を起こさない程度の力による歯磨きや、口腔内洗浄剤を使用して口腔内の清浄化を励行する。

②皮膚への固定

皮膚に何か固定する際は、固定するための用品に配慮し、固定による圧迫や固定のためのサージカルテープなどによる剥離刺激に注意する。固定のためのサージカルテープは、例えば、固定の強さが必要な場合には、固定力の強いものを選択する。毎日貼りかえる必要がある場合には、粘着力の弱い皮膚への刺激性の少ないサージカルテープを使用するなど、固定の必要性により使い分ける。剥がす刺激により皮膚を損傷する可能性が高いので、剥離剤を用いたり、板状皮膚保護剤を皮膚に貼った上にサージカルテープで固定する（図6）。

また、いつも同じ部位にサージカルテープを貼らないよう、貼りかえる際の位置に配慮する。皮膚に緊張をかけないよう、片側を固定して貼るのではなく、固定したいものの中央部から両端に均等に力が加わるように貼る。

③皮膚の露出を避ける

長袖・長ズボンや靴下、アームカバー、フットカバーなどを用いて、皮膚の露出を避ける。

④圧迫を避ける

血圧測定時のマンシェットによる圧迫を最小限にする（通常の血圧を把握し対応する）。

採血時の駆血帯の締め方（皮膚に直に巻かない、締め付ける時間など）にも配慮する。採血処置後の止血には、十分な圧迫と時間が必要（出血時間の2倍の時間をかける、圧迫が強すぎないよう配慮するなど）であるため、止血を確認するまで、実施部位の状態を可能な範囲で観察する。

衣服による圧迫も避けるよう、首元・袖口・足元などゆったりしたものを着用する。

⑤環境の整え

ベッド柵などに体をぶつける可能性がある場合には、スポンジや柔らかい厚めの布などで柵をカバーする。車いすのフットレストなどで下肢を損傷する可能性もあるため、使用時には注意する。

⑥皮膚の清潔保持

皮膚が汚染するとかゆみが生じやすく、掻きむしることで皮膚を損傷し出血につながるので清潔を維持する。手の爪が伸びていると、皮膚を掻く際に損傷を起こすので、爪のケアも大切である。

また、尿・便失禁やむれ、ドライスキンなどでもかゆみを生じるので、適切なスキンケアを実施する。

2）乾燥予防

鼻腔・口腔・口唇は乾燥していると出血しやすいので、ワセリンやオリーブ油、リップクリームなどを塗布し乾燥を予防する。乾燥した皮膚は傷つきやすいので、清潔ケア後などは必ず保湿ケアを行う。

3．感染予防

鼻出血、口腔・歯肉出血などがある場合は、乾燥や感染予防のためにイソジン®ガーグルや口腔内洗浄剤などでのうがいを頻回に行う。

図5 洗浄剤の例

製品		特徴
シルティ 水の いらないもち泡洗浄 （コロプラスト）	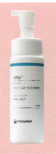	・天然保湿成分（セリシン）を配合し、肌をやさしく保湿洗浄／保湿清拭できる洗い流し不要の洗浄料 ・洗浄力と保湿力に優れ、脆弱な皮膚を洗浄しながら保湿する。油分を含まないので、粘着剤使用前の肌をはじめ、幅広い用途で使うことができる
セキューラ®CL （スミス・アンド・ ネフュー）	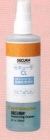	・皮膚にやさしい弱酸性（pH5.2） ・保湿力（アロエ・グリセリン） ・界面活性剤（ポリソルベート20） ・簡単な洗浄 ・泡立てる必要がない ・スプレーで洗浄剤を皮膚に吹き付けると汚れが浮き上がる ・すすぎが簡単
リモイス®クレンズ （アルケア）	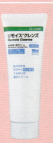	・水不要のシンプルケアで、手間なく肌を清潔にする ・天然オイルで汚れを浮き上がらせるので、拭き取るだけで汚れを除去できる ・さっぱりとした使用感で、拭き取り直後にテープやストーマ装具が貼付できる ・保湿剤配合で、肌をしっとり滑らかに保ち乾燥を防ぐ

図6 剥離剤の例

皮膚に貼用されているサージカルテープなどを、皮膚を損傷しないように剥がす際に用いる用品。スプレータイプやワイプタイプなどがある。

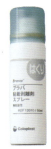
ブラバ 粘着剥離剤（スプレー）
（コロプラスト）

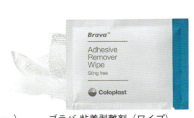
ブラバ 粘着剥離剤（ワイプ）
（コロプラスト）

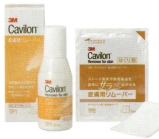
3M™ キャビロン™ 皮膚用リムーバー
（スリーエム ジャパン）

患者指導

- 出血傾向および出血傾向を引き起こしている病態について、医師からどのように説明されているか、患者の認識を確認し、必要に応じて医師に説明を依頼したり、必要な内容を説明することにより理解を深める。
- 日常生活動作が自立している患者には、自身で気をつけることを指導する。
- 患者の日常生活を支援している家族や介護ヘルパー等にも、注意事項を説明する。

評価

- 出血傾向のある対象者が自身の病態を理解し、出血予防するような行動がとれる。
- 出血傾向に伴う、皮下出血や粘膜出血などの増悪がない。
- 外傷などを生じることなく、感染徴候がない。

引用文献
1. 浅野嘉延, 吉山直樹編：看護のための臨床病態学 改訂2版. 南山堂, 2012：486.
2. 陳鶴祥, 中西幸子, 山下栄子：がんの症状のマネジメント2 身体症状とそのマネジメント1 出血傾向. 月刊ナーシング 1996；16(10)：82.
3. 松田暉, 荻原俊男, 難波光義, 他編：看護学テキスト NiCE疾病と治療II. 南江堂, 東京, 2010：242.

参考文献
1. 日本看護協会 認定看護師制度委員会 創傷ケア基準検討会編著：スキンケアガイダンス, 日本看護協会出版会, 東京, 2002：145.
2. 溝上祐子, 河合修三編著：知識とスキルが見てわかる 専門的皮膚ケア. メディカ出版, 大阪, 2008.

Part 1 基礎編

皮膚の徴候別アセスメントとケアの実際⑦

浮腫

間宮直子

浮腫の定義

浮腫（edema）とは、細胞外液、特に組織間質液が増加している状態をいう。間質に3L近く水分が溜まってはじめて臨床的に明らかになり、指を離した後も持続的に圧痕を生じる圧痕性浮腫（pitting edema、図1）と、圧痕が残らずすぐに回復する非圧痕性浮腫（non-pitting edema）がある。

メカニズム

成人では体重の約60%を水分が占めている。そのうち2/3（体重の40%）は細胞の中にあり、これを「細胞内液」という。残りの1/3（体重の20%）は細胞の外側にあり、これを「細胞外液」という。細胞外液は、血管を流れる血液成分である血漿（体重の5%）と、細胞間質に存在する間質液（体重の15%）に分けられる（図2）。何らかの原因で、血漿から間質に水が移動して、間質液が過剰になると浮腫となる。

浮腫の発生機序は、①血管内膠質浸透圧の低下（低タンパク血症）、②血管内静水圧の上昇、③間質液膠質浸透圧の上昇、に大別される（表1）。

1. 血管内（血漿）膠質浸透圧の低下

血管壁は、ナトリウムや水は自由に通過できるが、タンパク質は自由に通過できない。血漿タンパク質の存在が正味の水の移動を引き起こす力を膠質浸透圧（通常25mmHg）と呼び、ほとんどがアルブミンによるものである。低アルブミン血症では、血管内の膠質浸透圧が低下するため、血管内の保水維持力が低下して水分が間質へ漏出し、全身性の浮腫となる。低アルブミン血症のほとんどは、圧痕の回復が早いfast edemaである（図1）。原因としては、ネフローゼ症候群、肝硬変、低栄養、タンパク漏出性胃腸症などがある。全身性の浮腫であるため、下肢など身体の低い部分にみられるが、組織圧の低い眼瞼にも多くみられる。

図1　圧痕性浮腫（pitting edema）

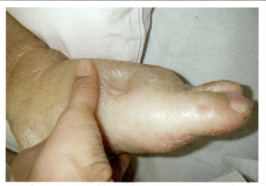

アルブミン1.2g/dL、低アルブミン血症でfast edema*
＊：圧痕の回復時間が40秒未満をfast edema、40秒以上をslow edemaという。

図2 体内の水分の割合と分布

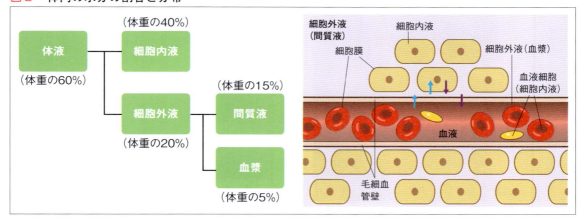

表1 発生機序による浮腫の分類

1. 血管内膠質浸透圧の低下（低タンパク血症）
   1) 腎、消化管からタンパク漏出
      ネフローゼ症候群、タンパク漏出性胃腸症
   2) 肝におけるタンパク合成低下
      肝硬変
   3) タンパク質の摂取不十分
2. 血管内静水圧の上昇
   1) 循環血漿量の上昇
      腎不全、急性糸球体腎炎、心不全
      薬物（NSAIDs、エストロゲン、ADH、甘草、経口避妊薬、β遮断薬、ACE阻害薬）、妊娠
   2) 静脈還流の障害
      肝硬変、肝静脈閉塞、心不全、静脈血栓、外傷、腫瘍、高度肥満
3. 間質液膠質浸透圧の上昇
   1) 血管透過性の亢進
      炎症、外傷、熱傷、アレルギー、血管神経性浮腫（クインケ浮腫）
   2) リンパ流の障害
      がんのリンパ節転移、悪性リンパ腫、手術、外傷
   3) 間質にムコ多糖類の沈着
      甲状腺機能低下症（粘液水腫）

2．血管内静水圧の上昇

　心不全や静脈還流の障害などによってうっ血が起きると、毛細血管内静水圧が上昇するために、水が血管内から間質へ押し出され浮腫となる。静脈閉塞の場合は局所性の浮腫となり、心不全では身体の低い部位で強くなる全身性の浮腫となる。したがって、通常は下肢にみられることが多いが、仰臥位では腰背部・仙骨部、腹臥位では顔にみられる（図3）。

3．間質液膠質浸透圧の上昇

　血管炎、炎症、アレルギー反応、熱傷、外傷などは血管透過性の亢進をまねき、水分およびアルブミンなどのタンパクが血管外へ漏出した結果、浮腫となる（図4）。また、リンパ液灌流機構の障害によってもリンパ液が間質に貯留し浮腫とな

図3 腰背部にみられる浮腫

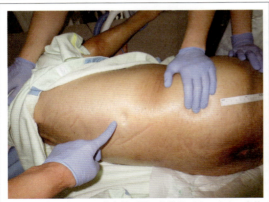

うっ血性心不全による全身性浮腫。仰臥位が多いため、身体後面の浮腫が著しく、圧痕の回復が遅いslow edemaを認める。

図4 炎症による局所性の浮腫

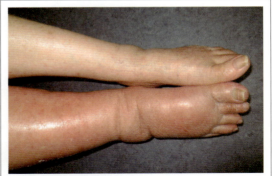

右下腿に生じた蜂窩織炎。CRPは10.5mg/dLであったが、抗生物質使用で1.6mg/dLまで軽快した。

表2 全身性と局所性の浮腫の分類

分類		疾患
全身性浮腫 局所因子と全身因子が組み合わさって発生する	心性浮腫	（うっ血性）心不全
	肝性浮腫	肝硬変非代謝期にみられる腹水と浮腫
	腎性浮腫	急性糸球体腎炎、ネフローゼ症候群、慢性腎不全など
	内分泌性浮腫	粘膜水腫、月経前浮腫、インスリン浮腫など（甲状腺機能低下症などの内分泌疾患にみられる浮腫）
	特発性浮腫	原因不明の浮腫（20～40歳代の女性に多くみられる）
	栄養障害性浮腫	脚気、毛細血管透過性亢進、心不全、低タンパク血症
	医原性浮腫	薬剤による（NSAIDs、カルシウム拮抗薬など）
局所性浮腫 局所因子が主因で発生する	静脈性浮腫	静脈血栓症ならびにその後遺症（通常は一側患肢の著明な腫脹と緊満性疼痛）
	リンパ性浮腫	原発性、続発性（がん、外傷、静脈血栓症）
	遺伝性血管神経性浮腫	補体C1阻止因子欠損による血管透過性の亢進で起こる皮膚・気道・消化管などに反復する局所的な非圧痕性の血管性浮腫

る。その原因には、原発性（先天性リンパ管異常）と2次性（感染症、がん、手術や放射線治療後によるリンパ管損傷）がある。

4．全身性と局所性の浮腫（表2）

　全身性浮腫は、基本的には全身性疾患に伴って全身に出現し、左右対称にみられる。原因疾患が治癒すると浮腫は改善する。同じ疾患でも、病態によって臨床的な症状に違いがある。局所性浮腫は、毛細血管の透過性亢進により血管内から間質への体液移行が促進されることで発生し、局所性で左右非対称にみられる。

アセスメント

1．問診・視診・触診

- 皮膚と皮下の状態：圧痕の有無・程度、弾力性の有無、皮膚温の低下、腫れ、皮膚の緊満性の

- 有無、これらが全身性か局所性かを観察する。
- 手指の握りにくさ、四肢の曲がりにくさ、体重の増加・尿量の減少、腹囲の増加（腹水）、呼吸苦（胸水）、下痢（消化管浮腫）を観察する。
- 倦怠感、嘔気・嘔吐（電解質バランスの崩れ）を観察する。
- 長期臥床患者では、貯留間質液が重力で背側に移動するため、後頭部・腰背部・仙骨部の皮膚をつまむと浮腫を認める。
- うっ血性心不全やネフローゼ症候群による間質液増加では、タンパク質が少なく、ナトリウムを含む「漏出液」が間質に蓄積し圧痕を残す。
- リンパ浮腫では、間質液のタンパク質濃度が増えてゲル基質が相対的に脱水に傾き、間質液の可動性が低下するため圧痕を残さない。
- 男性の高度浮腫では陰嚢水腫を生じる（図5）。
- 上眼瞼では、下方に膨らみ下垂し、皮下に水が貯留するため皮膚が透き通る感じになる。上眼瞼を拇指と示指で縦につまみ、指を離して縦じわが残れば浮腫ありと判定する。
- 脳血管障害では、麻痺側の血管運動神経障害により麻痺側肢で浮腫が顕著となる。
- 静脈性浮腫は、ヘモジデリンの沈着や、皮膚炎を起こして潰瘍や発疹を伴うことがある（図6）。
- 粘液水腫は、甲状腺機能低下症でアルブミンとムコ多糖類が結合して間質に沈着するため圧痕を残しにくい。
- 圧痕性浮腫（pitting edema）も慢性化すると非圧痕性浮腫（non-pitting edema）になりうる。

スキンケア

1. 皮膚の清潔

- 浮腫のある皮膚は菲薄で損傷を受けやすく、血流障害のため、末梢の酸素供給・栄養不足・皮膚温の低下が生じ易感染状態である。感染を引き起こした場合は、血管透過性亢進をまねき局所の浮腫を増悪させる。
- 浮腫のある皮膚の清拭は強く擦らない。やさしく押さえ拭きする。
- 浮腫のある皮膚を洗浄する際は、熱すぎる湯を避ける。低刺激性の洗浄剤を泡立てて使用する。
- 皮膚どうしの密着や摩擦を予防するために、滑りのよいオイルなどを塗布する（陰部など）。

2. 損傷の予防

- 浮腫のある皮膚は、皮脂の分泌低下や水分保持能が低下するためドライスキンをまねく。保湿

図5　陰嚢水腫

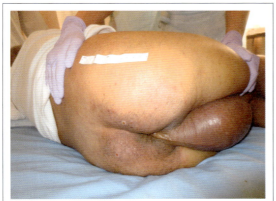

浮腫と腹水が高度で、陰嚢に水分が貯留した。黄疸（T-Bil 15.3 mg/dL）も認める。

図6　静脈性浮腫の色素沈着

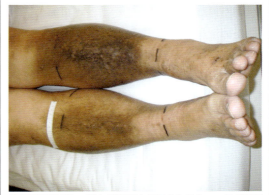

長期間静脈がうっ滞し炎症がくり返されると、ヘモジデリン沈着という色素沈着が起こる。

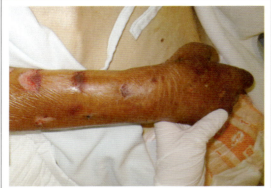

図7　前腕に生じたスキン-テア

ベッド柵などで打撲して生じた。浮腫の強い脆弱皮膚は外力から保護することが重要である。

をすることで、ドライスキンに伴う掻痒感による掻破を予防する。
- 浮腫によって菲薄した皮膚は、摩擦・ずれで褥瘡が発生しやすい。状態によっては体位変換を要するが、特に頭側挙上姿勢のずれ等に注意する。
- 菲薄による皮膚は脆弱性となり、軽微な外力や摩擦・ずれでスキン-テアが発生しやすい（図7）。四肢は衣類などで保護し、保湿する。
- 損傷を受けた皮膚は、間質液（漏出液）が染み出し修復されにくい。吸水性のよい、剥離刺激の少ない被覆材を用い、被覆の固定に粘着テープを用いる際は、皮膚に張力をかけない工夫をする。
- 被覆材固定は包帯などを用いて、できれば粘着テープを使用しない方法を検討する。ただし、包帯などは強く巻くことで新たな損傷を発生するため注意する。
- 皮膚被膜剤や剥離剤を用いて2次損傷予防の工夫をする。
- 爪を短く整える。
- 医療行為（採血・注射）による損傷を最小限にし、局所性浮腫の場合は患側を避けて行う。

血流循環促進

- 衣類や寝具の調整、温罨法などで保温する。温罨法を用いる際は低温やけどに注意する。
- 血圧測定時のマンシェットでの加圧、衣服の圧迫などに注意する。
- 皮膚血管が拡張することで、間質液の還流と腎臓の血管も拡張させるため利尿が促進され、浮腫が軽減することもある。
- 同一体位は避ける。重力の影響で下になる部分、仰臥位なら腰背部・殿部に浮腫が著明となるため骨突出部位の褥瘡に留意する。
- 局所的な浮腫のある部位（四肢）では、除圧クッションを用いて挙上する。ただし、局所の圧迫とならない十分な大きさ（クッション性）が必要である。
- リンパ浮腫や静脈性浮腫では、医師の指示の下に圧迫療法を行い、循環を促進してうっ滞を予防する。

患者指導

- 皮膚の清潔について、その必要性を説明し援助する。
- 愛護的なスキンケアを徹底して行う。水分などを拭き取るときは擦らず押さえ拭きとし、やさしくていねいに行う。
- 皮膚の保湿に努める。特に、入浴後や保清後はそのまま時間を置かず、早めに伸びのよい保湿剤を塗布する。この場合も、擦らずやさしく押し当てるように塗布する。
- 皮膚の保護に努める。爪を短くし、皮膚を損傷させないように注意する。
- 粘着テープを直接皮膚に貼付することは極力避け、包帯やネット包帯などで固定する。粘着テ

ープを使用する場合は、粘着力が弱く肌に負担のかからないもので、接着面積を少なくして貼る。
- 粘着テープを剥がすときは、皮膚を押さえながらゆっくりていねいに剥がす。
- 衣類や寝具などを調整しながら保温を促し、いつも暖かくしておくように心がける。ただし、低温やけどに注意し、カイロなどを皮膚へ直接当てないように指導する。
- 柔らかく肌触りのよい衣服を選択し、衣服の圧迫を避けるように説明する。
- 医師の指示に従い栄養状態を調整する。腎臓からの水分・ナトリウム排泄障害がある場合は、浮腫の程度や尿量によって水分・塩分の摂取を制限する。血清膠質浸透圧の低下で浮腫が増強されているときはタンパク質摂取を勧める。

評価

- 清潔が保持されている。
- 皮膚に損傷がない。
- 圧痕がなく、新たな浮腫の増強がない。
- 静脈還流が促進されている。
- 栄養状態が整っている。

参考文献
1. 真田弘美, 大桑麻由美：症状別スキンケア 浮腫. 日本看護協会認定看護師制度委員会 創傷ケア基準検討会編著, スキンケアガイダンス, 日本看護協会出版会, 東京, 2002：148-151.
2. Henry JA, Altmann P. Assessment of hypoproteinaemic oedema: a simple physical sign. Br Med J 1978；1 (6117)：890-891.
3. 下澤達雄：症候一般 浮腫. 日本臨床検査医学会ガイドライン作成委員会編, 臨床検査のガイドラインJSLM2012 検査値アプローチ/症候/疾患. 日本臨床検査医学会, 東京, 2012：83-87.
4. 山本啓二：浮腫の鑑別診断. Fluid Management Renaissance 2012；2 (3)：18-24.

Part 1 基礎編

皮膚の徴候別アセスメントとケアの実際⑧

黄疸

間宮直子

黄疸の定義

　黄疸（jaundice、icterus）とは、血清総ビリルビン濃度が増量するために皮膚、粘膜、その他の組織が黄染する状態をいう。成人健常者の血中ビリルビン濃度は0.2～1.0 mg/dLであり、2.0mg/dL以上で眼球結膜の黄染が認められ、視覚による判断が可能となる。これを顕性黄疸という。ビリルビン値が基準以上であっても視覚的に黄染が認められない場合を不顕性（潜在性）黄疸という。

メカニズム

　ビリルビンは1日250～300mg生成される。その80％は赤血球中のヘモグロビンのヘムに由来し、残り20％は骨髄の成熟した赤血球の破壊、または非赤血球成分のヘムタンパクによるものである。

　間接ビリルビンが肝臓に運ばれ肝細胞の細胞膜に取り込まれ、そのときに抱合していたアルブミンと離れる。間接ビリルビンは、酵素の働きによってグルクロン酸と抱合し、水溶性の直接ビリルビンになり、胆嚢の胆細管に排出される（図1）。胆汁色素の主成分は、この直接ビリルビンである。胆汁として腸管に送られた直接ビリルビンは、腸内細菌によって還元されて、無色のウロビリノーゲンになる。ウロビリノーゲンの大部分は糞便中に排泄され、排泄後に酸素に触れることにより、酸化されて橙黄色のウロビリンとなり、尿として排出される。腸内に残ったウロビリノーゲンはステルコビリノーゲンとなり、茶色のステルコビリンとなって便に色をつける。

　ウロビリノーゲンの一部は腸管で再吸収されて、門脈（腸管から吸収した栄養分を肝臓に運ぶ静脈）から肝臓に運ばれて再びビリルビンになる。これを腸肝循環という。

　このビリルビン代謝のいずれかの過程に異常があると黄疸が生じる（図2）。肝内でのグルクロン酸の抱合およびそれ以前の異常では間接ビリルビンが優位に、抱合後の異常では直接ビリルビンが優位に増加する。

　黄疸は、原因により表1のように分けられる。以下に詳述する。

1．溶血性黄疸

　溶血性貧血の症状として出現する。溶血性貧血は赤血球に原因があるものとして、先天性の赤血球膜異常、ヘモグロビン異常を引き起こす疾患などがある。赤血球外に原因があるものとして、自己免疫性溶血性貧血の頻度が高く、まれに不適合輸血や物理的・化学的原因によって起こることもある。

図1 黄疸のメカニズム

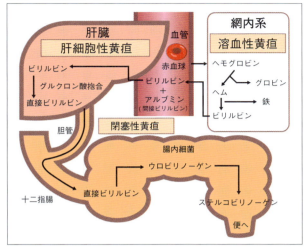

図2 黄疸

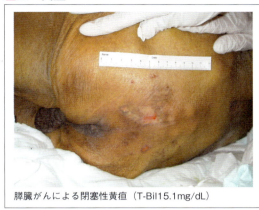

膵臓がんによる閉塞性黄疸（T-Bil15.1mg/dL）

表1 黄疸の原因と主な疾患の分類

分類	原因	疾患
1．溶血性黄疸（肝前性）	溶血によるもの 　さまざまな要因で赤血球が大量に破壊される	先天性溶血性疾患 後天性溶血性疾患
2．肝細胞性黄疸（肝性）	肝細胞の障害によるもの 　ウイルス、薬剤、アルコール、自己免疫など	肝炎、肝硬変
3．閉塞性黄疸（肝後性）	胆汁の流れが障害されるもの 　胆管系の閉塞・狭窄	胆管結石、胆嚢結石、腫瘍（膵頭部がん、胆管がん、胆嚢がん、肝がんなど）
4．体質性黄疸	体質性のもの	

治療が必要となるのは1．～3．がほとんどで、4．は予後良好で放置してもよい。

2．肝細胞性黄疸

　肝臓の広範な壊死のため、ビリルビンの処理の各段階で障害される。急性・慢性ウイルス性肝炎、アルコール性肝炎、自己免疫性肝炎、肝硬変、肝がん、薬剤性肝障害、急性脂肪肝、感染性肝障害などがある。ASTやALTなどの肝逸脱酵素の上昇が認められる。

3．閉塞性黄疸

　腫瘍や総胆管結石などで胆管が閉塞することにより発症する。胆道系酵素（ALPやγ-GTP）の上昇を認める。体液を排出するドレナージ（内視鏡的逆行性胆道ドレナージ、経皮経肝胆道ドレナージなど）が必要になり、腫瘍であれば手術による切除を要する。手術不可能な場合は、ドレナージによる減黄や狭窄を防ぐステント留置などが考慮される。

4．体質性黄疸

　先天的に肝臓におけるビリルビンの取り込み、抱合障害、毛細胆管への排出障害などによる疾患である。

アセスメント

1．問診・視診

- できる限り自然光の下で観察する。
- 肝機能障害の有無を確認する。
- 経過を確認する：急性か慢性か、一過性か持続性か。
- 背景を確認する：薬物や飲酒歴、既往歴（胆石、胆道系手術の有無）、家族歴など。
- 随伴症状を確認する：発熱、腹痛、嘔気・嘔吐、皮膚掻痒、体重減少、尿や便の色の変化など。
- 黄染の部位と程度を観察する：眼瞼結膜、口腔粘膜、前胸部、顔面、全身。
- その他の皮膚随伴症状を観察する：くも状血管腫、手掌紅斑、腹壁静脈怒張、浮腫（腹水）、掻傷、発疹など。
- ミカンやカボチャなどの多量摂取により、手掌・足底部が黄染することがある。しかし、この黄染は眼瞼結膜には生じないので鑑別は容易である。
- 皮膚の色は、溶血性黄疸ではレモン色調、肝細胞性黄疸ではオレンジ色調であり、胆汁うっ滞が長期に持続すると緑色調を呈することがある。
- 不顕性黄疸でも、皮膚掻痒感、全身倦怠感、食欲不振などの症状で受診することがある。
- 黄疸による掻痒感は、血中の胆汁酸が皮膚の末梢神経を刺激することで生じる（図3）。
- 肝機能障害による低アルブミン血症や門脈圧が亢進することで、浮腫や腹水が生じる（図4）。
- 特に、閉塞性黄疸の場合は胆汁が十二指腸ほか腸管へ排出されなくなる。ビタミンKは胆汁がないと腸管から吸収されないためビタミンK欠乏症となり、凝固因子欠乏となって出血傾向をきたす。
- 肝機能障害による浮腫や、腹水によって菲薄した皮膚は皮脂の分泌低下、水分保持能が低下するため、ドライスキンをきたす（図5）。
- 黄疸をきたす状態では、肝機能障害による浮腫や腹水のために組織耐久性は著しく低下し、血行障害などによって皮膚は脆弱となる。そのため、皮膚の損傷予防に努める必要がある。
- 黄疸は、原因疾患が多岐に渡り、種々の因子が関与していることが多い。

図3 掻破痕

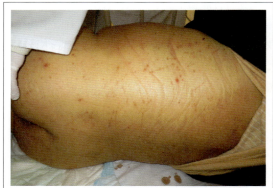

肝硬変による腹水がある（T-Bil 9.9 mg/dL）。掻痒感により全身に爪で掻いた傷（掻破痕）があり、2次感染に注意が必要である。

図4 下肢浮腫と陰囊水腫

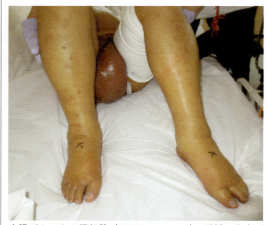

直腸がんからの肝転移（T-Bil 11.4 mg/dL）。浮腫や腹水が著しいと男性の場合は陰囊水腫を伴う場合もある。

図5　ドライスキンと黄疸

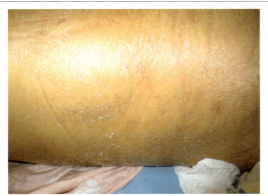

肝硬変（T-Bil 9.5mg/dL）。腹水によって菲薄した皮膚は、皮脂の分泌や水分保持能の低下で乾燥しやすい。

スキンケア

1. 皮膚・粘膜の清潔

- 肝機能障害があるときは、免疫機能が低下し易感染状態であるため、皮膚や口腔粘膜などの清潔に留意する。
- 肝機能障害の程度によっては、入浴・シャワーが禁止される。清拭時は強く擦らない。
- 低刺激性の洗浄剤をよく泡立ててやさしく洗う。
- 腋窩や外陰部などは分泌物が多く、皮膚どうしが接触し細菌感染が起こりやすいため、やさしくていねいに清拭・洗浄を行う。
- 下痢や失禁がある場合は、皮膚障害を予防するためにオイルや撥水性クリームなどで皮膚を保護する。
- 清拭・洗浄後は保湿ローションやクリームを塗って保湿する。

2. 掻破・損傷の予防

1）掻痒

- 血中の胆汁酸が皮膚の末梢神経を刺激し掻痒感を生じる。さらに、浮腫を生じ菲薄となった皮膚は乾燥しやすく、掻痒感を増す。
- 直接皮膚に接触する繊維には刺激成分を含まないものを選択する。浮腫を伴う場合は容易に損傷するため、糊分がないもの（柔らかいもの）を選択する。
- 皮膚温が高くなることで掻痒感が増強しないように留意する。
- 肝機能障害時は易出血性のため爪を短く整える。就寝時は手袋などを着用する。
- 肝機能障害による掻痒感で不眠がある場合でも、薬物（睡眠導入剤等）の使用は極力避ける。寝具・寝衣、室温などの調節を行い、睡眠しやすい環境を整える。
- 就寝前に清拭し、保湿ローションなどを塗布する。

2）菲薄

- 肝性脳症によるせん妄がある場合、理解力やセルフケア能力を確認しながら、ベッドからの転落やベッド柵への打撲防止（ベッド柵カバー）の使用など、ベッド周囲の環境を整える。
- 氷枕などの冷罨法では、皮膚に直接当たらないようタオルなどでくるむ。
- チューブ・ライン類による物理的圧迫がかからない固定を工夫する。
- 浮腫がある場合は、愛護的なスキンケアと保護・保湿を行う。

3）出血、二次感染の予防

- 前述のごとく、皮膚は掻痒感を増し掻破によって容易に損傷し二次感染をまねく。
- 菲薄した皮膚では、テープ剥離時の二次損傷でも感染や治癒遅延をまねく。
- 減黄の手段として、体外ドレナージ術を行っている場合、チューブ固定のための粘着テープは張力がかからないように貼付して、二次損傷を予防する。
- テープ固定が必要な場合は被膜剤を使用して皮

図6　スキン-テア（皮膚の裂傷）

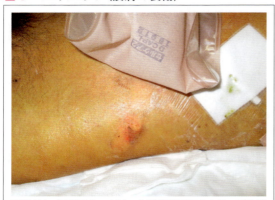

肝臓がん（T-Bil9.4mg/dL）。左側腹部にできたテープの剥離刺激によるスキン-テア。全身性の浮腫によって菲薄した皮膚には、剥離刺激の少ないテープを選択し、愛護的に除去する必要がある。

膚を保護し、テープ剥離時は剥離剤などを用いて愛護的に除去する（図6）。
- 口腔粘膜のケア時は、スポンジブラシや柔らかい歯ブラシなどを選択する。

患者指導

前項「スキンケア」の項を参照。
- 意識障害が出現し自分でコントロールができない場合は、家族にも説明する。
- 精神的安寧への配慮をする（黄疸・浮腫の症状が、患者の外観を変え、自己概念を傷つけられてしまうケースがある。また、掻痒感がイライラを募らせる原因となる）。
- 掻痒感、ドレナージのためのチューブ類があることなど、さまざまなストレスがかかるため、1人で抱えこまず、医療者に相談するよう説明する。

評価

- 黄染が増強していない。
- 黄疸の掻痒によって皮膚の掻破痕がない。
- 2次損傷がない。
- 2次感染がない。
- 不眠がない。

参考文献
1. 真田弘美, 大桑麻由美：症状別スキンケア 黄疸. 日本看護協会認定看護師制度委員会 創傷ケア基準検討会編著, スキンケアガイダンス. 日本看護協会出版会, 東京, 2002：152-155.
2. 滝川一：肝・胆・膵疾患 症候学 黄疸. 高久史麿, 尾形悦郎, 黒川清, 他監修, 新臨床内科学 第9版. 医学書院, 東京, 2009：524-528.
3. 大原弘隆：症候消化器 黄疸. 日本臨床検査医学会ガイドライン作成委員会編, 臨床検査のガイドラインJSLM2012 検査値アプローチ／症候／疾患. 日本臨床検査医学会, 東京, 2012：139-142.

Part 1 基礎編

ナースが知っておきたい皮膚疾患

湿疹・皮膚炎

安部正敏

　湿疹・皮膚炎群は、誰でも必ず一度は経験するであろうありふれた皮膚疾患である。しかしながら、"湿疹"はあくまで臨床診断名であり、皮疹を表す用語でないことにまず注意する必要がある。ときに蕁麻疹でみられる膨疹を"湿疹"と表現するナースに遭遇することがあるが、ありふれた皮膚疾患だけに定義と対処法を十分理解したい。

　なお、"湿疹"と"皮膚炎"はほぼ同義と考えてよいが、"湿疹"は臨床症状からの診断名であり、他方、"皮膚炎"は病理組織学的変化に重点を置いた診断名であるといえる。

　日常よく遭遇する疾患は、いわゆる"かぶれ"といわれる"接触皮膚炎"であろう。ヒトは日常さまざまな物質に知らず知らずのうちに接触しており、原因究明は必ずしもたやすいことではない。ただし、"接触皮膚炎"は、放置するとその後"湿疹"となり、慢性に経過することが多い。ナース自身が仕事柄、手洗いなどが多いため**手湿疹**などを罹患している場合も多い。正しい疾患知識と対処法を理解したい。

湿疹

　"湿疹"とはあくまで診断名であり、**湿疹三角形**と呼ばれる3要素を満たしていることで診断する（図1）。すなわち、①**瘙痒**、②**点状状態**、③**多様性**の3つであり、**漿液性丘疹**や**充実性丘疹**といった多彩な小型の皮疹が同時に存在し、瘙痒を伴う臨床像が重要である（図2）。漿液性丘疹はすぐに破れて皮疹表面が湿潤するほか、搔破行動によりさらに湿潤が進む。つまり湿った皮疹であり、"湿疹"という用語がいかに、この病態を適切に表しているかが理解できよう。

図1　湿疹三角形

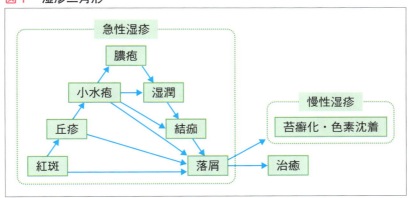

接触皮膚炎

接触皮膚炎は皮膚に接触した物質により惹起される皮膚炎であり、**一次刺激性**と**アレルギー性**に分類される。

難治性の**手湿疹**では、その原因として**金属アレルギー**が関与する場合がある。すなわち、金属による全身性接触皮膚炎において、手掌および足底は角層が厚いという解剖組織学的特性から、汗管に金属が滞留し、湿疹変化が起こると推定されている。実際に金属が手掌に接触して生ずるわけではないことに注意すべきである。

ナースは失禁患者のおむつ部のケアに苦慮する場合も多いと思われるが、その際、湿疹病変を画一的に理解してはならない。必ず、一時刺激性かアレルギー性かをアセスメントする必要がある。

1．一次刺激性接触皮膚炎

本症は、アレルギー機序を介さない皮膚炎であり、原因物質の非常に強い刺激によって起こる皮膚炎である。例えば、"からし"はほとんどのヒトが皮膚や粘膜でヒリヒリ感を有し紅斑の出現がみられるが、これは"からし"の刺激によるものであり非アレルギー性である。刺激により生ずることから、初回から誰にでも生ずる皮膚炎である。

2．アレルギー性接触皮膚炎

本症は、**IV型アレルギー**によるもので、初回の

図2　湿疹の臨床像

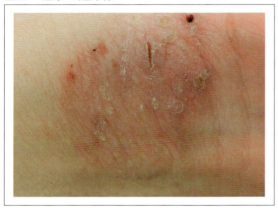

図3　アレルギー性接触皮膚炎の発生機序

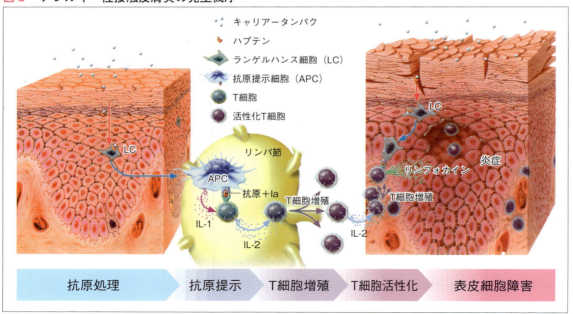

接触では皮膚炎は生じない。免疫学的に感作が起こり、以降同物質の接触により皮膚炎が惹起される。Ⅳ型アレルギーは**遅延型アレルギー**とも呼ばれ、出現メカニズムが大きく異なる。Ⅳ型アレルギーはTリンパ球がアレルギー反応の主体となる。抗原が体内に侵入後、半日〜数日を経て症状が出現する。ピアスによる金属アレルギーなどは有名である。Tリンパ球はリンパ組織や血液中に存在し、Ⅳ型アレルギーの反応にかかわる。まず抗原を取り込んだ**ランゲルハンス細胞**（皮膚に存在する**マクロファージ**）がTリンパ球に情報を提示する。これにより活性化されたTリンパ球は、**リンフォカイン**と総称されるさまざまな物質を放出する。その結果、Tリンパ球を主体とする炎症反応が皮膚、特に表皮で起こることにより、皮膚症状が現れる（図3）。前述した紅斑上に生ずる漿液性丘疹は、あくまでこの反応の表現型であり、Ⅳ型アレルギーを示唆する所見である。

湿疹の病型分類

湿疹は、その経過により"**急性湿疹**"と"**慢性湿疹**"とに病型が分けられる場合がある。これは、臨床症状はもちろん、病理組織学的所見が経時的に大きく変化するためである。

急性湿疹はおおむね発症直後で、紅斑、丘疹、漿液性丘疹、びらんなどで構成され、皮膚表面はほぼ湿潤している。

一方、慢性湿疹は、皮膚表面は乾燥傾向であり、苔癬化などを生ずる長期化した局面である。

湿疹・皮膚炎の治療

原因が想定される場合には**パッチテスト**で原因究明を行う。原因が同定された場合、その品は今後使用禁止とする。金属アレルギーの場合、歯科金属などが原因となる場合があるので、必要に応じて歯科と連携し金属除去などを行う。また、日常生活で接触する物質が原因と同定できた場合はその除去を依頼する。ときに、職場における職種変更や、家庭内での仕事の分担などが必要となるので十分理解させる。

治療は副腎皮質ステロイド外用を行う。この場合、過度に強力なレベルの外用薬を使用してはならない。また、瘙痒制御のため、抗アレルギー薬の内服も行う。

痒疹

湿疹・皮膚炎群の特殊形として**痒疹**を知らなければならない。本症はいわゆる"虫刺され"が代表格であるが、それ以外にも難治性のかゆみを伴う皮膚疾患であり、アトピー性皮膚炎にもみられる。きわめてありふれた皮膚疾患であるので、ナースであれば一般市民から相談を受けることも多い。ただし、皮疹のみかたに熟達しないと思わぬ過ちを犯すこととなる。

"**急性痒疹**"は、原因は虫刺が多く、いわゆる"虫刺され"である。これ以外にも**亜急性痒疹**、**多形慢性痒疹**などの分類がある。あくまで皮疹が丘疹であり、1個〜多数生ずる場合がある。形がそろった丘疹が無秩序に多発し（播種状と称する）、毛包の位置などと無関係であるのが特徴である。激しい瘙痒を伴う。

"**亜急性痒疹**"は、主に成人に生ずる。四肢伸側にみられることが多く、蕁麻疹に似た丘疹が出没し、通常掻破により色素沈着をきたす。

"**多形慢性痒疹**"とは高齢者に好発する痒疹であり、激しいかゆみを伴う。文字どおり、痒疹は紅斑、丘疹、苔癬化局面と多彩である。治療抵抗性である場合が多く、ときに紫外線療法などを選択する場合がある。

"色素性痒疹"は、思春期の女性に好発する痒疹である。蕁麻疹様の**膨疹**が出現した後**丘疹**となり、その後、粗大網状の**色素沈着**を残す。糖尿病、妊娠、そして飢餓によって発症する。飢餓とは要するにダイエットである。

1. 痒疹の治療

比較的強力な副腎皮質ステロイド外用薬を用いる。急性痒疹の場合、外的要因が多数を占めるため、強めのレベルの外用薬をあえて選択し、短期間で治療を終えるのがコツである。亜鉛華軟膏との重層療法も有用である。また、瘙痒を制御するために抗ヒスタミン薬投与を行う。慢性痒疹となった場合には、副腎皮質ステロイドのテープ剤なども有用である。

参考文献
1. 安部正敏：ジェネラリストのためのこれだけは押さえておきたい皮膚疾患. 医学書院, 東京, 2016.
2. 安部正敏編著：たった20項目で学べる スキンケア. 学研メディカル秀潤社, 東京, 2016.
3. 安部正敏編著：たった20項目で学べる 皮膚疾患. 学研メディカル秀潤社, 東京, 2015.
4. 安部正敏編著：たった20項目で学べる 外用療法. 学研メディカル秀潤社, 東京, 2014.
5. 安部正敏編著：たった20項目で学べる 褥瘡ケア. 学研メディカル秀潤社, 東京, 2014.
6. 安部正敏：皮膚の見方 ナビカード. 学研メディカル秀潤社, 東京, 2011.
7. 内藤亜由美, 安部正敏編：スキントラブルケアパーフェクトガイド. 学研メディカル秀潤社, 東京, 2011.

Part 1 基礎編

ナースが知っておきたい皮膚疾患

蕁麻疹

安部正敏

アナフィラキシーショックや高度な蕁麻疹は緊急性が高い疾患であることは周知の事実である。当然、皮膚症状の把握が重要であり、皮疹の適切なアセスメントが必要となる。ただし、本症は後に述べるとおり、あくまで真皮血管周囲におけるアレルギー反応が主体であるため、特に特異的なスキンケアを要する疾患ではない。しかし、特にアナフィラキシーショックの場合には救命救急処置が必要となり、ナースには必ず理解していただきたい皮膚疾患である。最近では、携帯型のアドレナリン自己注射薬が使用可能となり、アナフィラキシー症状の進行を一時的に緩和し、ショックを防ぐために有用性が高い。

図1 蕁麻疹の臨床所見

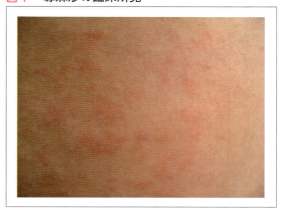

表1 蕁麻疹の分類

①急性型	数日間で治癒するもの	ウイルス感染なども原因となる
②慢性型	1か月以上継続するもの	早期治療が大切

蕁麻疹とは

蕁麻疹とは、一過性に経過する、瘙痒を有し、膨疹を主体とする疾患である（図1）。通常24時間以内に皮疹は消えることを特徴とする。患者が受診した際には皮疹が消失している場合も多く、患者の病歴により診断せざるを得ない場合もある。蕁麻疹には、**急性蕁麻疹**と**慢性蕁麻疹**が存在する（表1）。

蕁麻疹の本態は血管透過性亢進による**血管漏出**である。発生機序はⅠ型アレルギーが有名であるが、それだけではない。ヒスタミン、セロトニン、プロスタグランディンD_2などの血管透過性を亢進させる物質があれば、Ⅰ型アレルギーを介さなくても生じうる。ていねいな問診により、原因追及を行いたい。

非アレルギー性蕁麻疹の原因として重要なものに、造影剤、非ステロイド系消炎鎮痛薬、食品添加物、アスピリン、豚肉、サバ、タケノコなどがある。必ず問診にて確認するとともに、患者にこれらを摂取したかどうか、日記をつけさせてチェックする試みも有用である。

Ⅰ型アレルギーとは

蕁麻疹の発症機序であり、**即時型アレルギー**とも呼ばれる。蕁麻疹のほか、アナフィラキシーショックによる皮膚症状を思い浮かべるとよい。身体に侵入した異物（抗原と呼ばれる）に対し、それに対する抗体（IgE抗体）が産生されることが第一段階である。一般市民が「アレルギー検査をして欲しい」と要望するが、ほとんどはこの特異的IgE抗体の量を測定してほしいということである。つまり、IgE抗体は抗原ごとに1対1で対応するため、例えばハウスダストに対する血中IgE抗体の値が高値であれば、振り返ってハウスダストに対するアレルギーがある可能性が考えられる。ただし、厳密には単に抗体値が高いという事実だけであり、アレルギー反応そのものを測定しているわけではない。実際のメカニズムは以下のとおりである。

①抗原侵入

　消化管や皮膚などを通じて抗原が体内に侵入する。

②抗体産生

　Bリンパ球により特異的IgE抗体が産生される。

③IgE抗体による肥満細胞脱顆粒

　IgE抗体が血中の肥満細胞の表面の受容体に接着する。受容体に接着した2つのIgE抗体において、そこに抗原が結合すると、肥満細胞は脱顆粒し、ヒスタミン、ロイコトリエン、プロスタグランジンなどの化学伝達物質が放出される。これら化学伝達物質は、毛細血管を拡張させ、血管から血漿成分が局所皮膚に移動し、浮腫となるため、膨疹を惹起する（図2）。

　Ⅰ型アレルギーは抗原が作用してから15分〜12時間くらいの短時間で生ずるのが特徴で、蕁麻疹はその代表格である。しかし、蕁麻疹すべてがⅠ型アレルギーによるものではないことに注意すべきである。

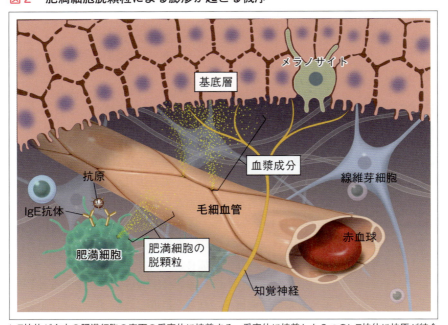

図2　肥満細胞脱顆粒による膨疹が起こる機序

IgE抗体が血中の肥満細胞の表面の受容体に接着する。受容体に接着した2つのIgE抗体に抗原が結合する（架橋とも呼ぶ）と、肥満細胞は脱顆粒し、ヒスタミン、ロイコトリエン、プロスタグランジンなどの化学伝達物質が放出される。化学伝達物質は毛細血管を拡張させ、血管から血漿成分が局所皮膚に移動し、浮腫となり膨疹を惹起する。

表2　蕁麻疹の分類

急性感染性蕁麻疹	ウイルス感染などによる蕁麻疹である。抗アレルギー薬は無効であることが多い
自己免疫性蕁麻疹	抗IgE自己抗体が出現する。難治性である
機械性蕁麻疹	圧迫部に一致して膨疹が出現、刺激後数分で出現し1～2時間以内に消失する
寒冷蕁麻疹	寒冷による蕁麻疹
接触蕁麻疹	接触することで膨疹が誘発される
血管浮腫	深部に生ずる蕁麻疹である。顔が腫れたりする
コリン作動性蕁麻疹	膨疹は小型で、手掌足底には出現しない

蕁麻疹の分類

蕁麻疹の分類を表2に示した。
なお、特殊形として食物依存性運動誘発アナフィラキシーの理解は重要であり、特に若年者に好発することに注意したい。

食物依存性運動誘発アナフィラキシー

特定の食べ物を食べてから2～3時間以内に運動した場合のみ、アナフィラキシーになる疾患である。特に、学校現場で広く認識してほしい疾患であり、ときに「スポコン教師」の無知のせいで不幸な転帰をとる子どもがおり注意が必要である。小麦、エビ、カニなどが原因となるが、たとえそれらを食べても運動しなければ症状は起こらない。
診断は、入院して負荷試験すべきである。対策としては、原因の食べ物を食べたら運動しない、運動前に原因の食べ物を食べない、の徹底であろう。

蕁麻疹のケア

蕁麻疹はありふれた疾患であり、すぐに食物な

どの原因精査を求める患者も多い。しかし、蕁麻疹において原因が明らかとなるのは1割にも満たない。きちんとした治療を心がけるよう理解させる。前述したように、蕁麻疹は発症1か月以内を"急性蕁麻疹"それ以降を"慢性蕁麻疹"と区別している。後者はかなり難治となるため、早めに皮膚科受診を勧めるべきであろう。なお、本症に限ってはスキンケアだけで治癒せしめることができない疾患であることを十分理解し、早期に皮膚科受診などを促すことが肝要である。

実際に、アナフィラキシーショックの場合には、気道確保や循環管理、エピネフリリンや副腎皮質ステロイドなど強力な治療を要する。

通常の蕁麻疹の場合には、抗アレルギー薬、もしくは抗ヒスタミン薬内服を行う。抗ヒスタミン薬（H_1受容体拮抗薬）は中枢神経作用、抗コリン作用、抗嘔吐作用、局所麻酔作用、筋固縮減少作用などを有する。高齢者、特に緑内障・前立腺肥大症を有する患者には注意する。

参考文献

1. 安部正敏：ジェネラリストのためのこれだけは押さえておきたい皮膚疾患．医学書院，東京，2016.
2. 安部正敏編著：たった20項目で学べる スキンケア．学研メディカル秀潤社，東京，2016.
3. 安部正敏編著：たった20項目で学べる 皮膚疾患．学研メディカル秀潤社，東京，2015.
4. 安部正敏編著：たった20項目で学べる 外用療法．学研メディカル秀潤社，東京，2014.
5. 安部正敏編著：たった20項目で学べる 褥瘡ケア．学研メディカル秀潤社，東京，2014.
6. 安部正敏：皮膚の見方 ナビカード．学研メディカル秀潤社，東京，2011.
7. 内藤亜由美，安部正敏編：スキントラブルケアパーフェクトガイド．学研メディカル秀潤社，東京，2011.

Part ❶ 基礎編

ナースが知っておきたい皮膚疾患

表在性真菌感染症

安部正敏

皮膚における真菌症には表在性真菌感染症と深在性真菌感染症が存在する。表在性真菌感染症は、主に白癬、カンジダ、癜風であり、深在性真菌感染症はスポロトリコーシス、クリプトコッカスなどが存在する。このうち、白癬はきわめてありふれた疾患であり、正しく治療しなければ他者にうつるため、適切な対策が求められる。

一方、失禁している患者などにおいては、おむつ部を中心として容易にカンジダ症をきたすので、適切な診断と対処が必要である。

されるが、あくまで部位の違いである。原因となる菌糸は数種類あるが、重要ではないため割愛する。

カンジダ

カンジダは白癬とは異なり、仮性菌糸を有する真菌であり、ヒトでは腸管では常在菌である。失

白癬

白癬は、いわゆる一般用語での「**水虫**」であり、真菌の一種である皮膚糸状菌による感染症である。なかでも**爪白癬**（**図1**）は、ナースが臨床現場で対処することの多い高齢者に比較的多くみられる疾患である。真菌の貯蔵庫となり、周囲への感染源となるため、きちんとした治療を行う必要がある。本症は、手指に比較し足趾に多くみられ、特に第1趾に好発する。周囲の炎症症状を伴うことは少なく、爪の肥厚、白濁、脆弱化がみられ、爪がもろく剥がれやすくなる。足白癬（**図2**）を合併することも多く、周囲皮膚の観察も重要である。

「白癬」は部位により「頭部白癬」「体部白癬」「手白癬」「股部白癬」「足白癬」「爪白癬」と分類

図1　爪白癬

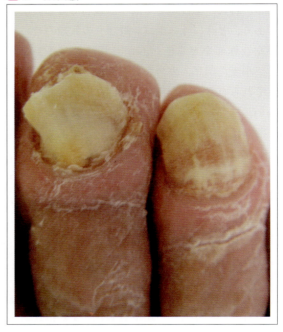

禁患者のおむつ部などは、皮膚が浸軟し、カンジダ症が好発する。

「カンジダ」も部位による分類が多いが、口腔内など粘膜にも好発する点を注意すべきである。

である。通常、黒褐色調もしくは白色調を呈する小型の皮疹としてみられ、特徴としては表面をメスなどで軽く擦ると、多量の粃糠様鱗屑がみられることである。

*M. canis*感染症

特殊な真菌として、*M. canis*感染症が挙げられる。本症の皮疹は紅斑の色調が強く、見慣れなければ湿疹などと誤診し、かえって悪化する。本症はペルシャ猫飼育者や、柔道・レスリングなど皮膚接触が多いスポーツ愛好者の露出部に、比較的小型の環状紅斑が多発するのが特徴である（図3）。皮膚科専門医でなければ、湿疹と誤診される例がきわめて多く、臨床症状のみでナースが勝手に判断してはならない。

癜風

癜風は、ヒトの皮膚において、毛包に存在する常在菌であり、過度な発汗などの理由により癜風菌が皮膚表面に増殖した結果、皮疹を呈するもの

深在性真菌感染症：スポロトリコーシス

わが国において重要な、スポロトリコーシスについて述べる。本症は、擦過傷や棘などの小外傷を介して、*Sporothrix schenckii*を含む土壌から菌が真皮内に侵入・増殖することで生ずる。皮疹は紅色小結節で、増大すると中央部が自潰し、浅い潰瘍となる。しかし、初期は紅色の浸潤を有する丘疹ではじまることから、患者自身が虫刺症と訴える場合もあるので鵜呑みにしてはならない。成人であれば、前腕や手背に生ずることが多いが、小児の場合土が付着した手で、眼瞼周囲を頻回に触る場合があり、同部に皮疹が生ずることがある。

本症は温暖多雨の地域に好発し、特に九州北部や北関東に多くみられる。本症を知らなければ**湿疹**と軽く考え、副腎皮質ステロイド外用をアドバイスする医療従事者が少なくないが、厳に慎むべきであろう。診断は真菌培養による。

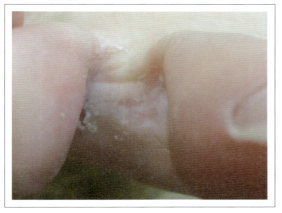

図2　足白癬

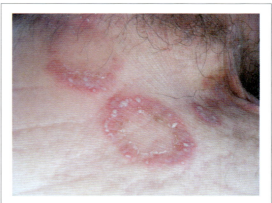

図3　カンジダの輪状紅斑

表在性真菌感染症の診断

　表在性皮膚真菌症の臨床診断において、何より重要な点は臨床症状の把握である。白癬やカンジダでは、皮疹が環状を呈し、中心治癒傾向がみられることが多い。環状紅斑はさまざまな皮膚疾患でみられるため、すぐ表在性皮膚真菌感染症と診断してはならないが、真菌の生活史を示唆する重要な所見である。すなわち、真菌が感染すると角層を外側に移行するため、皮疹は環状に拡大し中心治癒傾向が生ずる。

　他方、癜風は、小型の黒褐色もしくは白色調を呈する斑が多発する。もちろん臨床所見だけで診断することはできない。診断において重要な点は、KOH法により、顕微鏡で真菌要素を確認することが必須であり、このステップをふまずして治療を開始してはならない。

1．KOH法

　皮疹部より採取した鱗屑、爪片、毛、粘膜などの試料をスライドグラス上に載せ、10〜30%KOHを数滴たらしカバーグラスをかぶせる。この状態で数分間静置する。その後、カバーグラスを軽度圧迫し、顕微鏡で観察する。100倍で観察し、真菌要素を確認する（図4）。KOHにジメチルスルホキシド（DMSO）を約20%混合すると鱗屑への浸透性が高まり、より観察が容易となる。

2．真菌培養

　皮疹部より採取した鱗屑、毛、膿汁や生検により得た組織片などの試料を培地上に接種し、25℃の孵卵器中で3〜4週間培養して、コロニーの発育状況（発育速度、形態、色調）を観察し菌種を同定する。主として用いられる培地としてサブローブドウ糖寒天培地やコーンミール寒天培地が用

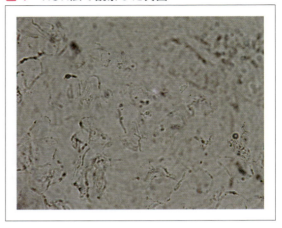

図4　KOH法で観察した真菌

いられる。なお、カンジダ症の場合、カンジダは前述のとおりヒトにおいては常在菌であるため、培養で陽性だからといって確定診断には至らないことに注意すべきである。

治療とケア

　まず、何より**清潔指導**を行う。足の洗浄方法などを指導し実践させる。また、タオルや足ふきマットの共用を禁止する。そのうえで、通常は外用療法を行う。重要なのは病変部のみではなく全体に塗布することである。広く用いられるイミダゾール系薬剤は抗菌域が広い。最近のラノコナゾール（アスタット®）やルリコナゾール（ルリコン®）は白癬菌に対する効果も高い。また、白癬菌が確実であれば、チオカルバメート系のリラナフタート（ゼフナート®）などは白癬に対する抗菌活性が強化されており、きわめて有効である。ほとんどの抗真菌外用薬には、剤型としてクリームのみならず液剤もあり、爪白癬にも便利である。さらに、近年は爪甲への浸透力を格段に向上させた爪白癬に特化したエフィナコナゾール（クレナフィン®爪外用液10%）などの液剤があり、有用性が

高い。以前より爪白癬には内服薬としてテルビナフィンとイトラコナゾールの2剤があったが、基礎疾患や併用薬の存在により使用が困難である患者も多く、この点液剤は使用価値が高いといえる。

他方、スポロトリコーシスにおいて第一選択となる治療は、ヨウ化カリウム内服である。作用機序は明らかではないが、経験的に半ば確立されており有効性が高い。また、抗真菌薬内服も行われるが効果は劣る。

参考文献
1. 安部正敏：ジェネラリストのためのこれだけは押さえておきたい皮膚疾患. 医学書院, 東京, 2016.
2. 安部正敏編著：たった20項目で学べる スキンケア. 学研メディカル秀潤社, 東京, 2016.
3. 安部正敏編著：たった20項目で学べる 皮膚疾患. 学研メディカル秀潤社, 東京, 2015.
4. 安部正敏編著：たった20項目で学べる 外用療法. 学研メディカル秀潤社, 東京, 2014.
5. 安部正敏編著：たった20項目で学べる 褥瘡ケア. 学研メディカル秀潤社, 東京, 2014.
6. 安部正敏：皮膚の見方 ナビカード. 学研メディカル秀潤社, 東京, 2011.
7. 内藤亜由美, 安部正敏編：スキントラブルケアパーフェクトガイド. 学研メディカル秀潤社, 東京, 2011.

Part 1 基礎編

ナースが知っておきたい皮膚疾患

細菌感染症

安部正敏

皮膚はいうまでもなく、バリア機能を司る臓器であり、たえず細菌感染から生体内部を守っている。**ドライスキン**などバリアが障害された皮膚にはさまざまな細菌感染症がみられることとなる。放置しておくと重篤な症状となる場合があるため、発症した際には正しい治療とケアが必要となる。ここでは、スキンケアを考えるうえで重要な**表在性皮膚細菌感染症**を中心に解説する。

伝染性膿痂疹（いわゆる"とびひ"）

伝染性膿痂疹は、夏季などに主に小児が罹患する疾患である。しかし、成人においても**アトピー性皮膚炎**や**皮脂欠乏症**など、ドライスキンにより皮膚バリア機能が破綻している場合には、種々の表在性皮膚感染症が生ずる場合がある。伝染性膿痂疹には、その臨床像から**水疱性膿痂疹**と**痂皮性膿痂疹**に分けられる。前者は黄色ブドウ球菌によるものである。他方、後者は溶血性連鎖球菌が起炎菌である。そのため、治療には**ペニシリン系抗生剤**を用いることが多い。水疱の存在は、黄色ブドウ球菌が表皮剥脱毒素を産生することにより、表皮細胞が離解したことを示唆する。放置しておくと、**ブドウ球菌性熱傷様皮膚症候群**（staphylococcal scalded skin syndrome：SSSS）に至る場合があり注意を要する。また、患者の自己判断で消毒を行っている場合があり、消毒薬による接触皮膚炎も鑑別に挙げなければならない。

尋常性痤瘡

尋常性痤瘡は、毛包内に常在する**アクネ菌**（*Propionibacterium acnes*）が原因となる感染症である。アクネ菌は嫌気性菌であり、酸素存在下では存在できず、通常毛包の深部に存在する。アクネ菌は皮脂腺の皮脂を分解し、脂肪酸を酸性にする。加齢による皮脂分泌量増加に伴い、思春期のころにその数はピークを迎える。思春期には、性ホルモンの分泌増加によって皮脂腺の働きが活発になるだけでなく、上皮の角化異常も生ずる。このため、閉鎖空間となる環境下でアクネ菌は増殖し、分泌される酵素（リパーゼ）や代謝産物（プロピオン酸など）が増加することで炎症が強くなり症状が悪化する。なお、ブドウ球菌などヒトに対する病原性がより強い菌が毛包に感染して、炎症を起こす場合を**毛包炎**と呼ぶ。

深在性皮膚細菌感染症

深在性皮膚細菌感染症はバリア機能が脆弱な皮膚を有する患者のほか、糖尿病など基礎疾患を有する患者において重要な疾患であり、**丹毒**と**蜂窩**

織炎の理解が重要である。特に、丹毒は習慣性となり同一部位に生ずることがある。**熱感**と**腫脹**がみられたら本症を疑い、治療を早急にはじめる必要がある。

丹毒の好発部位は**顔面**と**下腿**であり、ときに再発性となる。特に誘因はなく、熱感が出現し、局所皮膚が発赤腫脹する（図1）。局所の循環不全などを伴う場合があり、手術歴などは必ず聴取する。また、糖尿病や副腎皮質ステロイド投与者などの免疫不全状態で起こることが多いため、その点も確認しておく。表在性皮膚細菌感染症と異なり、全身性疾患ととらえる必要がある。具体的には、急性の**炎症兆候**がみられ、血算やCRP、トランスアミナーゼなどの肝機能、およびクレアチニンなどの腎機能をチェックする。また、尿検査も行う。

丹毒と蜂窩織炎は混同されがちな皮膚感染症である。実際には、区別が困難な場合も多いため、定義を理解しておく必要がある。この2つは、以前は起炎菌によって分けられていた。すなわち、丹毒が**溶連菌**、蜂窩織炎が**ブドウ球菌**とする考え方である。

しかし、臨床現場において、初診時に起炎菌を推定するのは不可能であり、伝染性膿痂疹のように皮疹が比較的クリアカットに分かれるものでもない。近年の考え方は、病変の首座の組織学的部位であり、丹毒は**真皮**、蜂窩織炎は**皮下脂肪組織**とする考え方が一般的である。

皮膚感染症のケア

1. 伝染性膿痂疹

抗菌薬と**ヒスタミン薬**の内服を行う。通常、経口セフェム系抗生物質で十分である。そのうえで、抗菌薬含有軟膏を1日数回塗布させる。早期に治癒に導くためには、**亜鉛華軟膏の重層療法**を加えるとよい。伝染性膿痂疹のスキンケアとして、患部の**洗浄**は非常に重要である。家庭にある洗浄剤を用い、流水で丹念な洗浄を行うように指導する。プール浴や共同入浴は治癒まで禁止する。

2. 尋常性痤瘡

急性期の痤瘡においては、表在性皮膚細菌感染症であるため、抗菌薬の投与が必要となる。ビタミンB群内服も選択されることが多い。外用薬では、マクロライド系やニューキノロン系を選択する。また、内服薬に関しては抗炎症効果を期待して、テトラサイクリン系やマクロライド系、ニューキノロン系抗菌薬が選択される場合も多い。

最近では、アダパレンや過酸化ベンゾイル外用薬が保険適用となり、ようやく有効性の高い治療がわが国でも可能となった。長期に治療を続ける必要があるが、**ピーリング効果**もあり、特にアダパレンは痤瘡後の瘢痕などにも効果が得られる。これらの薬剤はドライスキンの患者に投与した場合、その**刺激感**が問題となる。この場合、適切に

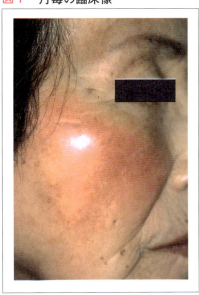

図1　丹毒の臨床像

保湿薬を併用するなどのスキンケア指導が重要である。

3．毛包炎

毛包炎も、表在性皮膚細菌感染症であるため、**抗菌薬**の投与が必要となる。外用とともに、内服薬を選択する。外用薬では、広く用いられる硫酸ゲンタマイシン含有軟膏は同薬に対し耐性を有する細菌が多いので、マクロライド系やニューキノロン系の外用薬を選択する。また、内服薬に関しては一般的なセフェム系抗菌薬でよいが、皮膚科領域では抗炎症効果を期待して、テトラサイクリン系やマクロライド系、ニューキノロン系抗菌薬が選択される場合も多い。また、洗浄方法や髭剃りなどの際に、剃刀などで微細な創傷をつけないなど、患者教育も重要である。

4．丹毒

丹毒は、溶血性連鎖球菌の**β溶血型A群**が原因であることが多く、ペニシリンもしくはセフェム系抗生物質を選択し、比較的長期に投与する。他方、蜂窩織炎は黄色ブドウ球菌が起炎菌となることが多い。腎炎が併発することがあり、注意を要する。

糖尿病の基礎疾患をもつ患者など、免疫不全患者に発症し急速に進行するため、迅速な対処が求められる。激痛とともに、病変部の腫脹が激しいことから、早期の**外科的デブリードマン**を行うとともに、**抗生物質の大量投与**を行うべきである。糖尿病患者はときに病識が少なく、このような重症感染症であっても、しばらく経過観察し、投薬のみを求める場合もある。放置すると**多臓器不全**で死に至る場合があるので要注意である。

参考文献
1. 安部正敏：ジェネラリストのためのこれだけは押さえておきたい皮膚疾患．医学書院，東京，2016．
2. 安部正敏編著：たった20項目で学べる スキンケア．学研メディカル秀潤社，東京，2016．
3. 安部正敏編著：たった20項目で学べる 皮膚疾患．学研メディカル秀潤社，東京，2015．
4. 安部正敏編著：たった20項目で学べる 外用療法．学研メディカル秀潤社，東京，2014．
5. 安部正敏編著：たった20項目で学べる 褥瘡ケア．学研メディカル秀潤社，東京，2014．
6. 安部正敏：皮膚の見方 ナビカード．学研メディカル秀潤社，東京，2011．
7. 内藤亜由美，安部正敏編：スキントラブルケアパーフェクトガイド．学研メディカル秀潤社，東京，2011．

Part ❶ 基礎編

ナースが知っておきたい皮膚疾患

疥癬

安部正敏

　疥癬は、国内の養護施設、介護施設、長期療養型施設や長期入院患者のいる病院などでときに集団発生し、患者のみならず医療従事者、介護者および職員にまで蔓延し重大な問題となる。特に、在宅をはじめとする高齢者看護において、瘙痒はきわめてありふれた訴えであり、「どうせ皮脂欠乏性湿疹だろう」とか「皮膚瘙痒症に違いない」という過信は禁物である。瘙痒を訴える患者に対しては常に疥癬を念頭に置いてケアを行わなければならない。疥癬の特徴的な臨床症状と生活史、治療とケア方法を熟知していないと、患者家族のみならず医療従事者の家族にも感染してしまう。実際に皮膚科医である筆者も外来診療で疥癬患者に遭遇するが、その家族に看護師や介護師などの医療従事者がきわめて多い実情がある。

　近年、疥癬に著効する内服薬として**イベルメクチン**が広く使用されるようになり、治療は格段に進歩した。看護師が疥癬の感染防止法や生活指導を正しく行えば、けっして恐れる疾患ではない。何よりゲートキーパーである看護師は、誰よりも早く疥癬を疑うことで感染を蔓延させない救世主となるのである。ちなみに、疥癬に有効なイベルメクチンは、2015年のノーベル医学・生理学賞に輝いた北里大学特別栄誉教授の大村智先生が発見されたものである。

疥癬とは

　本症はヒトを固有宿主とする**ヒトヒゼンダニ**による感染症である。角層に寄生し、トンネルをつくりメスは産卵する。指間や外陰部など、皮膚の柔らかい部分に粟粒大の**紅色丘疹**や**漿液性丘疹**が多発し、次第に**小水疱**や**小膿疱**が多発する。高齢者ではときに**紫斑**や**痂皮**を生じ、さらに湿疹化することが多い。**疥癬トンネル**や**水尾徴候**などの特徴的所見を呈する（図1）。

　これらの臨床症状を確認した後、同部の膿疱や鱗屑を試料とした**KOH法**による直接検鏡を行い、虫体や虫卵を確認する（図2）。診断には、虫体もしくは卵の確認が必須であり、けっして臨床症状から即断してはならない。近年、皮膚科医領域では**ダーモスコピー**と呼ばれる診療機器が用いられ、疥癬においても疥癬トンネルなどの観察に有用である。熟練した皮膚科医であればダーモスコピー所見のみで確定診断可能であるが、これは皮膚科医が本診断法の鍛錬を積んだ結果であり、ナースがルーペなどを用いて判断してはならない。

　水尾徴候とは、疥癬トンネルと並んで診断的価値の高い皮膚症状である。主に手掌にみられ、鱗屑（皮膚の皮）の裾野が広がるようにみえる現象である。ちょうど水鳥が水面を進んでいったときに後方に現れる水尾に似ている。水鳥にあたるところに黒色点がみられるが、これは虫体ではなく

図1　疥癬の臨床所見

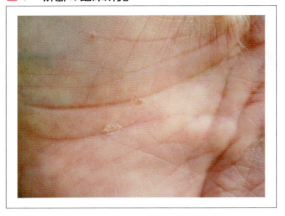

図2　ヒトヒゼンダニ

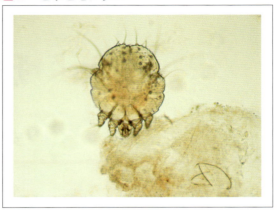

疥癬虫の糞である。

角化型疥癬

　通常の疥癬に加え、「**角化型疥癬**」が存在する。別名ノルウェー疥癬とも呼ばれるが、免疫低下患者に多く、爪にも多数寄生するため、きわめて難治である。なお、角化型疥癬においては、特に爪などに対し内服薬の効果が乏しいため、治癒判断はきわめて慎重に行う必要がある。

疥癬におけるケアの注意点

　疥癬虫は皮膚の鱗屑とともに脱落し、容易に拡散する。感染力がきわめて強力であるため、室内の清掃は必須である。フィルターつきの掃除機などを用い、隅々まで埃を除去するように努めることが肝要である。もちろん不用意に感染を蔓延させないために、来客などは言語道断である。衣類を通じて感染が蔓延することもあるため、衣類や患者が使用する寝具の洗濯は患者本人のみとすべきである。ただし、疥癬虫は乾燥や熱に弱く、50℃10分程度で死滅する。このため、患者の衣類を乾燥機にかけるなど対策を講ずるとよい。また、鱗屑とともに脱落した疥癬虫は、湿度90％の環境下で温度12℃程度では最長14日生存するといわれているが、25℃では3日程度しか生存できない。なお、疥癬はペットを介して感染が拡大するため、室内犬や猫を飼っている家庭では十分注意を払う必要がある。

　他方、高齢者施設などでは、**集団発生**が問題となる。患者どうしはもちろんであるが、医療従事者や家族にも注意を促すべきである。理論的には疥癬虫は角層に生息することから、角層を除去する方向で治療するとよい。物理的に角層を除去する垢すりは有効であるが、施術者が感染しないように注意したい。

　治療は近年、イベルメクチン（**ストロメクトール**®）内服の有用性が明らかとなり、治療効果が高い。実際には、ストロメクトール®（3mg）1回2〜5錠（約200μg/kg）を1日だけ1回食後内服させ、一定間隔で2回以上くり返す。通常2回でほぼ治癒することが多い。しかし、前述のように内服薬は爪に寄生した疥癬には無効であるため、角化型疥癬を含め、爪病変がある場合には物理的に肥厚した爪を除去するべきである。

　その他、外用薬としては、フェノトリン（**スミスリン**®）ローションやクロタミトン・ヒドロコルチゾン（**オイラックス**®）クリームが用いられる。なお、オイラックス®Hクリームには副腎皮

質ステロイドが含有されており、局所免疫を抑える可能性が残るため、使用しないほうがよいと考える。

　疥癬は特徴的な皮膚症状を呈するため、文字にすると診断が容易に思えるが、実際の患者では掻破痕などの2次的皮疹が共存するため、慣れないうちは見逃してしまうことが多い疾患である。とにかく集団生活をしている高齢者で、入浴回数が少ない患者が瘙痒を訴えた場合、必ず疥癬を疑ってみることが重要である。

参考文献
1. 安部正敏：ジェネラリストのためのこれだけは押さえておきたい皮膚疾患. 医学書院, 東京, 2016.
2. 安部正敏編著：たった20項目で学べる スキンケア. 学研メディカル秀潤社, 東京, 2016.
3. 安部正敏編著：たった20項目で学べる 皮膚疾患. 学研メディカル秀潤社, 東京, 2015.
4. 安部正敏編著：たった20項目で学べる 外用療法. 学研メディカル秀潤社, 東京, 2014.
5. 安部正敏編著：たった20項目で学べる 褥瘡ケア. 学研メディカル秀潤社, 東京, 2014.
6. 安部正敏：皮膚の見方 ナビカード. 学研メディカル秀潤社, 東京, 2011.
7. 内藤亜由美, 安部正敏編：スキントラブルケアパーフェクトガイド. 学研メディカル秀潤社, 東京, 2011.

Part 1 基礎編

ナースが知っておきたい皮膚疾患

表皮水疱症

安部正敏

　表皮水疱症は皮膚科特有の疾患であり、きわめて珍しいような印象があるが、実際高齢者で罹患する患者は少なくない。この場合、本疾患を知らなければ、水疱管理を誤り、皮疹が急速に増悪する場合がある。当然、病態としては全身熱傷と同様になってしまうため、患者の生命予後にかかわってしまう。高齢者を多くみる機会が多いナース、特に在宅現場で活躍するナースにはぜひ知っておいていただきたい疾患である。

　なお、高齢者を中心として、患者数は圧倒的に後天性表皮水疱症のほうが多いが、近年注目されている**スキン-テア**の理解には、先天性表皮水疱症の理解が必須であるため、若干詳細になりすぎるきらいはあるが、ともに解説する。

　表皮水疱症には、皮膚に存在する各種タンパク質の遺伝的欠損による**先天性表皮水疱症**と、それらに対する各種自己抗体が産生され発症する**後天性表皮水疱症**がある。圧倒的に患者数が多いのは後天性表皮水疱症のうち、"水疱性類天疱瘡"である。

水疱性類天疱瘡

　水疱性類天疱瘡は、高齢者に好発する自己免疫疾患である。本症は高齢者の上腕や大腿、腋窩、鼠径、胸背部に瘙痒を有する**紅斑**および**緊満性水疱**、**血疱**が多発する。水疱は紅斑上に生ずることが多く、粘膜侵襲の頻度は低いのが特徴である（**図1**）。

　水疱性類天疱瘡は、表皮と真皮を結合する、いわゆる「糊」の役割をする基底膜のタンパクに対する抗体が産生されて起こる自己免疫疾患である。

　すなわち、表皮基底膜部のヘミデスモソーム構成タンパクのうち、BPAG1（XVII型コラーゲン：BP180）およびBPAG2（BP230）に対する抗体が産生され、基底膜の機能が破綻するために**表皮下水疱**が形成される。病理組織学的所見では、好酸球浸潤を伴う表皮下水疱がみられる。凍結生標本を用いた蛍光抗体直接法では、病変部基

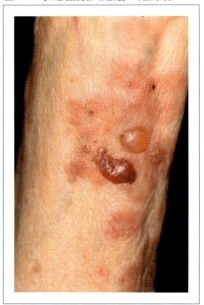

図1 水疱性類天疱瘡の臨床像

底膜部にIgGとC3の線状沈着がみられる。蛍光抗体間接法では、患者血清中に抗基底膜抗体が検出される。以前は、本症の確定診断に上記の皮膚病理組織学的所見が必須であったが、近年抗BP180抗体（血清中抗BP180NC16a抗体）の測定が可能となり保険適用を有するため、血液検査で把握できるようになった。特にBP180の主要なエピトープであるNC16aの抗体価は病勢に平行して変動するため、診断だけでなく、経過観察にも有用である。

本疾患では、ときに他の自己免疫疾患を伴うことがあり、可能な限り入院のうえ、精査すべきである。

尋常性天疱瘡

尋常性天疱瘡の患者にみられる**自己抗体**は、皮細胞の接着に重要な役割をもつ**デスモグレイン1**か、**デスモグレイン3**である。つまり、水疱性類天疱瘡が基底膜レベルの疾患であるのに対し、尋常性天疱瘡は**表皮レベル**の疾患である。デスモグレイン1は主に**皮膚**に存在し、他方、デスモグレイン3は主に**粘膜**（口腔、食道など）に存在する。このため、尋常性天疱瘡には、**落葉状天疱瘡**など、いくつかのサブタイプが存在する。尋常性天疱瘡患者は、一般に水疱性類天疱瘡患者に比べ、若く、皮疹には瘙痒を伴わないことが多い。

また、妊娠中にみられる"**妊娠性疱疹**"は水疱性類天疱瘡と同じ自己免疫水疱症に分類されている。ただし、妊娠性疱疹は水疱性類天疱瘡に比較し水疱が小型であるなどの特徴がある。

水疱性類天疱瘡と尋常性天疱瘡の水疱の形態は異なる。水疱性類天疱瘡は基底膜レベルで水疱が生ずるため、張りのある「**緊満性水疱**」と呼ばれ**虫刺され**に類似する。他方、尋常性天疱瘡は表皮レベルで水疱が生ずるため、ゆるんだ「**弛緩性水疱**」と呼ばれる。しかし、緊満性水疱も時間の経過とともに弛緩性水疱となるので、皮疹出現早期に判断すべきである。このため、臨床所見からの鑑別はときに困難な場合も多いが、鑑別診断の助けとなる所見として"ニコルスキー現象"がある。"ニコルスキー現象"とは、健常部を擦ると水疱が生ずる現象である。中年以降に好発する尋常性天疱瘡では、水疱が弛緩性で粘膜侵襲頻度も高く、ニコルスキー現象が陽性となる。これに対し、水疱性類天疱瘡は陰性である。

先天性表皮水疱症

表皮水疱症は、水疱の形成する部位によって**単純型、接合部型、栄養障害型**の3型に大別される。四肢末梢や大関節部などの外力を受けやすい部位に、軽微な外力により水疱やびらんを生じる**遺伝性疾患**である。それぞれ原因となるタンパクが明らかになっている（図2）。単純型と優性栄養障害型では水疱は比較的すみやかに治癒し、単純型は治癒後瘢痕も皮膚萎縮も残さないが、優性栄養障害型は瘢痕を残す。**接合部型**と**劣性栄養障害型**は一般に難治である。生下時の臨床所見では鑑別することが難しく、電子顕微鏡、免疫染色、遺伝子診断などで診断する。

水疱性類天疱瘡のケア

まず、患者の病勢を把握することが重要である。**水疱新生の有無**とともに、**浮腫性紅斑**の出現の有無を観察することが重要である。紅斑が存在する間は、疾患がまだ十分にコントロールされていないと考える。新生した水疱は、消毒後注射針などを用いて内容液を除去し、吸水性軟膏や抗生物質含有軟膏をガーゼに塗布し、皮疹を十分覆うように貼付する。

図2　先天性表皮水疱症の原因タンパク

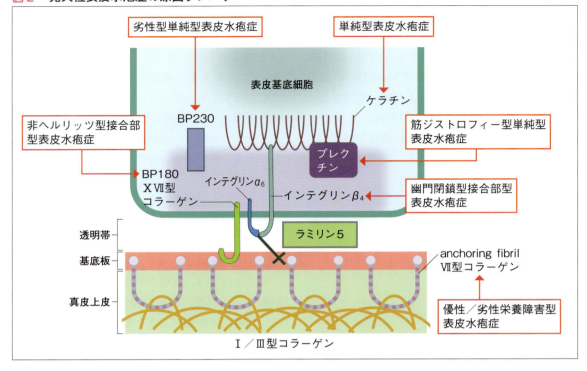

　本症ではニコルスキー現象は陰性であるが、テープの刺激により**皮膚のびらんを生ずる可能性が**ある。テープを皮膚に直接貼らず、包帯や胸帯、腹帯などを用いて固定するべきである。本症では瘙痒を伴う。症状が制御されない間は、瘙痒を悪化させる食品、具体的には新鮮でない魚介類やタケノコ、里芋などは控えるほうがよい。入浴に関しては、水疱が多発している間は摩擦刺激により新たに水疱を誘導してしまうので、避けたほうが無難である。治療により水疱が軽快した後の入浴は問題ない。ただし、高温の湯での入浴は瘙痒を悪化させるので避けるべきである。本症は自己免疫疾患であるため他人には感染しないことを十分に理解する。また、高齢者に好発するが、小児や若年者にも生ずることもある。

　治療は副腎皮質ステロイドの全身投与が第一選択である。通常、**プレドニゾロン0.5～1.0mg/kg**で開始し、症状が改善した後漸減する。投与中は感染症、消化管出血、糖尿病、高血圧などの副作用出現に対して細心の注意を払い、可能な限り副腎皮質ステロイドの早期離脱を図る。

　また、**テトラサイクリンとニコチン酸アミド併用療法**、ジアフェニルスルホン（DDS、レクチゾール®）が有効な症例があり、高齢者では試みてもよい。これらの治療に反応しない症例では、**ステロイドパルス療法**や**免疫抑制薬投与**、**血漿交換療法**などを行う。治療中は、皮膚症状だけでなく、**栄養状態**や**脱水**の出現に注意する。

参考文献
1. 安部正敏：ジェネラリストのためのこれだけは押さえておきたい皮膚疾患. 医学書院, 東京, 2016.
2. 安部正敏編著：たった20項目で学べる スキンケア. 学研メディカル秀潤社, 東京, 2016.
3. 安部正敏編著：たった20項目で学べる 皮膚疾患. 学研メディカル秀潤社, 東京, 2015.
4. 安部正敏編著：たった20項目で学べる 外用療法. 学研メディカル秀潤社, 東京, 2014.
5. 安部正敏編著：たった20項目で学べる 褥瘡ケア. 学研メディカル秀潤社, 東京, 2014.
6. 安部正敏：皮膚の見方 ナビカード. 学研メディカル秀潤社, 東京, 2011.
7. 内藤亜由美, 安部正敏編：スキントラブルケアパーフェクトガイド. 学研メディカル秀潤社, 東京, 2011.

Part 1 基礎編

ナースのための外用療法の知識

安部正敏

外用療法とは、文字どおり「外から用いる」治療法である。皮膚に何かを塗布する行為は、化粧品など一般市民にもきわめてありふれた行為であるため、特に専門的な知識をもたず、漫然と見よう見まねで行っている場合も多い。しかし、外用療法においては、使用方法はもちろん、外用薬の構造など、知識がないと治療効果や副作用発現に直結してしまうため、スキンケアを行ううえでは最低限の知識となる。例えば、副腎皮質ステロイド軟膏など、適切な塗布量が存在し、仮に患者が必要以上に塗布してしまうと、皮膚局所の副作用はもちろんのこと、漫然と使用を続けた場合には**クッシング症候群**のような全身的副作用が出る場合もある。外用薬は治療域と安全域がきわめて近接している治療法であることを十分にふまえる必要があり、「適量を塗布してください」などというアドバイスは何ら患者指導をしていないに等しいのである。

ここでは、ナースが知っておきたい外用療法の知識について述べるが、限られたスペースであるため概略にとどめざるを得ない。詳細は参考文献を参照されたい。

外用薬とは

外用薬というと、軟膏やクリームを思い浮かべるが、実はさまざまな種類が存在する。経皮的に薬剤を浸透させ、皮膚局所のみならず全身的治療を行う試みも近年急速に発達しており、さまざまな試みがなされている。医療現場では、狭心症に対してニトログリセリン含有テープなどが使用されるが、これも外用療法である。つまり、外用療法は、皮膚疾患の治療やスキンケアに用いる手技を通り越して、現在では重要な**ドラッグデリバリーシステム**と理解されている。

日本薬局方により外用療法として用いることができる薬剤は表1のとおりである。

外用薬において薬効を示す物質を**配合剤**と呼び、それを保持する物質を**基剤**と呼ぶ（図1）。配合剤を"荷物"、基剤は"車"ととらえるとよい。現在、使用されている外用薬にはさまざまな配合剤が用いられ（図2）、それぞれに多種の基剤が存在する。

ところで、外用薬には古典的な**軟膏**と**クリーム、ローション**があるが、この違いをご存じだろ

表1 日本薬局方によって外用療法と認められているもの

・エアゾール剤	・経皮吸収型製剤
・懸濁液	・乳液
・酒精剤	・貼付剤
・軟膏剤	・パップ剤
・リニメント剤	・ローション剤
・エキス剤	・散剤
・浸剤	・煎剤
・チンキ剤	・芳香水剤
・流エキス剤	

図1 軟膏とは

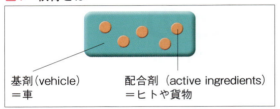

基剤（vehicle）
＝車

配合剤（active ingredients）
＝ヒトや貨物

表2 外用薬に求められる要素

- 安全性（無刺激・無臭・無色が望ましい）
- 安定性
- 配合剤の運搬と吸収に優れる
- 安価である
- 伸びがよく、すぐ流れ落ちない

図2 配合剤

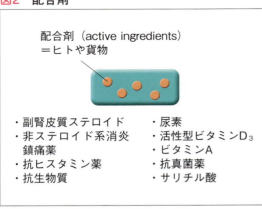

配合剤（active ingredients）
＝ヒトや貨物

- 副腎皮質ステロイド
- 非ステロイド系消炎鎮痛薬
- 抗ヒスタミン薬
- 抗生物質
- 尿素
- 活性型ビタミンD$_3$
- ビタミンA
- 抗真菌薬
- サリチル酸

図3 さまざまな外用薬

- 油脂性軟膏

パラフィン、オリーブ油
ワセリン、プラスチベース

- 乳剤性軟膏（油中水型）

ポリエチレングリコールなど
コールドクリーム

- クリーム（水中油型）

親水クリーム
バニシングクリーム

うか。一般に使われる化粧品がクリームやローションであるのは、軟膏に比べてべとつかず使用感がよいからであり、最近の保湿目的に用いられる外用薬にも各種剤型が存在する。

外用薬に求められる要素には、主に**表2**に示す5点が挙げられよう。

1. 軟膏

軟膏は**ワセリン**や**パラフィン**といった油のみでできており、**疎水性基剤**とか**油脂性基剤**と呼ばれる。塗ったときにベタベタするため、患者の評判はイマイチである。鉱物性のワセリン、プラスチベース、シリコン、パラフィン、白色軟膏などや、動植物性の単軟膏、植物油、ロウ類、豚油、スクワレンなどがある。

2. クリーム

一方、いわゆるクリームは、水と油を**界面活性**剤により混合したものであり、**乳剤性基剤**と呼ばれる。このうち油が主成分で、その中に水が存在するものを**油中水型**（water in oil：W/O型）と呼ぶ。塗ったときに皮膚表面がヒヤリとするため、**コールドクリーム**とも称される。乾燥性の病変に適しており、比較的塗り心地もよい。他方、水が主成分でその中に油が存在するものを**水中油型**（oil in water：O/W型）と呼ぶ。バニシングクリームと呼ばれ、ややべたつくものの**加湿効果**に優れているが、滲出傾向にある病変には使用不可である。また、**かゆみ止め**の効果が期待できる（**図3**）。代表的な親水軟膏は、基剤そのものがハンドクリームとして用いられる。この他、**マクロゴール軟膏**に代表される**水溶性基剤**があり、塗布面を乾かす吸水効果がある。さらに、**懸濁性基剤**として**アルギン酸ナトリウム**などがある。以下に代表的基剤を取り上げる。

代表的な基剤

1. ワセリン

ワセリンは、石油から得た炭化水素類の混合物を精製したもので、水あるいはエタノールにほとんど溶けない。**黄色ワセリン**とこれを脱色した**白色ワセリン**があり、両者特に区別なく使用してよいが、現在では白色ワセリンの使用頻度が高い。融点は38〜60℃で、加温により透明な液となる。**中性**で刺激がなく、ほとんどすべての薬物と変化なく配合しうるので、種々の軟膏基剤として広く用いられるほか、それ自体でも**肉芽形成、表皮再生**および**創傷治癒促進作用**を示す。また、若干であるが、水を吸収する。

なお、ときにワセリンは汗腺を塞いでしまうため、皮膚を浸軟させることから、保湿剤として不適であるという理論に出くわすが、これは誤りである。確かに、ワセリンの分子量を規定することはできないが、仮にこの論理がまかり通るのであれば、現在多数市販されている**副腎皮質ステロイド軟膏**など、臨床治験の段階で皮膚浸軟の有害事象が多発し、保険適用の審査を通過していないはずである。

2. プラスチベース

プラスチベースとは、**流動パラフィン**にポリエチレンを5％の割合で混合し、ゲル化した**炭化水素ゲル基剤**であり、温度の変化を受けることが少ない。伸びもよく重宝する基剤である。

3. ラノリン

高級アルコールと**高級脂肪酸エステル**が主成分であり、羊毛に付着する**脂肪様分泌物**から得られる。ラノリンは水を吸収することから**乳剤性基剤**に分類される。しかし、ラノリンに含まれる**ラノリンアルコール**による接触皮膚炎がしばしば問題となり、使用時には注意深い観察が必要である。

4. 水溶性軟膏：ポリエチレングリコール（マクロゴール）

分子量により、600以下では液体、1000以上では固体と、さまざまな形態を呈する。特徴として水洗性、吸水性に優れており、抗生物質含有の自家製剤も可能である。

基剤の発達により、最近はさまざまな剤形の外用薬が使用可能であり、大変便利である。スキンケアにおいては、軟膏の配合剤の効果にのみ着目するのではなく、基剤を理解して使用することが肝要である。

基剤の分類

1. 油脂性基剤（いわゆる軟膏）

ワセリンや古典的外用薬がこれに属する。とにかくべとつき、塗り心地はイマイチである。また洗い落としにくく、処置の際に不満が募る。吸水性がないので、滲出液などの除去には不適である。しかしながら、安全性は高く、たとえ潰瘍やびらん面であろうが、どこでも塗布が可能である。また、皮膚の柔軟作用、保護作用があるほか、**肉芽形成促進作用**も有する。

2. バニシングクリーム（水中油型）：親水クリームなど

界面活性剤により、水の中に油が存在するものである。水分が蒸発することで冷却するため、バニシングクリームともいわれ、**かゆみ止めの効果**も得られる。非常に伸びがよいクリームである

が、塗布面に水分を与えてしまうため、湿潤性の病変には用いてはならない。ただし、水が豊富な基剤であるので、容易に水洗でき、便利である。

実際の製品としては、**ウレパール®クリーム**や、**ケラチナミンコーワ®クリーム**、**ゲーベン®クリーム**などがこれにあたる。皮膚に生じた乾燥した痂皮などにゲーベンクリームを比較的多量に塗布すると痂皮に水分が与えられ、**外科的デブリードマン**が容易になる事実を考えれば、理解しやすい。

3．コールドクリーム（油中水型）：吸水クリームなど

親水クリームとは逆に、界面活性剤により油の中に水が存在するものである。バニシングクリームに比較して油脂性軟膏に近い。塗ったときに冷却感があるためコールドクリームとも呼ばれ、**乾燥性の病変**に適している。ややべとつくが、油脂性軟膏より塗り心地はよい。実際の製品としては**ヒルドイド®ソフト軟膏**や、**パスタロン®ソフト軟膏**などがこれにあたる。

4．ゲル（懸濁性基剤）

懸濁性基剤は比較的新しい基剤である。ゲルという用語はイマイチわかりにくいが、要はゼリーのような基剤と理解いただきたい。つまり、**コロイド溶液**が固まったものであり、ある程度の**弾性**を有する。**ヒドロゲル基剤**と**リオゲル基剤**に分類される。ヒドロゲルは、無脂肪性で油脂性軟膏のような粘稠度をもつ。水性分泌物を吸収し、除去する作用が強い。ただし、水で洗い流すことができる。刺激性は強い。他方、リオゲルは、**ステアリルアルコール**を**プロピレングリコール**に懸濁させてゲル化したもので、浸透性に優れ、皮膚を乾燥させる働きがある。

5．スプレー（エアロゾル）

水とアルコールなどによる溶解液が基剤であり、**噴霧**することが可能である。広範囲に使用可能であり、また手軽に使用でき手を汚すこともないが、その反面過剰に使用してしまう場合がある。また、**可燃性**のため、注意が必要である。

6．テープ

密封療法を意図とした剤型である。**ポリエチレンフィルム**に**配合剤**が入っており、患部に貼付して使用する。実際、密封療法は**副腎皮質ステロイド含有軟膏**を塗布した後、**ポリエチレン薄膜**などで密封する手技であるが、本剤はそれを手軽に行うことが可能である。

参考文献
1. 安部正敏：ジェネラリストのためのこれだけは押さえておきたい皮膚疾患. 医学書院, 東京, 2016.
2. 安部正敏編著：たった20項目で学べる スキンケア. 学研メディカル秀潤社, 東京, 2016.
3. 安部正敏編著：たった20項目で学べる 皮膚疾患. 学研メディカル秀潤社, 東京, 2015.
4. 安部正敏編著：たった20項目で学べる 外用療法. 学研メディカル秀潤社, 東京, 2014.
5. 安部正敏編著：たった20項目で学べる 褥瘡ケア. 学研メディカル秀潤社, 東京, 2014.
6. 安部正敏編著：皮膚の見方 ナビカード. 学研メディカル秀潤社, 東京, 2011.
7. 内藤亜由美, 安部正敏編：スキントラブルケアパーフェクトガイド. 学研メディカル秀潤社, 東京, 2011.

Part 2 実践編

第1部 ハイリスク患者のスキンケア

高齢者のスキンケア

清藤友里絵

高齢者の皮膚のメカニズム（皮膚の生理的老化）

1．表皮（図1）

1）基底層

基底細胞の分裂能が減弱し、細胞分裂の速度が遅くなると表皮は菲薄化する。表皮突起が短縮・減少すると、表皮は平坦化して表皮と真皮の接着面積が減少し、表皮と真皮をつなぐ基底膜の接着能が低下する（図2）ため、わずかな機械的刺激で水疱や表皮剥離、紫斑などの皮膚障害が生じやすくなる。

新陳代謝の低下によりターンオーバーが延長する。部位によって異なるが、20歳代では28日前後で、60歳代になると100日以上といわれている。ターンオーバーの延長によって沈着したメラニン顆粒が長期間沈着し色素斑（しみ）が残りやすくなったり、バリア機能の回復や創の治癒過程が遷延したりする。

2）有棘層

表皮のなかで最も厚い層で、細胞どうしの結合

図1　皮膚の構造

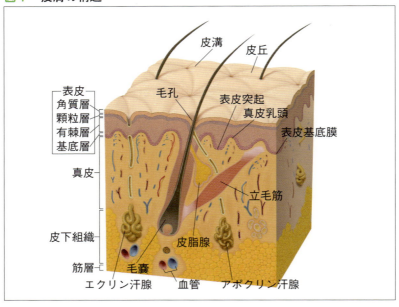

図2　皮膚の加齢による変化

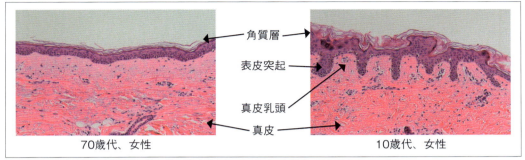

70歳代、女性　　　　　　　　　　　　　　　10歳代、女性

若年者は、表皮突起と真皮乳頭が入り込み強く結合しているが、高齢者では平坦化している。
写真提供：東邦大学医療センター佐倉病院 皮膚科　樋口哲也先生

図3　真皮の構造

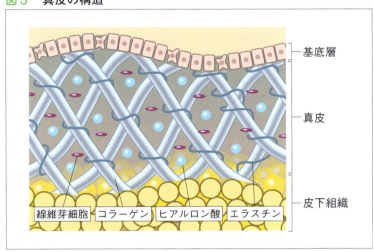

線維芽細胞が産生するコラーゲン線維束が縦横に走り、皮膚の機械的強度が高まる。コラーゲン線維の間に存在するエラスチンによって弾力性を維持しているが、加齢とともにコラーゲン、エラスチンがともに減少するため、真皮は萎縮し菲薄化する。

が強い構造であるが、加齢とともに菲薄化し、結合が脆弱となる。ランゲルハンス細胞の減少により皮膚の免疫反応が低下する。

3）顆粒層

　紫外線の吸収能が低下するため、紫外線による組織の影響が大きくなる。表皮細胞由来の角質細胞間脂質（主成分としてセラミド）の放出が減少（＝皮脂分泌能が減少）する。

4）角質層

　角質細胞間脂質と天然保湿因子（natural moisturizing factor：NMF）の合成能の低下や皮膚の表面を覆う皮脂膜の減少により、水分保持機能とバリア機能が低下する。バリア機能が低下すると皮膚の乾燥や外界からの侵入に対する抵抗力が低下する。そして、皮溝と皮丘（肌理）が平坦化する。

2．真皮（図3）

　線維芽細胞数の減少によりコラーゲンが減少すると、真皮は萎縮する。弾性線維（主成分はエラスチン）の断裂・減少により、皮膚の弾性力が低

下し真皮が菲薄化する。保湿能力の高いヒアルロン酸などの基質合成が低下すると柔軟性が低下し、たるみやしわが生じる。

3. 皮下組織

皮下脂肪の減少により、外部からの衝撃や温度変化などの刺激を受けやすくなる。

4. 皮膚付属器

1）汗腺

汗腺の萎縮により汗の分泌能が低下する。皮膚表面温度の上昇に対する発汗反応の閾値が上昇し、温度が上昇しても発汗反応が遅延して発汗しにくくなる。発汗量が減少すると、体温調整機能の低下や角質層への水分供給が減少する。

2）皮脂腺

皮脂腺は毛包に付着しており、毛包数の減少とともに皮脂腺の数も減少し皮脂の分泌能が減弱する。

3）爪

爪に含まれるカルシウム量の減少や、表皮細胞と弾性線維の変化などにより爪が脆くなる。そのため、爪床への血液が減少し伸長速度が遅くなる。

*

生理的老化に環境因子が加わると皮膚の老化は加速する。夏季の紫外線や冬季の乾燥、室内環境や入浴、喫煙などの生活習慣などさまざまな環境要因がある。特に紫外線障害（光老化）の影響は大きい。紫外線により表皮内の色素細胞数の増加と活性化によりメラニン産生が増加し色素斑（しみ）が生じやすくなり、真皮内の弾性線維の変性や減少によりしわが増加して深くなる。生理的老化は避けることが難しいが、環境因子を見直すことで皮膚の老化の速度を遅らせることができる。

また、高齢者は疾患の罹患率が高く、疾患や治療が皮膚の生理的機能に変化をもたらすことがある。

加齢に伴う皮膚の生理的変化によって生じる症状

1. 乾燥（図4）

加齢とともに真皮内の線維（膠原線維、弾性線維など）や細胞が減少するため、表皮・真皮を合わせた皮膚全体の実質の水分量は増加する。表皮の深層は水分量の多い真皮に接しており、皮膚が潤うか乾燥するかは最外層となる角質層の水分量によって決まる。高齢者は、NMF（角質層にある水と結合しやすい成分）が減少しているため、角質層の水分量が減少する。また、ターンオーバーの延長により角質層が肥厚し、角質層の表面に届く水分量が減少するため角質層表面の水分量も減少する。

角質細胞間脂質は減少しているが角質層は肥厚しているため、経表皮水分喪失量（transepidermal water loss：TEWL）は若年者と比較して低値（水分が喪失しにくい状態）となる。角質層の透過バリア機能自体が低下しているわけではない

図4　乾燥している皮膚

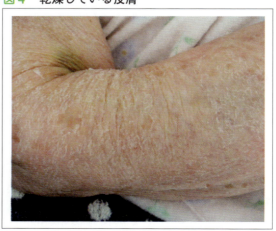

図5 潤いのある皮膚と乾燥している皮膚の違い

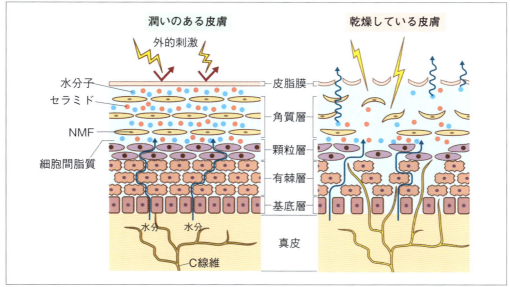

潤いのある皮膚は、NMFやセラミドにより真皮からの水分を角質層にとどめ、さらにその外周を皮膚膜が覆い、バリア機能を維持し、外的刺激をブロックしている。高齢者は、NMFやセラミドの減少と角質層の肥厚により、角質表面の水分が減少する。さらに、皮脂膜の減少により、バリア機能が破綻する。乾燥している皮膚は、かゆみの受容器であるC線維が表皮内にまで侵入している。

が、乾燥により角質層に亀裂が生じると水分喪失量が増加するため、皮膚を傷つけないように注意する必要がある。

皮脂膜は、角質細胞間脂質と皮脂腺から分泌される皮脂や汗でつくられる。これらすべての成分が減少するため、皮膚表面の皮脂膜の量が減少する。

まとめ　皮膚の乾燥は、角質層にある①NMF、②角質細胞間脂質、③皮脂膜の減少により、角質層の水分保持機能が低下して生じる（図5）。

2．掻痒

高齢者に生じる掻痒で最も多いのは、老人性乾皮症（皮脂欠乏症）である。乾燥した皮膚はバリア機能が低下しており、角質層の緻密な層構造が崩れ、外界からの微生物やアレルゲンなどの刺激物質が侵入しやすくなる。また、かゆみの受容器である知覚神経線維（C線維）の終末は、本来表皮と真皮の接合部に存在するが、乾燥している皮膚はC線維が表皮内にまで侵入しているため、外的刺激によって直接神経線維が興奮し、容易に掻痒が誘発される（図5）。掻痒は、皮脂の分泌が少ない下背部、腰部、大腿から下腿前面、上肢に生じやすい。

掻痒をもたらす疾患として、肝疾患（肝硬変、閉塞性黄疸）、腎疾患（慢性腎不全）、代謝異常（糖尿病、痛風、甲状腺機能障害）などの内臓疾患や、下肢静脈うっ滞による慢性皮膚障害、真菌感染などが挙げられるが、いずれも高齢者の罹患率が高い。また、透析療法や薬物療法、放射線療法などの治療にも掻痒を誘発するものがある。さらに、セルフケア能力の低下から皮膚の清潔が保ちにくいことも掻痒を助長する要因となる。

掻痒は、夜間不眠や不穏などを誘発したり、掻痒のため擦過した傷をきっかけに感染症や褥瘡を発生する危険性があるため、予防と早期対応が必要である（図6）。

まとめ　掻痒は皮膚の乾燥が誘因となる。乾燥している皮膚はかゆみの受容器であるC線維が表

図6 掻痒による擦過傷

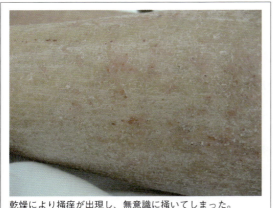

乾燥により掻痒が出現し、無意識に掻いてしまった。

図8 浸軟した皮膚

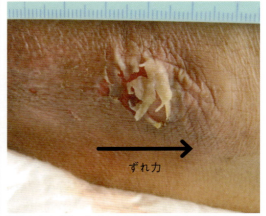

浸軟した皮膚は、わずかな外的刺激で表皮剥離などの皮膚障害が生じやすい。

図7 浸軟している皮膚

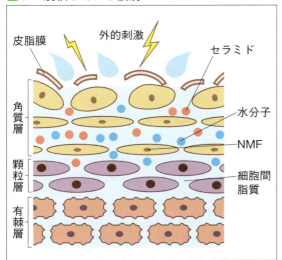

外部からの水分を吸収して角質層内の水分量が増加すると、角質細胞間の接着がゆるみバリア機能が低下する。

皮内にまで侵入し、容易にかゆみが誘発される。疾患や治療、不十分な清潔ケアにより掻痒が合併することがある。

3. 浸軟（図7）

外部からの水分を吸収した角質細胞は膨張し、細胞どうしの結びつきがゆるくなるためバリア機能が低下する。バリア機能が低下すると化学物質や微生物が容易に侵入しやすくなると同時に、外力に対する抵抗力が低下するため皮膚障害が生じやすい（図8）。しわやたるみが強くなると、鼠径部、会陰部、趾間部、女性の乳房など、皮膚と皮膚が密着する部位に汗や排泄物、分泌物が貯留し皮膚が浸軟しやすい。関節拘縮がある場合も皮膚が密着しやすいため注意する。

失禁や排泄機能の低下などによりおむつを着用する機会が増える。泥状便や不消化便はおむつに吸収されにくく、長時間皮膚に密着していると浸軟し、消化酵素を含むアルカリ性の刺激により容易にびらんが生じる（図9）。

まとめ　水分を吸収した角質細胞が膨張し細胞どうしの結びつきがゆるくなり、バリア機能が低下する。バリア機能が低下すると、化学物質・微生物の侵入や外力に対する抵抗力が低下し、皮膚障害が生じやすくなる。

4. 感染

排泄物や汗が長時間皮膚に接触するとアルカリ性に傾き細菌や真菌などの微生物が繁殖する。角質層のバリア機能の低下により皮膚表面に常在している微生物は容易に侵入しやすくなる。さらに、加齢による生理的な機能低下や疾患、治療な

図9 殿部のびらん

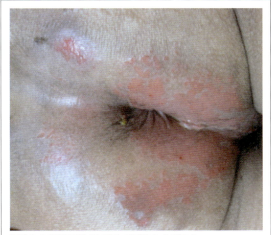

浸軟した皮膚に便が付着して発生したびらん

図10 真菌感染

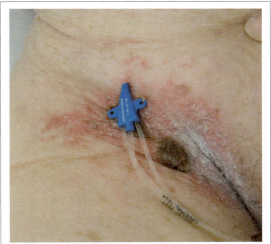

右鼠径部。CVカテーテルを固定するフィルムドレッシング材の貼付部に発症した真菌感染

図11 菲薄している皮膚

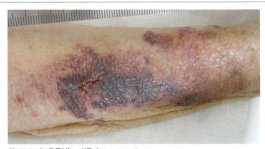

紫斑と皮膚裂傷が混在している。

図12 スキン-テア

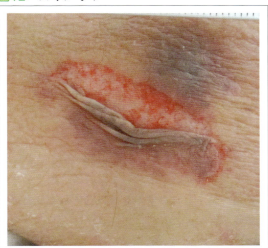

血圧測定をするために上肢を握った際、表皮がめくれてしまった。

どにより免疫力が低下していると皮膚感染症が発症しやすい。特に、弱アルカリ性の汗を分泌するアポクリン汗腺が分布する腋窩、外陰部、鼠径部などで感染が生じやすく、紙おむつを着用している部位は、皮膚の浸軟により感染が助長される（図10）。

まとめ 角質層のバリア機能の低下と免疫力の低下により皮膚感染症が発症しやすい。

5．菲薄（図11）

　表皮・真皮・皮下組織のすべてが萎縮する。表皮細胞が萎縮すると表皮突起が減少・消失するため、表皮は薄く平坦になり菲薄化する。真皮の萎縮は、膠原線維の減少や弾力線維の断裂などの変化によって生じる。真皮が萎縮すると、真皮に存在する血管の支持組織も減少するため、血管が脆弱となり紫斑が生じやすくなる。

　菲薄化した皮膚は、表皮と真皮の結合が低下するため、わずかな機械的刺激により表皮が剥がれ、水疱や表皮剥離などの皮膚損傷が生じやすい。臨床で高齢者の四肢に多くみられるスキン-テア（皮膚裂傷）の誘因となる（図12）。

図13 尾骨部に発生した褥瘡

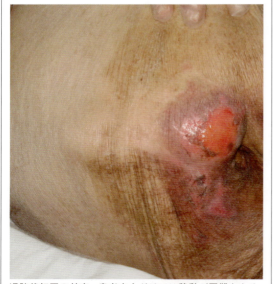

退院後初回の外来。患者本人だけでは移動が困難なため、家族が帰宅するまで車椅子に座ったまま過ごしていた。

まとめ 表皮・真皮・皮下組織の萎縮により皮膚は菲薄化する。菲薄化した皮膚は、表皮と真皮の結合が低下し、わずかな機械的刺激で皮膚損傷が生じやすい。

6．褥瘡

外力により毛細血管が閉塞すると、組織は阻血性障害に陥り褥瘡が発生する。阻血性障害は骨突出部ほど生じやすい。また、細胞自体の老化に加えて摩擦やずれ、湿潤、低栄養状態、基礎疾患、治療などにより組織耐久性は低下するため、高齢者の褥瘡発生リスクは高まる。褥瘡発生には、個体の要因だけでなく生活環境や褥瘡予防ケアの質や量など、さまざまな要因が関連している（図13）。

まとめ 組織の阻血性障害と組織耐久性の低下により褥瘡発生リスクは高まる。高齢者の褥瘡発生には個体要因だけでなく、環境やケアなどさまざまな要因が関連する。

アセスメント

局所の状態だけでなく、全身状態やその人を取り巻く環境についても情報収集しアセスメントする。高齢者は症状が現れにくく、また自覚症状を適切に表現することが難しいこともあるため、五感（目：見る、耳：聴く、鼻：嗅ぐ、口：尋ねる、手：触る）を働かせて、観察を行う必要がある。

1．観察ポイント

1）局所（皮膚）状態
- 皮膚の状態：色、弾力、張り、つや、しわ、たるみなど。
- 皮膚の変調：乾燥、浸軟、色調、浮腫など。
- 皮膚病変の合併：斑、丘疹・結節、膨疹、水疱・膿疱、鱗屑、痂皮、表皮剥離、びらん、潰瘍、亀裂、萎縮、瘢痕など。
- 自覚症状：掻痒、疼痛など。
- 部位・範囲。
- 時期（いつから）。
- 程度、変化（増強・軽減の過程か）など。

2）全身状態
- 年齢、性別。
- 現病歴、既往歴。
- 治療歴：薬剤（抗がん剤、ステロイド、利尿薬など）、放射線療法、透析療法など。
- 血液データ：血清アルブミン値、ヘモグロビン、白血球、炎症反応、微量元素（亜鉛、鉄、銅）など。
- 食事・水分摂取の状態。
- 失禁の有無と回数、排泄物の性状など。

3）生活習慣・環境
- 可動性・活動性、セルフケア能力。

- 清潔ケア：入浴・シャワー浴・清拭の頻度、洗浄剤の種類、洗い方など。
- スキンケア：保湿剤の種類、塗り方、回数など。
- 失禁ケア：おむつやパッドの種類、交換頻度、交換時のスキンケア方法など。
- 体圧分散ケア：体圧分散マットレス・クッション、体位変換など。
- 医療処置：チューブ類の固定用テープ、弾性ストッキング、リストバンド、抑制帯など。
- 環境：紫外線対策、室内温度・湿度、冷暖房や電気毛布などの使い方、ベッド周囲の環境、寝具や着衣の素材など。

スキンケアの目標と方法

1. スキンケアの目標

皮膚の生理的状態を良好に保ち、皮膚障害を予防する。

2. スキンケアの方法

高齢者の皮膚は「傷つきやすく、治りにくい」ため、皮膚障害を予防するスキンケアが重要である。よって、本項では予防的なスキンケアに焦点をあてて述べる。

1）乾燥・掻痒予防のスキンケア
①皮脂を取りすぎない
- 入浴・シャワー浴の湯の温度は40℃前後（ぬるめ）にする。
- 弱酸性の洗浄剤を使用する。乾燥している場合は保湿剤配合の洗浄剤を選択する。
- 洗浄剤を用いた洗浄は週に1～2回程度とする。汚れの溜まりやすい部位は毎日洗浄してもよい。
- ナイロンタオルやボディブラシは使用しない。手のひらに泡を取り、やさしく洗うと刺激が少ない（図14）。洗浄後は押さえ拭きする（図15）。
- 清拭の際にも擦りすぎない。

②保湿剤を効果的に使用する
- 保湿効果のある洗浄剤や入浴剤を使用する。
- 保湿剤は、入浴・シャワー浴・清拭後、ただちに塗布する（10～15分以内がよい）。
- 保湿剤は、乳液またはローションタイプを選択する（高齢者の皮膚は脆弱なため、硬いクリームを塗る際に傷つけやすい）。
- 乾燥や掻痒感が生じている場合は、保湿剤を1日2～3回塗布する。症状が軽減したら1日1回、または2～3日に1回程度、入浴や清拭後に塗布する。
- 乾燥が強いときには、まず角質間細胞脂質やNMFを含む保湿剤（モイスチャライザー効果）を塗布して水分保持能を高めた後に油脂性の保湿剤（エモリエント効果）を塗布すると、より効果的である（表1）。

③掻痒を伴う場合は、止痒効果のある外用薬（レスタミン、クロタミトン（オイラックス®）、尿素含有製剤など）を併用する
- 尿素はピリピリ感が生じ、掻痒が強くなる可能性があるため注意する。

④掻破による皮膚損傷を予防する
- 高齢者の爪は脆く割れやすいため、こまめに爪を整える。
- 掻痒が強く掻破してしまう場合は、綿製の手袋などを装着する。

⑤生活環境を整える
- 冷暖房の風が直接皮膚に当たらないようにする。
- 電気コタツや電気毛布を長時間使用しない。
- 室内の湿度は40%以上に調整する。
- 着衣はウールや化学繊維を避け、綿素材にする。
- 掻痒が強い場合は、アルコールや香辛料の摂取を控える（毛細血管を拡張させ掻痒が助長されるため）。

図14 愛護的な洗浄方法

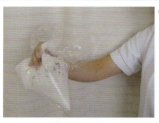
①石けんをよく泡立てる。ビニール袋に少量の水とボディソープ、空気を入れて振ると泡立つ。泡状の洗浄剤を選択するのもよい。

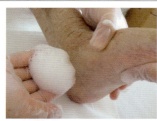
②きめの細かい泡が理想的。

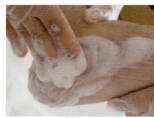
③泡でなでるようにして汚れを浮かす。力を入れて擦らないように注意する。

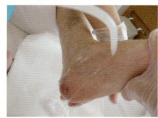
④可能であれば微温湯で流す。拭き取る場合は、湿らせたガーゼで押さえ拭きする。最後に、乾いたガーゼまたはタオルで水分を拭き取る。

図15 押さえ拭きの方法

 押さえ拭き
ガーゼやタオルを皮膚に対して垂直に移動させ、皮膚を押さえるように拭く。

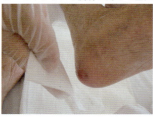 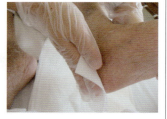

皮膚への刺激が強い拭き方
ガーゼやタオルを皮膚に対して平行に移動させ、皮膚を擦るように拭いてはいけない。

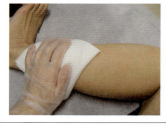 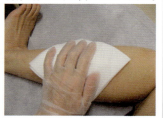

表1 保湿剤の種類と特徴

種類	作用	成分	製品例
モイスチャライザー効果	水と結合し、角質層に水分を供給する	尿素	・ウレパール®、ケラチナミン
		ヘパリン類似物質	・ヒルドイド®、ビーソフテン®
		セラミド	・キュレル、ノブ、コラージュDメディパワー
		ヒアルロン酸	・アクセーヌADコントロール
		ビタミンA	・ユベラ®軟膏、ザーネ®軟膏
エモリエント効果	皮膚の表面を覆って水分の蒸発を防ぐ	ワセリン、プロペト	・白色ワセリン、プロペト®軟膏
		天然オイル	・スクワラン、ホホバオイル、オリーブオイル

2）浸軟・感染予防のスキンケア

①失禁をコントロールする
- 失禁状態をアセスメントする。
- 便性を整えたり、排尿誘導を行うなど、失禁状態を回避する。
- コンドーム型収尿器、難治性便失禁管理システムなどの失禁ケア用具を活用する。

②排泄物から保護する
- 排泄物の性状に応じて適切な紙おむつやパッドを選択する。
- 紙おむつやパッドの吸収量に応じて交換間隔を設定する。
- 撥水クリームや皮膚被膜剤を塗布する。

③皮膚の清潔を保つ
- 高齢者の皮膚は乾燥しやすいため、洗浄剤を用いた洗浄は週に1〜2回程度がよいが、汚れの溜まりやすい部位（鼠径部、会陰部、趾間部、女性の乳房など皮膚と皮膚が密着する部位）は、状況に応じて毎日洗浄する。
- 真菌感染を予防するために、抗真菌作用のある洗浄剤を用いることも効果的である。
- 頻回の失禁がある場合、そのつど洗浄剤を用いた洗浄を行うと、角質層のバリア機能が低下し、びらんなどの皮膚障害が生じやすくなる。洗浄は1日1〜2回とし、肛門用清拭剤などで汚れを浮き上がらせて汚れを取り除く。

④おむつ内に皮膚障害が発生したら対処する
- 排泄物の付着が原因で起こる皮膚炎か真菌感染かを判断するために、皮膚科にコンサルトする。
- 排泄物の付着による皮膚炎の場合は、緩衝作用のあるストーマ用皮膚保護パウダーが効果的である。プロペト®や亜鉛華軟膏、アズノール®軟膏などと併用することもある。
- 真菌感染の場合は、抗真菌薬を塗布する。

3）菲薄・スキン-テア予防のスキンケア

①外力から保護する
- 四肢を筒状包帯やレッグウォーマーなどで保護する。
- ベッド上での四肢の動きを評価し、ベッド柵カバーを使用する。
- リストバンドや抑制帯を使用する場合は、筒状包帯や綿包帯などを挟む。
- 皮膚に接している寝衣やおむつなどを引っ張らない。
- 四肢を保持する場合は、握らずに下から支える。
- 保湿剤を塗布する場合は、乳液またはローションタイプの保湿剤を選択し、摩擦が生じないように毛の流れに沿って押さえるように塗布する（図16）。

②医療用テープの取り扱いに注意する
- 皮膚被膜剤で保護し低粘着性のテープを使用する。
- 除去時は、粘着剥離剤を使用する。
- テープの使用は極力控え、包帯などで固定する。

図16 愛護的な保湿剤の塗り方

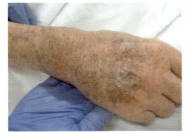
握らずに下から支える。

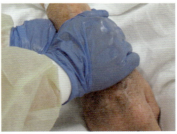
毛の流れに沿って押さえるように塗布する。

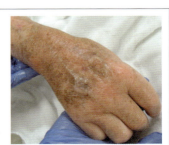
皮膚の表面がツヤツヤするくらいの量の保湿剤を使用する。

4）褥瘡予防のスキンケア

①外力から保護する

- 活動性と可動性を評価し適切な体圧分散寝具を使用する。柔らかすぎると自力体位変換が困難となり、さらに可動性が低下してしまうことがある。
- 強い関節拘縮がある場合は、ポジショニングだけでは十分な減圧が図れないため、高機能エアマットレスを選択する。
- 高齢者の皮膚は脆弱であり外力によりずれを生じやすいため、ずれ力の軽減を徹底する。

②組織耐久性の低下を最小限にする

- 皮膚の乾燥、浸軟、菲薄を予防する。
- 栄養状態や基礎疾患をコントロールする。

皮膚状態の変化や混在

高齢者の病態は非典型的で複雑であるが、皮膚の状態においても同様である。複数の状態が混在したり、変化したりする（図17）。皮膚の状態を観察し、そのときの状態に適したスキンケアを提供する必要がある。また、近年、高齢者の療養の場は病院から在宅に移行している。予防的なスキンケアは介護する家族に対しても指導し、継続することが重要である。

図17 乾燥と浸軟が混在している

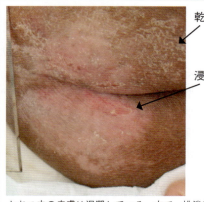

乾燥している
浸軟している

おむつ内の皮膚は湿潤している一方で、排泄物の付着やおむつ交換時の機械的刺激などにより皮脂膜が破綻し、皮膚の乾燥が助長される。おむつをしている高齢者の皮膚は、浸軟と乾燥をくり返したり、ときに混在することがある。

参考文献
1. 日本看護協会 認定看護師制度委員会 創傷ケア基準検討会編著：スキンケアガイダンス．日本看護協会出版会，東京，2006：27-75，109-135．
2. 宮地良樹，北徹編著：高齢者の皮膚トラブルFAQ．診断と治療社，東京，2011：2-16．
3. 宮地良樹：皮膚科学からみたスキンケアの基礎知識．真田弘美，宮地良樹編著，NEW褥瘡のすべてがわかる．永井書店，大阪，2012：125-138．
4. 紺家千津子：スキンケアの実際．真田弘美，宮地良樹編著，NEW褥瘡のすべてがわかる．永井書店，大阪，2012：146-160．
5. 三重野英子，末弘理恵：高齢者のアセスメント．系統看護学講座 専門分野Ⅱ 老年看護学．医学書院，東京，2014：90-94，122-125．

低出生体重児のスキンケア

小栁礼恵

　小児に対するスキンケアでは、発達段階の特徴を理解したうえでケア計画を立てる必要がある。成人の場合は他稿にゆずり、本稿では、正常皮膚について理解したうえで低出生体重児の皮膚の特徴をふまえたケア方法について解説する。

新生児の皮膚のメカニズム

　在胎28週以前（超早期産）の新生児の皮膚は、真皮内への体液貯留を防ぐコラーゲンが少ないため、浮腫を起こしやすい状態にある[1]。在胎28週以降には、脂肪や亜鉛が胎児の体内に蓄積されるため、必須脂肪酸の減少が重篤な場合には、皮膚と皮膚が接触する部分の表皮剥離や炎症をきたすことがある。また、新生児の皮膚は、出生後はアルカリ性に傾いており、成長につれて弱酸性に傾く。正常期産の児ではpH5.0になるまでに4日、在胎24～34週の児では21日間である。皮膚のバリア機能を保つためには、弱酸性の皮膚であることが必要である[2]。

1．児の皮膚の特徴

1）角質層
①成人または正期産児：角層は10～20層。
②在胎30週以内：2～3層。
③在胎24週以内：まったくないこともある。

　角質層は、角質細胞が14～15層積み重なっており、角質細胞間脂質、天然保湿因子により保湿を維持し、また体温維持を保つ。角層表面では常在菌、抗酸菌ペプチド、プロテアーゼなどが外界の微生物と拮抗して、その侵入を避ける化学的バリアが形成されている[3]。しかし、低出生体重児では上記の機能が未熟であるため、体温調整・水分保持機能、外的刺激からのバリア機能が低い状態である。

2）表皮
　コラーゲンは、在胎28週以降に胎児の真皮に蓄積し、真皮内への体液貯留を防ぐ。在胎28週未満ではコラーゲンや真皮の弾力性に乏しいため、水腫を発生しやすい。コラーゲンが少ないことにより皮膚の弾力性が低下し、外的刺激を受けやすい状態である。

3）表皮真皮間
　真皮の弾力性は膠原線維によって維持されている。早期産の児では、膠原線維が少ないため弾力性が低く、機械的刺激を受けやすい状態である。真皮と表皮との結合が弱く張力に対して容易に剥がれやすくなっており、絆創膏などによる剥離刺激により表皮剥離を起こしやすい状態である。また、在胎28週未満ではコラーゲンや弾性線維の蓄積が少ないため、浮腫をきたしやすい[3]。

2. 低体重児の皮膚の特徴

低体重児の皮膚の特徴を表1にまとめる。

アセスメント

　低出生体重児は、早期産であるほど細胞外液の割合が多く、皮膚の構造も未成熟なことから、皮膚からの不感蒸泄量が増大する。そのため、高加湿の閉鎖型保育器に収容されている。各施設の基準により設定湿度・温度は異なるが、超低出生体重児では温度34℃前後、湿度90％以上で開始し、体温の変化により調整を行っている。また、前述したように在胎週数や日齢により皮膚の成熟度が異なり、皮膚が未成熟であることに加えて経管栄養開始後は水様便が頻回に排泄される。そのため、感染予防に留意したケアが必要となる。

　早期産で生まれた児は、神経・血管系が外界に近い状態であるため、外的衝撃を受けやすくなっている。そのため、出生後の一定期間は体位変換不可、シーツ交換不可の状態である。また、自力での体動がきわめて少ないため、各関節部分における皮膚どうしの密着により、汚染や浸軟状態が発生する。

　以上のことをふまえ、ケアへの留意点を詳述する。

表1　低体重児の皮膚の特徴
①角層のバリア機能がなく、微生物や刺激物が侵入しやすい
②表皮と真皮の結合が弱い
③真皮にコラーゲンがなく脆い
④皮膚のpHがアルカリ性で、細菌が増殖しやすい
⑤亜鉛・脂肪などの栄養低下による紅斑、表皮剥離の発生

スキンケアの目標と方法

1. 皮膚の保清

1）目標
- 皮膚の特徴を理解し愛護的にケアを実施する。
・優先度が高い部分から清拭を開始し、全身へ拡大していく。
・頸部、腋窩部、鼠径部など皮膚の重なりがある部分の汚染に注意する。
- 皮膚の特徴や環境（クベース内など）を理解し、洗浄剤を選択する。
・患児に影響が少ない洗浄剤の特徴を理解する。

2）方法
　全身状態の安定を確認し、保清を開始する。機械的刺激を受けやすい状態であるため、摩擦を加えるケアは避け、微温湯で湿らせたコットンなどで押さえ拭きをする。また、表皮真皮の結合が弱く、摩擦により容易に損傷するため、清拭の際には注意を要する。なお、早期産児は、皮膚の成熟程度により洗浄剤を用いたケアは控える。洗浄剤のなかには、薬剤が混入しているものがあるため、揮発性なども考慮し、医師の許可を得て使用する。洗浄剤を使用する場合は、皮膚への刺激が少ない弱酸性洗浄剤を使用する（表2）。

2. 皮膚密着部について

1）目標
①皮膚密着部は定期的に観察し異常の早期発見に努める：密着部分、圧迫部分を予測する。

2）方法
　低出生体重児は、良肢位保持のため四肢関節を屈曲した体位を保持することがある。その際、皮膚が密着する部分（耳介部、頸部、腋窩部、鼠径

表2　洗浄剤の種類

形状		pH	商品名
固形	化粧石けん	pH9.3〜10	ホワイト、植物物語、LUX
	薬用石けん	pH9.8〜10	ミューズ、牛乳石鹸
	ベビー石けん	pH10.1〜10.6	ピジョンベビー、牛乳ベビー
	弱酸性石けん	弱酸性	ミノン
クリーム状		pH9.3〜10.7	ポンズ、シーズ
		弱酸性	ビオレ
ローション		pH9.4〜10.2	植物物語、LUX
		弱酸性	ビオレU、ソフティ洗浄剤、キュレル
液状		pH10.1	シャワーソープ
		弱酸性	ミノン全身シャンプー
泡状		弱酸性	プライムウォッシュ薬用洗浄料

小栁礼恵：感染対策A・B・C 陰部・褥瘡周囲のスキンケアについて 第2回陰部のスキンケア. HosCom 2016；13（2）：8. より引用

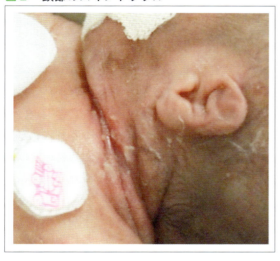

図2　頸部のスキントラブル

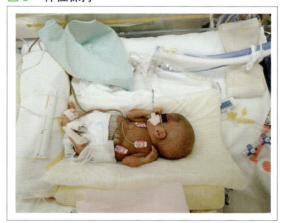

図3　体位保持

部など）のスキントラブルが発生しやすい状態であるため、保育器などに収容する前に体圧分散寝具の設置、シーツの種類、体位保持用品（スナッグルなど）の選定に留意する必要がある。早期産児、超低出生体重児を対象とした寝具はないため、皮膚にきわめてやさしい素材の創傷被覆材やガーゼなどを代用する。保育器用マットレスの上に敷くものとしてポリウレタンフォームドレッシングを選択するとよい。ポリウレタンフォームドレッシングは皮膚へ固着せず、皮膚に適度な水分を残したまま水分を吸収し、クッション性も高い。

また、創傷用のシリコーンガーゼをシーツ代わりにし摩擦の軽減に努める。しかし、保育器収容前に好発部位や観察が困難な場所などをあらかじめ明らかにし、スキントラブルや褥瘡が発生しないように留意する必要がある（図2、3）。

3．医療機器の装着

1）目標

● 医療機器に関連する固定部分、接着部分の定期的な観察を実施する。

- 体位保持の際、死角をつくらないように工夫する。死角になる場合は、定期的に観察を実施する。
- 接着力があるプローベなどは、機械的刺激が加わらない固定を検討する。
- 褥瘡発生リスクをアセスメントする。
- リネンによる圧迫も予測されるため、自重に圧迫される部分を定期的に観察する。
- 寝具の変更をした際には、評価を実施する。
- 出生後は、安静持続期間を検討したうえで、予測したクベース内環境を整える。

2）方法
①スキンケア

モニターの電極やプローベ装着の際の接着剤による化学的刺激、また剥離時や装着していること自体による機械的刺激が加わっているため、電極やプローベ装着の際には極力接着面積を狭くし、皮膚に刺激が加わらないようにする。心電図モニターなどの電極を貼付する際には、ハイドロジェルを下地にして電極を貼付し、化学的刺激・機械的刺激の軽減に努める（図4）。

パルスオキシメーターを装着する際は、センサーが直接皮膚に接触しないようシリコーンガーゼを間に挟み装着する。安定するように自着性伸縮包帯で固定するが、その際は圧迫しすぎないことに注意する（図5）。

②褥瘡

医療機器による創傷の原因としては、胃管チューブ、呼気吸気変換方式経鼻的持続陽圧呼吸法（nasal directional positive airway pressure：N-DPAP）、モニター類のコード、末梢挿入式中心静脈カテーテル（peripherally inserted central catheter：PICC）の接続部による圧迫などが挙げられる。カテーテルやチューブ類は、体位保持の際に体の下に入らないよう注意を払い、常に観察ができる位置に設定する。PICCや胃管カテーテルなどは、皮膚に接触する部分に、除圧のためのガーゼやソフトシリコーン・トランスファードレッシングを間に敷き固定する。N-DPAPの圧迫もソフトシリコーン・トランスファードレッシングを下に敷き除圧するとともに、水分による皮膚の浸軟を予防する（図6）。

4．肛門周囲皮膚炎（図7）

早期産児、低出生体重児は、水様便が頻回であること、体位変換が不可能であることも多いため、排泄後に十分な保清ができないことがある。そのため、予防を含めたスキンケアを行う必要がある。撥水性皮膚保護クリームや油脂性軟膏の使用については主治医の指示の下に使用し、皮膚への排泄物の接触が少なくなるようにする。また、医師の許可を得たうえで、ストーマ用粉状皮膚保護剤やスキンケア用品を用いる。肛門周囲皮膚炎

図4　電極などの貼付

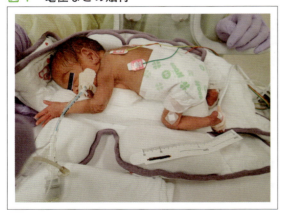

図5　自着性伸縮包帯での固定

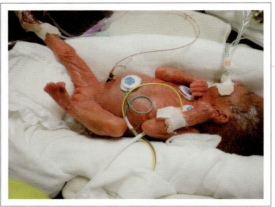

ケアのアルゴリズム（図8）では、薬剤、皮膚保護剤の使用について示した。

引用文献
1. Dietel K. Morphological and functional development of the skin. Perinatal physiology 2nd ed. Plenum Medical, New York, 1978：761-773.
2. Peck SM, Botwinick IS. The Buffering Capacity of infants' Skins against alkaline Soap and a Neutral Detergent. J Mt Sinai Hosp, New York, 1964；31：134-137.
3. 宮地良樹編：スキンケア最前線. メディカルレビュー社, 東京, 2010：92.

図7　肛門周囲皮膚炎

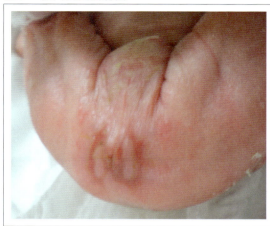

図6　ソフトシリコン・トランスファードレッシングを使用した除圧

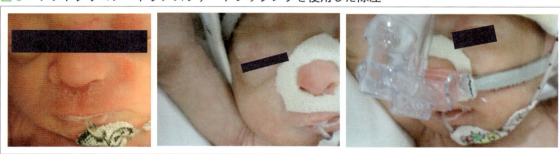

図8　肛門周囲皮膚炎ケアのアルゴリズム

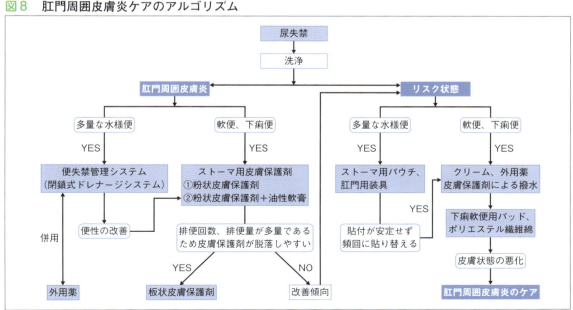

小柳礼恵, 真田弘美：ストーマケアに学ぶ肛門周囲皮膚炎の管理. 臨床皮膚科 2007；61（5）：113-117. より引用

糖尿病のある人のスキンケア

渡辺光子

糖尿病患者の皮膚のメカニズム

1. 糖尿病とは

　糖尿病とは、インスリン作用の不足による慢性的な高血糖を主徴とする代謝疾患群である。糖尿病による高血糖や代謝異常が持続すると、5〜10年以上の経過で慢性合併症が出現する。糖尿病特有の慢性合併症として毛細血管が障害される細小血管症があり、これにより、糖尿病の三大合併症と呼ばれる網膜症、腎症、神経障害が引き起こされる。また、動脈硬化による大血管症も重要な合併症であり、冠動脈疾患、脳血管障害、下肢閉塞性動脈硬化症が含まれる[1]。さらに、合併症として見落としてはならないものに糖尿病性足病変がある。糖尿病で足を切断する人は世界で100万人/年、日本でも6万人以上が糖尿病性足病変を有しているといわれている。このことより、糖尿病患者のスキンケアを担ううえで、フットケアは必須であるといえる[2]。

2. 糖尿病患者の皮膚の特徴[1]

　糖尿病患者においては、神経障害と血管障害を起因としてさまざまな皮膚症状・皮膚障害が出現する（図1）。

図1　足病変発症への経過

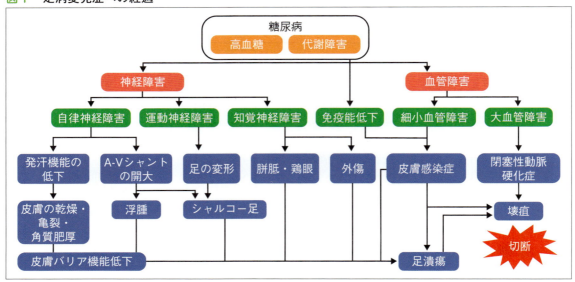

1）皮膚の乾燥

糖尿病患者によくみられる皮膚症状の一つにドライスキンがある（図2）。これは、主に自律神経が障害されることにより発汗機能が低下し、皮膚の乾燥や亀裂が生じやすくなるためである。さらに、神経障害や血管障害により皮膚細胞への酸素や栄養の供給が低下しやすくなり、皮膚は菲薄化して水分保持能や弾力性を低下させ皮膚本来のバリア機能を維持することが難しくなっていく。

2）浮腫

末梢血管障害によりA-Vシャントの開大や静脈弁の破壊が起きると、下肢の血流はうっ滞し浮腫が生じやすくなる（図3）。組織の酸素分圧も低下し、皮膚の代謝が低下する[3]。

図2　糖尿病患者のドライスキン

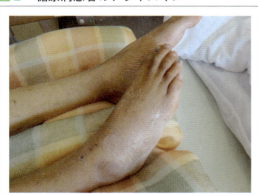
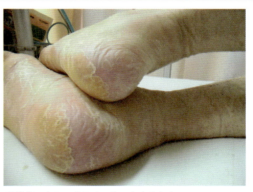

自律神経障害に伴う発汗機能の低下や代謝障害による皮膚の菲薄化により、ドライスキンとなりやすい。

図3　末梢循環に起こるA-Vシャントの機能不全

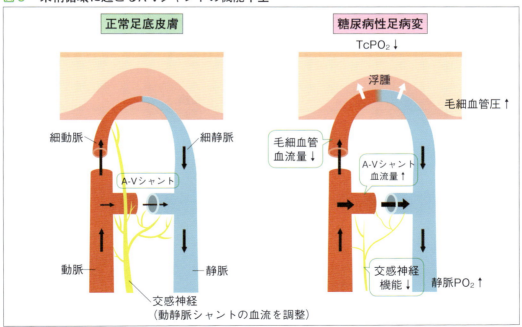

寺師浩人：糖尿病性足病変の病態. 市岡滋, 寺師浩人編著, 足の創傷をいかに治すか―糖尿病フットケア・Limb Salvageへのチーム医療―. 克誠堂出版, 東京, 2009：59. より改変して引用

3）易感染性

毛細血管においては基底膜が肥厚し、内皮が腫脹する。これにより毛細血管の透過性は低下し、血管を介して交換されるべきさまざまな生理的物質の移動が損なわれることになる。白血球をはじめ、各種免疫細胞の血管外への移動が阻害され、感染を起こしやすくなる。さらに、酸素や栄養素などの運搬も阻害されるため、創傷の治癒過程においても創感染から治癒遅延となりやすい（図4）。皮膚感染症として多くみられるものに、皮膚や爪の白癬症がある（図5）。

3．糖尿病性足病変

重症化すると切断や生命予後にかかわる重要な合併症である。末梢神経障害・末梢動脈障害・感染を病因とし、これらが単独あるいは混合して発症する（図1）。糖尿病を起因とする下肢病変を、総じて糖尿病性下肢潰瘍（diabetic foot ulcer：DFU）といい、これに感染を併発すると10〜40％は大切断に移行するといわれている。下肢切断患者の生命予後は悪く、1年生存率は約50〜70％、5年生存率は40％に低下する[3]。糖尿病患者において適切なフットケアを行うことは、足病変の重症化を予防し、切断の回避や生命予後につながることから、その意義は大きい。

1）足の変形

糖尿病患者において、神経障害は最も早期に出現する合併症（3〜5年）であるが、これが足の変形を引き起こし、DFUの大きな危険因子となる。末梢神経障害は、知覚神経・運動神経・自律神経のすべてに生じる。運動神経の障害は、筋肉の萎縮や関節の拘縮をきたし、さまざまな足の変形（外反母趾、内反小趾、甲高足、ハンマートゥ、クロウトゥ、シャルコー関節など）を引き起こす要因となる。

2）胼胝・鶏眼

末梢神経障害により足の変形をきたすと、胼胝や鶏眼を生じやすくなる。これは、くり返される圧迫や摩擦に対して角層が肥厚する防御反応と考えられる（図6）。

3）糖尿病性潰瘍

知覚障害によって温痛覚、触覚、固有知覚が失われることで、傷や低温熱傷などの外傷を受けやすく、発症してもそれに気づかなかったり、放置して重症化をまねいたりする危険がある（図7）。また、足の変形や胼胝・鶏眼を生じた状態のま

図4　創傷治癒の遅延

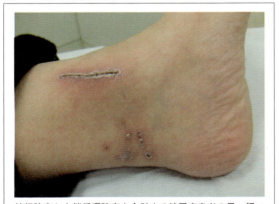

神経障害と末梢循環障害を合併する糖尿病患者の足。飼い猫による引っ掻き傷が1か月経過しても治癒せず受診した。掻破傷の治癒が遅延している。

図5　爪白癬

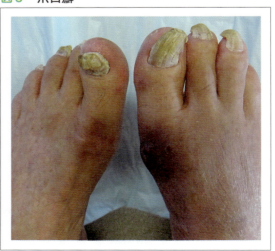

図6 足底、足趾に形成された胼胝

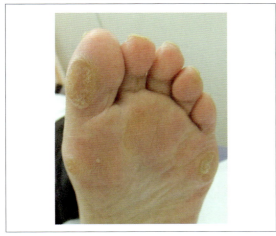

図7 糖尿病患者の踵部潰瘍

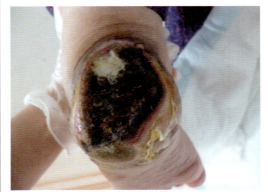

神経障害と末梢動脈疾患を有する糖尿病患者。電気毛布による低温熱傷を契機に発症し、重症化した踵部の潰瘍

ま、合わない靴を履き続けると過角化が放置・進行され、潰瘍や瘻孔形成のリスクが高まる。

球菌などによる感染のリスク状態である。

アセスメント

1. 皮膚のアセスメント

神経障害や視力の低下がある場合、患者本人が異常を自覚していない場合もあるため、問診だけでなく、視診・触診を合わせて行うようにする。特に糖尿病患者では、皮膚感染症と足の観察が重要である。

1）全身の皮膚の観察

乾燥、掻痒感、湿潤、皮膚の色調、菲薄化、角質肥厚、浮腫、水疱形成、熱傷や擦過傷などの傷の有無、蜂窩織炎を疑う発赤・腫脹・熱感の有無などを観察する。

2）皮膚感染症の有無

皮膚と皮膚が接触するような腋窩部や鼠径部、頸部、足趾の間などに皮膚感染症の徴候がないか確認する。これらの部位が湿潤していたり、不潔である場合は、カンジダ症や白癬症、黄色ブドウ

2. 足のアセスメント

糖尿病を有する患者では、足病変のリスクをアセスメントし、早期より患者指導を行い、予防ケアを実践していく必要がある。糖尿病における足病変のハイリスク患者について表1に、また、簡便な問診用チェックリストの例を図8に示す[4]。

1）足部の観察

足と爪の変形の有無、胼胝、鶏眼、靴ずれ、びらん、潰瘍、皮下血腫の有無、白癬症の有無、浮腫、発赤、腫脹、冷感、末梢動脈の触知、関節可動域、足病変の既往について観察・確認する（図9）。

2）神経障害の有無

簡便な方法を以下に挙げる。
- 問診：四肢末端の左右対称性の疼痛があるか（ジンジンする、ピリピリする）。
- Semmes-Weinstein モノフィラメント検査（図10）。
- 振動覚検査（音叉検査）。
- アキレス腱反射。

図8　足チェックシート

糖尿病患者さん 足チェックシート

これはあなたの症状を詳しく知るためのものです

（記入日　平成　　年　　月　　日）

あなたの症状について、質問の（はい・いいえ）の箇所に○をつけてください。

① 足に以下のような症状はありませんか？

1. 足の先がジンジン・ピリピリする。　　　　　　　　　（はい・いいえ）
2. 足の先がしびれる。　　　　　　　　　　　　　　　　（はい・いいえ）
3. 足の先に痛みがある。　　　　　　　　　　　　　　　（はい・いいえ）
4. 足の感覚に異常がある。
   （感覚が鈍い、痛みを感じにくい、ザラザラした感触等）（はい・いいえ）
5. 足がつる、あるいは、こむら返りが起こる。　　　　　（はい・いいえ）

② 最近、足の外観に以下のような変化はでていませんか？

1. 皮膚が赤くなったり、腫れたりしている部分がある。（はい・いいえ）
2. 小さな傷でもなかなか治らない。　　　　　　　　　（はい・いいえ）
3. うおのめ、たこ、まめ、あるいは靴ずれがよくできる。（はい・いいえ）
4. 皮膚が乾燥したり、ひび割れしている部分がある。　（はい・いいえ）
5. 皮膚がカチカチになっている部分（角質）が増えてきた。（はい・いいえ）
6. みずむしなど足に感染症がある。　　　　　　　　　（はい・いいえ）

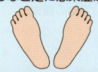 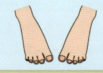

医師記入欄　　　　　　　　　　　　　　　　　※以下、ご記入にならないで下さい。

現在の糖尿病の状態（あてはまる□内に、✓印を記入して下さい。下線の箇所は数値を記入して下さい。）

☐入院　☐外来　　身長：＿＿＿＿cm　体重：＿＿＿＿kg
糖尿病罹病期間：＿＿＿＿年　血糖値：＿＿＿＿mg/dl（空腹/食後＿＿＿＿時間）
ヘモグロビンA1c：＿＿＿＿％
糖尿病治療は　☐食事療法　☐経口血糖降下薬　☐インスリン治療
アキレス腱反射　☐異常（☐消失　☐減弱）（☐両足　☐片足）☐正常
振　動　覚　　右：＿＿＿＿秒　左：＿＿＿＿秒

日本糖尿病対策推進会議（日本医師会・日本糖尿病学会・日本糖尿病協会）
http://www.med.or.jp/　　http://www.jds.or.jp/　　http://www.nittokyo.or.jp/

日本医師会ホームページ「糖尿病性神経障害ポスター等（平成18年度作成）」（http://dl.med.or.jp/dl-med/chiiki/foot/checksheet.pdf）より引用

図9　足部の観察

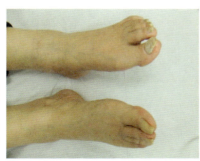
①足の全体を見る

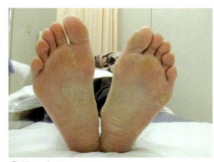
②足の裏面をみる

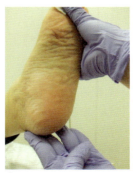
③踵を見る

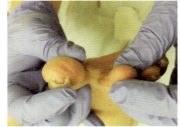
④趾間をすべて見る

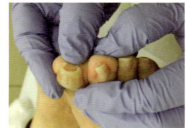
⑤爪を見る

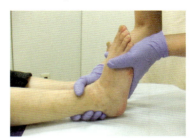
⑥可動域をみる

表1　糖尿病における足病変のハイリスク患者

①足病変や下肢切断の既往がある患者
②透析患者
③閉塞性動脈硬化症など末梢循環障害がある患者
④糖尿病神経障害が高度な患者
⑤足・爪の変形、胼胝を有する患者
⑥足病変自体を知らない患者
⑦血糖コントロールが不十分な患者
⑧視力障害が高度で、足を見たり爪を切ったりできない患者
⑨外傷を受ける機会の多い患者
⑩一人暮らしの高齢者や足の衛生保持が不十分な患者

一般社団法人日本糖尿病療養指導士認定機構編：糖尿病療養指導ガイドブック．メディカルレビュー社，東京，2012：81．より引用

図10　Semmens-Weinsteinモノフィラメント検査

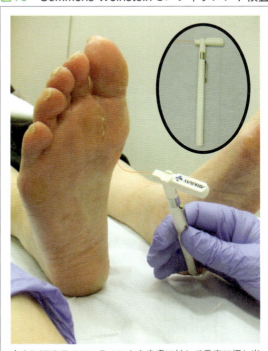

太さ5.07のモノフィラメントを皮膚に対して垂直に押し当てる。フィラメントが90度に曲がるまで押しつけても感知できない場合、知覚神経障害を疑う。

3）血流障害の有無

　末梢血管障害は壊疽を引き起こし、重症化や足切断のリスク要因となるため、血流評価を定期的に行う。

- 末梢動脈の触知：足背動脈・後脛骨動脈・膝窩動脈の触診を行う（図11）。
- ABI・TBI測定：ABI値0.9以下、TBI値0.6以下

では虚血を疑う。

3. 血糖コントロールの状況

食事療法や運動療法、薬物治療などを適切に行い、血糖値をコントロールすることは、足病変をはじめ、糖尿病のさまざまな合併症の発症や進行を予防することにつながる。HbA1c値のコントロールの指標を図12に示す。

4. セルフケア状況と日常生活環境

- スキンケアやフットケアの実施状況。
- 職業、ADLと介護環境、入浴や保清の状況、履物、歩行状態、運動、喫煙。

スキンケアの目標と方法

1. スキンケアの目標

糖尿病患者のスキンケアの目標は、全身の皮膚や足の保清・保護を適切に行うことにより、皮膚感染症や糖尿病性足病変などの合併症の発症および重症化を予防することである。

図11 動脈の触知

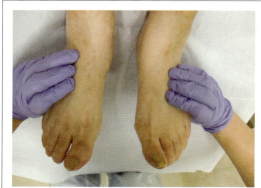
足背動脈の触知

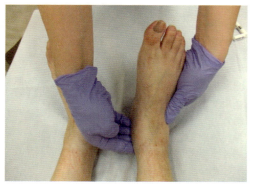
後脛骨動脈の触知

図12 血糖コントロールの目標

目標	コントロール目標値[注4]		
	血糖正常化をめざす際の目標[注1]	合併症予防のための目標[注2]	治療強化が困難な際の目標[注3]
HbA1c（％）	6.0未満	7.0未満	8.0未満

治療目標は年齢、罹病期間、臓器障害、低血糖の危険性、サポート体制などを考慮して個別に設定する。

- 注1) 適切な食事療法や運動療法だけで達成可能な場合、または薬物療法中でも低血糖などの副作用なく達成可能な場合の目標とする。
- 注2) 合併症予防の観点からHbA1cの目標値を7％未満とする。対応する血糖値としては、空腹時血糖値130mg/dL未満、食後2時間血糖値180mg/dL未満をおおよそのめやすとする。
- 注3) 低血糖などの副作用、その他の理由で治療の強化が難しい場合の目標とする。
- 注4) いずれも成人に対しての目標値であり、また妊娠例は除くものとする。

日本糖尿病学会編：糖尿病診療ガイドライン2016. 南江堂, 東京, 2016：27. より引用

2．スキンケアの方法

1）日常的なケアの指導

①全身および足部の清潔保持

- 入浴・シャワー浴・足浴。
- 温湯は40℃程度をめやすに熱すぎないようにする。皮膚の浸軟（ふやけ）を避けるために、湯につかる時間は10分以内にとどめ、入浴後は陰部、鼠径部、腋窩部、足趾の間など、皮膚と皮膚の接触する部位の水分をていねいに拭く。
- ナイロンタオルやたわしなど、硬い素材のもので肌を擦ると皮膚表層に微細な傷を生じるため、これらの使用を避ける。
- 使用する皮膚洗浄剤は、弱酸性・低刺激性のものが望ましい。
- 足白癬・爪白癬の徴候がある場合は放置せず、皮膚科医の診察・治療を受ける。

②皮膚の保湿・保護

乾燥している部位、特に踵などには保湿剤（ローション、クリームなど）を使用する（ケア方法は、p.26「乾燥（ドライスキン）」の項参照）。

③外傷の予防

末梢神経障害がある場合は、温痛覚、触覚が障害されることで、けがややけどに気づきにくくなっている。この点を、患者・家族と共有しさまざまな外的刺激から皮膚や足を守る行動がとれるように指導する。

- 比較的低い温度であっても、温痛覚が障害されることで重度の熱傷に至るケースがある。特に、暖房器具によって思いがけない熱傷を引き起こす危険性があるので注意が必要である。実際、どのような暖房用品を使用しているのか確認しながら、具体的な注意点を伝える。
- カイロや湯たんぽなどを直接使用しない。
- 電気あんかや電気毛布は寝具を暖めたら電源を抜くなど、細やかな確認が必要である。
- 足の保護
- 素足のままサンダルや靴を履くと、皮膚の汚染や踵の乾燥、趾間のむれを助長するため、必ず靴下を履くようにする。靴下は白い色を選ぶと出血の有無を確認しやすい。締めすぎず、縫い目が足に当たらないものが望ましい（図13）。
- 靴を履く前には、靴の中に小石や異物がないか必ず確認する。

④靴の選択

足に合った靴を履くことは、足病変を予防するための最も初歩的で、かつ重要な基本的ケアといえる。足の変形や胼胝・鶏眼を認める場合は、その原因となる圧迫が除去されなければ症状はくり返され、改善には至らない。定期的に靴やインソールの評価を行う。靴の選択においては、義肢装具士やフスフレーガー、シューフィッターらといった専門家のアドバイスが受けられる靴店を選ぶなど、足の形や治療状況に応じて対応する（図14）。

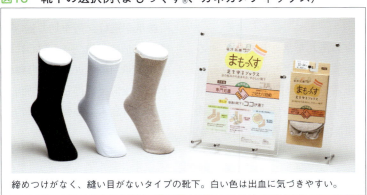

図13　靴下の選択例（まもっくす®、カネカメディックス）

締めつけがなく、縫い目がないタイプの靴下。白い色は出血に気づきやすい。

図14　糖尿病用靴の例（すべてバイタルフス高知）

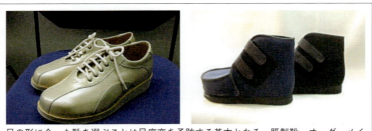

足の形に合った靴を選ぶことは足病変を予防する基本となる。既製靴、オーダーメイド、DFU用などがあり、足の状況に合わせて選択する。

図15　爪の切り方

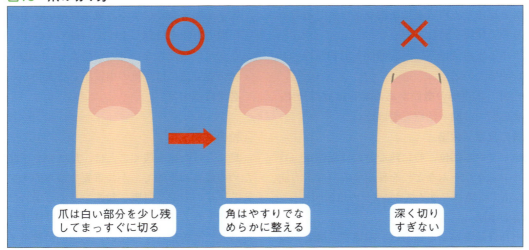

爪は白い部分を少し残してまっすぐに切る　　角はやすりでなめらかに整える　　深く切りすぎない

2）看護師が行うフットケア
①実施前のアセスメント
　足の変形や足病変・爪病変の有無、神経障害および血流障害の有無と程度を観察し、アセスメントしたうえで、安全に実施できる範囲を確認する。

②フットバス・足浴
　足浴や炭酸浴は皮膚の汚れを落としやすくするだけでなく、末梢の血管を拡張させ、血行改善が期待できる。糖尿病患者の場合、38〜40℃の温湯で10分程度をめやすとする。温浴により角質を軟らかくすることで、胼胝・鶏眼の処置や爪切りが行いやすくなる利点もある。ただし、末梢循環不全を有する場合、暖めることで痛みを誘発することがあるため無理に実施しない。また、潰瘍性足病変がある場合は、炎症や感染を助長する可能性があるため、医師に確認する。

③爪の処置
　深爪を避け、角を切り過ぎないようにする。一般的な爪の切り方を図15に示す。なお爪の肥厚や陥入爪（巻き爪）、爪白癬がある場合は、フットケア技術を習得した看護師ら*が実施するなど、安全に留意する必要がある（図16、17）。

---

*日本看護協会糖尿病看護認定看護師、同・皮膚・排泄ケア認定看護師、日本糖尿病学会療養指導士、日本フットケア学会フットケア指導士、日本下肢救済・足病学会認定師らのこと。

図16 フットケアにおける準備物品の例

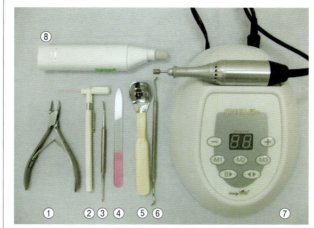

①ニッパー、②モノフィラメント、③⑥ゾンデ、④爪やすり、⑤コーンカッター、⑦レデューサー、⑧簡易レデューサー。

図17 肥厚爪の処置場面

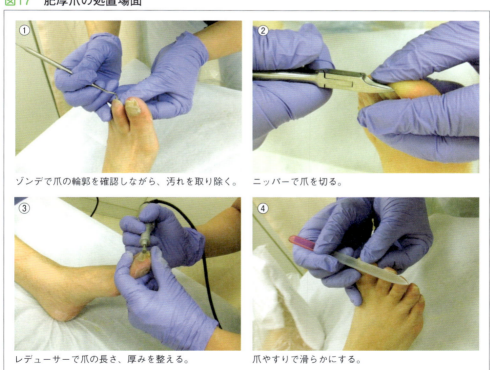

① ゾンデで爪の輪郭を確認しながら、汚れを取り除く。
② ニッパーで爪を切る。
③ レデューサーで爪の長さ、厚みを整える。
④ 爪やすりで滑らかにする。

図18 胼胝の処置場面

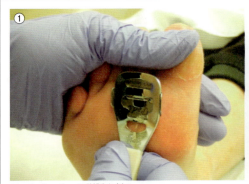
① コーンカッターで胼胝を削る。

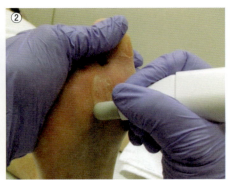
② 皮膚用グラインダーで表面を滑らかにする。

図19 免荷用インソールの例（すべて澤村義肢製作所）

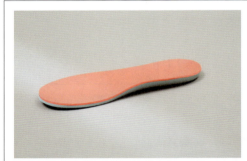
インソールによるアーチサポート

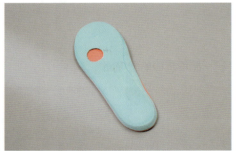
体重がかかる部位の免荷用インソール

④胼胝・鶏眼処置

　硬く肥厚した角質部分をコーンカッターやグラインダーで削り、滑らかにする。いずれもフットケアの技術を有する者*が実施する（図18）。

⑤免荷

　足の変形や胼胝・鶏眼、足潰瘍を認める場合は、フェルトやインソールを活用するなど、病変部分の免荷を行う（図19）。

引用文献
1. 真田弘美,大桑麻由美編著：ナースのためのプロフェッショナル"脚"ケアー大腿から足先まで. 中央法規出版, 東京, 2009：119-185.
2. 大島すみよ：フットケア. 林道夫, 糖尿病看護認定看護師による糖尿病看護研究会監修, 糖尿病まるわかりガイド 病態・治療・血糖パターンマネジメント. 学研メディカル秀潤社, 東京, 2014：36-44.
3. 辻依子：糖尿病性足病変の診断とフットケア. WOC Nursing 2014；2（11）：28-35.
4. 日本糖尿病療養指導士認定機構編：糖尿病療養指導ガイドブック. メディカルレビュー社, 東京, 2012：81.

参考文献
1. 金子美恵, 佐藤エキ子：糖尿病がある人のスキンケア. 日本看護協会 認定看護師制度委員会 創傷ケア基準検討会編著, スキンケアガイダンス. 日本看護協会出版会, 東京, 2002：173-185.
2. 寺師浩人, 市岡滋編著：足の創傷をいかに治すか. 克誠堂出版, 東京, 2009：58-71.
3. 日本糖尿病教育・看護学会編：糖尿病看護フットケア技術 第3版. 日本看護協会出版会, 東京, 2013.

透析療法を受けている人のスキンケア

大桑麻由美

慢性腎不全患者、透析患者の皮膚障害

慢性腎不全（chronic kidney disease：CKD）患者では、透析療法の有無によらず皮膚や爪に何らかの症状がある。腎疾患が原因で二次的に発生する皮膚病変には、皮膚乾燥（75.9％、64.9％）[1,2]、掻痒（60.2％、19.2％）[1,2]、色素沈着・色素変化（16.8％、17.5％）[1,2]のほか、口腔内・爪・毛の所見が報告されている。透析療法を受ける以前の患者では、尿毒症により尿毒物質が蓄積することによって症状を呈する。

透析療法を受ける人では乾燥による皮膚障害が多く[3]、特に皮膚掻痒症の報告が多い。皮膚の乾燥は、皮膚バリア機能の低下、保湿能の低下などにより角層の水分含有量が低下した状態である。これに高齢という条件が重なると、皮脂腺の機能低下による皮脂分泌量減少や発汗減少が伴う。

皮膚掻痒症（透析掻痒症）の発生部位と発生因子

皮膚掻痒症（透析掻痒症）により睡眠が損なわれ、QOLが阻害されている実態がある。わが国における血液透析患者の皮膚掻痒の実態は、「かゆみの経験あり」が34～72.8％[4-6]であり、発生部位は背部が最も多く、次いで上肢・シャント肢・下肢・全身であった。発症時間帯は夜間[5]、季節では冬季[5]が多く、透析日では55％[4]、非透析日では36％[4]の患者がかゆみを強く感じていた。透析中および透析後にもかゆみが強いという報告もある[5]。

掻痒を段階評価し、「中等度以上の掻痒」と透析条件や患者特性などの背景因子との関係では、掻痒の危険率を低くする因子には女性30歳未満・透析歴5年未満があり、逆に掻痒の危険率を高める因子には、臨床検査値（透析前カルシウム（Ca）9.7mg/dL以上、リン（P）5.6mg/dL以上、int-PTH360pg/mL以上、BUN81.2mg/dL以上）が挙げられている[6]。また、患者背景では男性・糖尿病ありが関連し、血清生化学値では透析後未補正Ca・透析後P値・透析後未補正Ca×Pがかゆみありの患者で有意に高値であったとの報告もある[7]。このように、掻痒を誘発する因子はさまざまである。

透析患者の皮膚乾燥とかゆみ

透析患者の皮膚の角質水分量などの計測を試みた結果、透析患者の頸部・前腕・下肢における角質水分量は、健常人と比較して有意に減少しているが、かゆみの有無では角質水分量は下肢以外は同程度[8]であった。

皮膚水分量を部位別で比較すると、腕より背部

のほうが有意に低値であるが、性差はなかった[7]。また、同調査では腕と背部の皮膚水分量に相関のあった患者背景はなく、日中のかゆみと夜間のかゆみの程度とも相関はなかった。血液生化学値では、腕の水分量と透析後ナトリウム（Na）と透析前補正Caに、背部の水分量と透析後Naに負の相関があったことがわかった。本人のかゆみの程度と角層・皮膚の水分量が低いことは、必ずしも一致しないことがわかる。

末梢性掻痒と中枢性掻痒

皮膚掻痒症（透析掻痒症）は、明らかな皮疹がないのに強い掻痒を呈するものである。皮膚掻痒症には皮膚に起こるもの（末梢性掻痒）と中枢性のかゆみ（中枢性掻痒）がある。

末梢性掻痒は、表皮と真皮の境界部にあるC線維の自由終末神経線維がかゆみを誘発するヒスタミンなどの化学物質によって刺激され、その興奮が大脳皮質に伝達する経路[9]のことをさす。一般的なかゆみに加え、透析患者では皮膚乾燥所見がある。乾燥した皮膚では通常、表皮と真皮の境界部にある自由終末神経線維の表皮内への侵入・増生が認められ[10]、さらに皮膚バリア機能（保湿機能）が脆弱であるため、表皮内の神経線維が外部からの刺激により活性化されやすい状態となり、強い掻痒になると考えられる。この強い掻痒が患者の掻破行為により、神経終末からサブスタンスPの神経ペプチドの遊離を促進し、かゆみを増す悪循環をまねく。一般的な皮膚掻痒では、抗ヒスタミン薬による治療効果が得られることがあるが、透析患者の皮膚掻痒は要因が単一ではなく、抗ヒスタミン薬だけでは治癒しにくい。

中枢性掻痒の因子として内因性オピオイドの関連が報告され、この理論に基づきオピオイド受容体拮抗薬の開発により奏効した報告[5]がある。薬剤の具体的機序については他書にゆずるが、血液透析患者のβ-エンドルフィン濃度が健常人よりも高い傾向にあり[11]、これによりオピオイドμ受容体が活性化しかゆみを引き起こす。一方、κ受容体はかゆみを抑制するため、κ受容体作動薬を投与することでかゆみに効果があるとされている[12]。

以上のことを表1にまとめる。

表1 透析患者のかゆみの機序と治療

部位		機序	治療
皮膚	透析（慢性腎不全）に由来する内因性起痒物質の蓄積	中分子量物質の蓄積 Ca、Pの蓄積 副甲状腺ホルモンの産生（二次性副甲状腺機能亢進）	透析膜の改良（PMMA膜） リン吸着薬 ビタミンD投与 副甲状腺切除術
	かゆみメディエーターの過剰産生	ヒスタミン サブスタンスP サイトカイン、IL-10	抗ヒスタミン薬 抗アレルギー薬
	外因刺激に対するかゆみ感受性の亢進	乾燥（角質水分量の低下、発汗低下） 痒覚神経の伸長とかゆみ閾値低下 二次的に湿疹、膨疹化	保湿外用薬 紫外線療法 外用ステロイド薬
中枢	脳内のかゆみ制御メカニズムの異常	オピオイドペプチド	μ受容体拮抗薬 κ受容体作動薬

熊谷裕生, 江畑俊哉, 髙森建二, 他：血液透析患者のかゆみの病態生理とナルフラフィンの臨床効果. 日本医事新報 2011；4538：73. より改変して引用

透析患者の皮膚のアセスメント

1．皮膚の乾燥

視診・外観・主訴がある。皮膚の乾燥とは、皮脂分泌や発汗が減退した結果、皮膚は光沢を失い粗造な状態となることである。枇糠様鱗屑および浅い亀裂を生じ、魚鱗癬様の外観を呈し、軽度の掻痒を訴える場合がある。バリア機能の低下により、冬期には湿疹性病変（皮脂欠乏性湿疹）を合併することがあり、強い掻痒を訴える[13]ことがある。

2．皮膚の掻痒

掻痒は主観である。主観を客観的に表す方法としてVisual Analogue Scale（VAS）が用いられる。「かゆみなし」を0、「最大のかゆみ」を10（または100）として、10cmの直線上に、患者自身に書き込んでもらう。0からの距離を計測し、その値をかゆみの程度とする。VASの値は個人において相対的であり、個々人で基準が異なる[14]が、同じ個人が経時的に値を残すことは有用である。また、多くの調査でかゆみの尺度としてVASを利用していることから汎用性も高い。

かゆみによる行動評価にはBehavioral Rating Scale（BRS）があり、日中と夜間のかゆみや症状から当てはめ、0～4の5段階評価を行う[14]。また、皮膚の観察も必要で、掻破行動はかゆみの程度に関連があるとし、掻破行動が顕著なほどかゆみが強いと判断できる。皮膚に掻破痕がないか、寝具や肌着に血液が付着することはないか、といった問診も必要である。

スキンケアの目標と方法

透析患者における皮膚乾燥と皮膚掻痒に対し、①乾燥の防止、②掻破の防止（掻破による皮膚損傷の防止）、③掻痒の軽減を行う。

1．乾燥の防止

1）皮膚の保湿能を補完する作用を有する保湿剤または外用薬を用いる

外用薬は医師の処方による。油脂性軟膏、ヘパリン類似物質、尿素含有製剤が挙げられる。

2）皮膚乾燥を増長させる日常生活行動や環境を知り生活を整える

皮膚乾燥を防ぐための行動には、皮膚の清潔行動がある。皮脂膜や角質細胞間脂質の流出を防ぐため、①入浴時の湯温を高くしない、②皮膚洗浄剤は弱酸性のものをよく泡立てて、強く擦らない、③入浴後は早めに保湿剤を塗布し水分の蒸発を防ぐ。

居室環境では部屋の温湿度を管理し、エアコンの風に直接当たらないようにする。また、加湿器を使用する。

2．掻破の防止

1）爪の整容

自らの爪によって皮膚を損傷しないよう爪を短く整える。また、夜間に無意識に掻破することを想定し、手袋を装着する。

2）掻痒をまねく行動や環境を知り生活を整える

電気毛布などの使用は考慮する。皮膚の乾燥を予防することは掻痒の低減にも有効であるため、乾燥の予防と同様な日常生活や環境を整える。

また、透析患者は体重コントロールのため食生

活にも制限がある。透析医療施設の医師・スタッフらによる食事療法を守り、リンを多く含む食品を控える。刺激物の摂取、ヒスタミン・ヒスタミン類似物質を含む食材の過剰摂取は掻痒をまねくため控える。

3）掻痒を感じたときの対処を知る

透析療法中は、体動の自由度が少なくなるため、かゆみに気持ちが集中してしまうことがある。掻痒時に、「絶対に掻かない」のは不可能に近いため、一時的に冷却したり、他者にやさしく掻いてもらうなど、掻痒刺激の代替行為を行うことも有用である。

3．掻痒の軽減

1）透析条件を検討する

常に最適な条件で実施されている前提ではあるが、「透析中・透析後に掻痒が強い」という訴えがある場合は、透析膜の選択やCa、Pの調整を検討する。

2）抗ヒスタミン薬・鎮痒薬・皮膚の保湿能を補完する作用を有する保湿剤、または外用薬を用いる

抗ヒスタミン薬や外用薬は医師の処方による。抗ヒスタミン薬の鎮静作用により眠気が強く伴うことがあるので注意する。鎮痒性外用薬にはクロタミトン含有製剤やジフェンヒドラミン含有製剤がある。

『汎発性皮膚瘙痒症診療ガイドライン』[15]には、治療のエビデンスレベルが解説されており参考にされたい。

引用文献
1. Shah A, Hada R, Kayastha BM. Dermatological disorders in chronic kidney disease with and without maintenance hemodialysis. JNMA 2013；52（190）：365-371.
2. Solak B, Acikgoz SB, Sipahi S, et al. Cutaneous findings in patients with predialysis chronic kidney disease. J Eur Acad Dermatol Venereol 2016；30（9）：1609-1613.
3. 瀧川雅浩監修：腎障害と皮膚病変. 標準皮膚科学 第9版, 医学書院, 東京, 2010：586.
4. 児玉健一郎, 稲垣信生, 長谷川廣文：南大阪地域における透析掻痒症に関するアンケート調査. 大阪透析研究会会誌 2011；29（2）：163-167.
5. 山田成樹, 櫻井寛, 春日弘毅, 他：血液透析患者におけるそう痒症の実態とナルフラフィン塩酸塩の臨床効果. 日本透析医学会雑誌 2012；45（12）：1133-1140.
6. 大森健太郎, 青木郁夫, 青柳春樹, 他：透析皮膚掻痒症の実態 新潟県内41施設2474名の調査報告. 日本透析医学会雑誌 2001；34（12）：1469-1477.
7. 野原ともい, 永野伸郎, 丸山雅美, 他：透析患者における皮膚水分量の特性ならびに痒みとの関係. 日本透析医学会雑誌 2014；47（10）：637-646.
8. Park TH, Park CH, Ha SK, et al. Dry skin（xerosis）in patients undergoing maintenance haemodialysis：the role of decreased sweating of the eccrine sweat gland. Nephrol Dial Transplant 1995；10（12）：2269-2273.
9. 根木治, 髙森建二：血液透析患者にみられる皮膚疾患 かゆみのメカニズムと合併症への対策. 診断と治療 2013；101（7）：1049-1053.
10. 冨永光俊, 髙森建二：かゆみと高齢者. 臨牀と研究 2015；92（4）：65-67.
11. 熊谷裕生, 江畑俊哉, 髙森建二, 他：血液透析患者のかゆみの病態生理とナルフラフィンの臨床効果. 日本医事新報 2011；4538：72-80.
12. Kumagai H, Ebata T, Takamori K, et al. Efficacy and safety of a novel κ-agonist for managing intractable pruritus in dialysis patients. Am J Nephrol 2012；36（2）：175-183.
13. 清水宏：乾皮症. あたらしい皮膚科学 第2版, 中山書店, 東京, 2011：69.
14. 上出良一：痒みの評価. 日本皮膚科学会雑誌 2005；115（12）：1764-1770.
15. 佐藤貴浩, 横関博雄, 片山一朗, 他：汎発性皮膚瘙痒症診療ガイドライン. 日本皮膚科学会雑誌 2012；122（2）：267-280.

がん患者のスキンケア①

がん化学療法を受けている患者

高木良重

がんに対する化学療法は、腫瘍の縮小やがんに伴う症状緩和を目的として、抗がん剤を全身に投与する治療である。がんの種類や進行度に応じてさまざまな薬剤が選択されるが、がんの縮小やがんに伴う症状緩和といった効果と同時に副作用がみられることがある。近年、分子標的薬が使用されるようになり、従来の抗がん剤とは異なり副作用が少ないものの、標的によっては特有の副作用が認められる。今回、がん化学療法を受けている患者が起こしやすいスキントラブルとケアの実際について紹介する。なお、爪や毛髪に起こるトラブルについては割愛する。

がん化学療法に伴う皮膚への影響

抗がん剤が血液を介して表皮の基底細胞に影響することで、皮膚のバリア機能低下につながっている（図1）。さまざまな皮膚症状が報告されているものの、皮膚障害に至るまでの機序については明確にはなっていない。

1. 殺細胞性抗がん剤による皮膚障害（表1）

一般的に、抗がん剤は血液を介してDNAやRNAの合成や機能を阻害したり、細胞分裂を阻止することで、がん細胞の増殖を抑制する。この際、がん細胞以外の正常細胞にも影響をもたらす。特に、細胞周期の短い白血球、血小板、消化管粘膜、毛根などで、皮膚においては基底細胞が影響を受けやすい。表皮の細胞分裂を障害したり、汗腺・脂腺から抗がん剤の代謝産物が排泄されることが関連していると考えられている[1]。

2. 分子標的薬による皮膚障害（表2）

分子標的薬は、がん細胞の生物学的な特徴を示す分子を標的とした治療薬である。そのため、殺細胞性抗がん剤と異なり、正常細胞への影響が少ないと考えられてきたが、個々の薬剤で固有の副作用が生じることがわかってきた。分子標的薬のなかでもEGFR系阻害薬は、正常組織である皮膚に存在するEGFRにも作用する。特に、表皮角化細胞や脂腺細胞にEGFRが存在することから、その細胞分裂に影響を及ぼすとされている[1]。

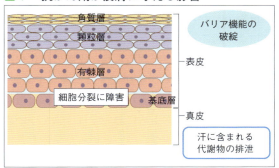

図1　抗がん剤が皮膚に与える影響

表1　皮膚障害が出現しやすい抗がん剤

一般名	製品名	起こりやすい皮膚症状
フルオロウラシル	5-FU	手足症候群、色素沈着
カペシタビン	ゼローダ®	手足症候群、色素沈着
テガフール・ギメラシル・オテラシルカリウム	ティーエスワン®	手足症候群、色素沈着
シタラビン	キロサイド®	手足症候群
パクリタキセル	タキソール®	皮疹
ドセタキセル	タキソテール®、ワンタキソテール®	皮疹
ドキソルビシン	アドリアシン®	色素沈着
エトポシド	ベプシド®、ラステット®	色素沈着
ブレオマイシン	ブレオ®	皮膚の硬化、色素沈着

表2　皮膚障害が出現しやすい分子標的薬

一般名	製品名	起こりやすい皮膚症状
イマチニブ	グリベック®	発疹、皮膚炎
エルロチニブ	タルセバ®	発疹、乾燥
ソラフェニブ	ネクサバール®	手足症候群、発疹
スニチニブ	スーテント®	手足症候群
ダサチニブ	スプリセル®	発疹
ラパチニブ	タイケルブ®	手足症候群
エベロリムス	アフィニトール®	発疹、乾燥
ベムラフェニブ	ゼルボラフ®	発疹
アキシチニブ	インライタ®	手足症候群
ボスチニブ	ボシュリフ®	発疹
レゴラフェニブ	スチバーガ®	手足症候群
アファチニブ	ジオトリフ®	皮疹、乾燥
アレクチニブ	アレセンサ®	皮疹
セツキシマブ	アービタックス®	皮疹、乾燥
パニツムマブ	ベクティビックス®	皮疹、乾燥
モガムリズマブ	ポテリジオ®	発疹

1）手足症候群

手足症候群（Hand-foot syndrome：HFS、palmar-planter erythrodysesthesia）は、抗がん剤により起こる代表的な皮膚障害で、手や足を中心に紅斑や色素沈着が認められ、皮膚の角化や落屑を伴うこともある。重症化すると発赤や腫脹、さらにびらんや水疱形成し、知覚過敏や疼痛を伴う場合もある。日常生活においては「物をつかめない」、「歩くことがつらい」といった支障をきたすこともある。

皮膚のアセスメント

実際に起こる皮膚症状としては、皮疹、乾燥、掻痒感などがあり、使用する薬剤により生じる皮膚障害が異なる。患者が使用する薬剤を把握することで、起こりやすい皮膚障害やその発現時期をある程度予測することが可能である（表3）。治療前のオリエンテーション時に起こりうる皮膚変

化について説明するとともに、患者のセルフケア能力をあらかじめ評価する（表4）。このように、治療前から介入することで、患者自身がスキンケアを行う動機づけや、患者ができるケア内容の査定につながる。

また、実際に起きた皮膚障害に対して、米国国立がん研究所（National Cancer Institute：NCI）が作成したCommon Terminology Criteria for Adverse Events（CTCAE）の日本語訳（有害事象共通用語規準v4.0日本語訳JCOG版：CTCAE v4.0-JCOG）を活用することが多い。この基準では、それぞれの症状の重症度がGrade 1～5の5段階に分類され、客観的な評価ができるようになっている。皮膚症状ごとの具体的な変化に加えて、日常生活にどの程度支障をきたしているのかについても考慮している（表5）[3]。程度が重症化すれば、抗がん剤の減量や治療そのものを中断することとなる。

しかし、患者の訴えはさまざまであり、患者自身の価値観や生活背景にも影響される。がん治療として行われている化学療法であり、客観的な評価に加えて患者の主観にも配慮することが大切で

表3　レジメン別の副作用発症時期（皮膚障害に関連）

	レジメン	皮膚症状	発症時期
胃がん	S-1＋CDDP療法	皮疹	5～21日
	G-SOX療法	皮疹	5～14日
大腸がん	FOLFOX＋Bmab療法	手足症候群	3～9日
	FOLFIRI＋Cmab療法	手足症候群	2～14日
膵がん	FOLFILINOX療法	手足症候群	3～14日
腎がん	スニチニブ単独療法	皮膚変色、手足症候群	5週以降

表4　セルフケア能力の査定

知識	化学療法に関する内容：抗がん剤が皮膚に与える影響、皮膚障害の現れ方 スキンケアに関する内容：清潔、保湿、保護の必要性
技術	スキンケア方法：皮膚の観察、実際のケア 日常生活行動
態度	がん治療や症状との向き合い方 医療者や家族などとのかかわり

岡元るみ子, 佐々木常雄編：改訂版 がん化学療法副作用対策ハンドブック. 羊土社, 東京, 2015. を参考に作成

表5　CTCAE分類

CTCAE v4.0 Term	CTCAE v4.0 Term 日本語	Grade 1	Grade 2	Grade 3	Grade 4	Grade 5
Bullous dermatitis	水疱性皮膚炎	症状がない：体表面積の＜10％を占める水疱	体表面積の10～30％を占める水疱：痛みを伴う水疱：身の回り以外の日常生活動作の制限	体表面積の＞30％を占める水疱：身の回りの日常生活動作の制限	体表面積の＞30％を占める水疱：水分バランス異常または電解質異常を伴う：ICUや熱傷治療ユニットでの処置を要する	死亡
Dry skin	皮膚乾燥	体表面積の＜10％を占めるが紅斑や搔痒は伴わない	体表面積の10～30％を占め、紅斑または搔痒を伴う：身の回り以外の日常生活動作の制限	体表面積の＞30％を占め、搔痒を伴う：身の回りの日常生活動作の制限	―	―

（次頁につづき）

(表5つづき)

CTCAE v4.0 Term	CTCAE v4.0 Term 日本語	Grade 1	Grade 2	Grade 3	Grade 4	Grade 5
Erythema multiforme	多形紅斑	虹彩様皮疹が体表面積の<10%を占め、皮膚の圧痛を伴わない	虹彩様皮疹が体表面積の10〜30%を占め、皮膚の圧痛を伴う	虹彩様皮疹が体表面積の>30%を占め、口腔内や陰部のびらんを伴う	虹彩様皮疹が体表面積の>30%を占め、水分バランスの異常または電解質異常を伴う：ICUや熱傷治療ユニットでの処置を要する	死亡
Erythroderma	紅皮症	―	症状を伴わない体表面積の>90%を占める紅斑：身の回り以外の日常生活動作の制限	症状（例：掻痒、圧痛）を伴う体表面積の>90%を占める紅斑：身の回りの日常生活動作の制限	水分バランスの異常または電解質異常を伴う体表面積の>90%を占める紅斑：ICUや熱傷治療ユニットでの処置を要する	死亡
Pain of skin	皮膚疼痛	軽度の疼痛	中等度の疼痛：身の回り以外の日常生活動作の制限	高度の疼痛：身の回りの日常生活動作の制限	―	―
Palmar-plantar erythrodysesthesia syndrome	手掌・足底発赤知覚不全症候群	疼痛を伴わないわずかな皮膚の変化または皮膚炎（例：紅斑、浮腫、角質増殖症）	疼痛を伴う皮膚の変化（例：角層剥離、水疱、出血、浮腫、角質増殖症）：身の回り以外の日常生活動作の制限	疼痛を伴う高度の皮膚の変化（例：角層剥離、水疱、出血、浮腫、角質増殖症）：身の回りの日常生活動作の制限	―	―
Pruritus	掻痒症	軽度または限局性：局所治療を要する	激しいまたは広範囲：間欠性：掻破による皮膚の変化（例：浮腫、丘疹形成、擦過、苔癬化、滲出／痂皮）：内服治療を要する：身の回り以外の日常生活動作の制限	激しいまたは広範囲：常時：身の回りの日常生活動作や睡眠の制限：経口副腎皮質ステロイドまたは免疫抑制療法を要する	―	―

(表5つづき)

CTCAE v4.0 Term	CTCAE v4.0 Term 日本語	Grade 1	Grade 2	Grade 3	Grade 4	Grade 5
Purpura	紫斑	病変部の合計が体表面積の<10%を占める	病変部の合計が体表面積の10～30%を占める：外傷による出血	病変部の合計が体表面積の>30%を占める：自然出血	—	—
Rash acneiform	ざ瘡様皮疹	体表面積の<10%を占める紅色丘疹および/または膿疱で、掻痒や圧痛の有無は問わない	体表面積の10～30%を占める紅色丘疹および/または膿疱で、掻痒や圧痛の有無は問わない：社会心理学的な影響を伴う：身の回り以外の日常生活動作の制限	体表面積の>30%を占める紅色丘疹および/または膿疱で、掻痒や圧痛の有無は問わない：身の回りの日常生活動作の制限：経口抗菌薬を要する局所の重複感染	紅色丘疹および/または膿疱が体表のどの程度の面積を占めるかによらず、掻痒や圧痛の有無も問わないが、静注抗菌薬を要する広範囲の局所の二次感染を伴う：生命を脅かす	死亡
Rash maculo-papular	斑状丘疹状皮疹	症状（例：掻痒、熱感、ひきつれ）の有無は問わない、体表面積の<10%を占める斑状疹/丘疹	症状（例：掻痒、熱感、ひきつれ）の有無は問わない、体表面積の10～30%を占める斑状疹/丘疹：身の回り以外の日常生活動作の制限	症状の有無は問わない、体表面積の>30%を占める斑状疹/丘疹：身の回りの日常生活動作の制限	—	—

有害事象共通用語規準v4.0日本語訳JCOG版（CTCAE v4.0-JCOG）より引用（JCOGホームページ：http://www.jcog.jp）

ある。使用する抗がん剤だけではなく、皮膚症状は患者の全身状態や環境にも影響されるため、これらを多角的にとらえる必要がある（表6）。

スキンケアの実際

1. 皮膚障害発生予防のために日常行うケア

　がん化学療法に対するスキンケアは、予防を目的とした早い段階からの介入が重要である。その

ために、普段から皮膚のバリア機能の保持や促進を目的に、皮膚の清潔と保湿を実践することが基本となる。また、皮膚障害が起こりにくいように皮膚を保護することも大切である。

■ケアの目標

・皮膚障害が発生しない。
・日常生活のなかでスキンケアが実践できる。

1）皮膚の清潔

　清潔ケアは、皮膚に付着した汚れを取り除くために日常的に行われる。化学療法を受けることで易感染状態であったり、通常の皮膚のバリア機能

が発揮できないことがある。そのため、洗浄剤や洗浄時の刺激を最小限としながら、清潔保持することが必要となる。

①洗浄剤の選択

皮膚を覆っている弱酸性の皮脂膜により、皮膚の適度な水分保持や外部刺激からの保護につながっている。化学療法中の皮膚状態はバリア機能が低下しやすいことから、低刺激の洗浄剤（弱酸性、保湿成分入り）を選択する。

②洗浄時の工夫

バリア機能が低下した皮膚にダメージを与えないためには、やさしく洗浄することが大切である。汚れを取り除く際、泡立てた洗浄剤を皮膚表面にのせる。ゴシゴシ擦ったり引っ掻いたりせず、泡を転がすように皮膚に触れる。ケア時に損傷しないよう、爪はあらかじめ短く切っておく。また、使った洗浄剤を洗い流すときに使う湯の温度をぬるめにする。

2）皮膚の保湿

「皮膚のバリア機能を保つ」とは、皮膚に適度な潤いがあることをさす。そのためには、清潔保持を目的とした皮膚の洗浄を頻繁に行わないことと、保湿剤の塗布が必要となる。保湿剤の選択としては、アルコールを含まないものを選ぶ。また、基剤によってべたつき感が異なるため、使用する範囲や生活パターンに応じて使い分けをする（図2）。

表6 皮膚障害に影響する因子

がん治療に関するもの	・使用薬剤の種類と投与量 ・使用薬剤の作用機序と排泄経路 ・併用されている治療（放射線療法、手術療法）
患者の状態に関するもの	・皮膚状態 ・日常行っているスキンケア ・日常生活におけるセルフケア状況 ・活動状況 ・カテーテルやテープ等の使用状況 ・排泄管理方法 ・栄養状態 ・全身状態
その他	・生活環境（気温、湿度） ・食事や飲水状況

森文子：皮膚障害. 濱口恵子, 本山清美編, がん化学療法ケアガイド 改訂版. 中山書店, 東京, 2012：193. より改変して引用

図2 クリームなどの基剤による違い

●油性軟膏などの水分不透過性タイプ
外部からの刺激を遮断するとともに外界への透過も遮断

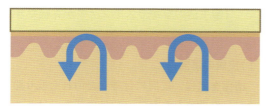

通常時（長時間）

●クリームやローションなど水分透湿タイプ
外部からの刺激を遮断しつつ保湿成分が皮膚に浸透

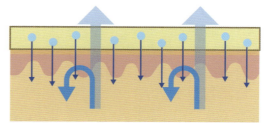

3）皮膚の保護

皮膚は外界と接している臓器であり、常に何らかの刺激を受けている。皮膚障害の原因となる刺激を回避、もしくは刺激を緩衝する工夫が必要となる。

①化学的刺激の回避

皮膚に塗布する軟膏やテープの粘着成分による刺激、排泄物の皮膚への付着が皮膚障害につながる。軟膏やテープは低刺激性のものを選び、使用開始直後は特に皮膚の変化がないかどうかこまめに観察する。また、おむつ着用やストーマケアが行われているような場合には、排泄物が皮膚に長時間付着しないように適切なケア用品で管理をする。

②物理的刺激の回避

バリア機能が低下した皮膚では、圧迫や摩擦といった外力により容易に損傷する（表7）。そのため、衣類はゆるめのものを着用する。テープを使用している場合には、皮膚を引っ張らないような貼り方および剥がし方を実践する。また、手足症候群など四肢に皮膚障害が生じやすい抗がん剤を使用している場合には、炊事や歩行などの日常動作が刺激となり、皮膚症状だけでなく痛みを伴うこともある。手袋や靴下を着用することで症状緩和につながる。さらに、紫外線曝露を最小限にするために、皮膚が露出しない衣類を着用し、日焼け止めクリームを塗布する。

2．皮膚障害が発生した際のスキンケアの強化

皮膚障害が発生した場合には、治療としての介入が必要となる。発生部位や程度を観察し、CTCAE分類を活用し医療者間で情報共有する。また、皮膚症状に伴う全身や生活への影響も把握する。消化管症状としての食事量の低下や下痢の出現も皮膚障害につながるため、把握することが大切である。皮膚障害や随伴症状の程度に応じて症状緩和を図ると同時に、抗がん剤の使用量の調整や休薬の検討が必要となるため、客観的に皮膚障害の程度を把握するとともに、患者の訴えや治療に対する希望を聴き取ることも重要である。

■ケアの目標

- ・皮膚状態の早期改善、もしくは悪化を防ぐ。
- ・日常生活のなかでスキンケアが継続できる。
- ・がん治療に対する不安を軽減する。

予防的に行ってきたスキンケアを強化するとともに、症状の進行がないかどうか慎重に観察する（表8）。また、皮膚変化に加えて、手や足には知覚異常や痛みを伴うことが多い。細かい操作ができにくいことに加えて、摩擦や圧迫などのわずかな外力も皮膚損傷のリスクにつながるため、さらなる工夫が必要となる。衣類においては、ボタンやファスナーなどの操作性を考慮し、着脱しやすいものを選ぶ。家事や経口薬服用時など、指先に

表7　日常生活において生じるさまざまな外力

- 炊事
- 掃除
- 洗濯
- 食事
- 車の運転
- 文字書き
- パソコンなどのキーボード操作
- 扉の開閉
- 自転車こぎ

表8　スキンケアの強化例

清潔	・使用する洗浄剤を低刺激のものへ変更する ・洗浄剤の使用頻度を減らす（微温湯のみでケアする機会もつくる） ・洗浄時の手技を見直し、よりていねいな洗い方とする（タオル等で擦らない）
保湿	・保湿剤の使用頻度を増やす ・保湿剤塗布後に手袋や靴下を着用する

力を入れることで圧迫となるため、他者に介助を依頼する。歩行時には厚手の靴下や、靴底のクッションが柔らかく締め付けすぎない靴を選択する。

1）乾燥・亀裂（図3）

スキンケアの実施にあたり、洗浄剤の使用によるヒリヒリ感や痛みを訴えることがある。低刺激の洗浄剤でも症状が改善しない場合には、微温湯で洗い流す程度とする。指先に亀裂があると痛みを伴い日常生活に支障をきたすこともあるため、手袋や靴下の着用に加えて薄いドレッシング材で保護する。

2）手足症候群（図4）

皮膚障害が起こりやすい手や足は、常に何らかの外的刺激を受ける部位であり、容易に重症化しやすい。そのため、症状出現時には極力手足への刺激を避け、安静に保つようにする。疼痛を伴う場合（CTCAE分類Grade 2、3）には、保湿クリームや外用薬に加えてステロイド軟膏が有効とされている[4]。また、全身治療として、ピリドキシン（ビタミンB_6）や非ステロイド系消炎鎮痛薬が投与される[5]。

3）ざ瘡様皮疹（図5）

分子標的薬であるセツキシマブやパニツムマブにより顔面や身体に発生が必須とされるが、観察される丘疹や膿疱は細菌感染していないことが多い（図6）。ざ瘡がない部分には通常の保湿剤を塗布するが、ざ瘡部分にはステロイド軟膏の塗布および消炎効果を期待したミノサイクリン（ミノマイシン®）が投与される。乾燥した皮膚へのケアとして、あらかじめ保湿ローションを塗布した上にステロイド軟膏を重ねる。

3）ストーマケアにおける工夫

がん治療としてストーマが造設された際、装具を貼付した粘着面に皮膚障害が認められる場合がある（図7）。抗がん剤投与に伴い、ストーマ周囲の皮膚においてもバリア機能が低下しており、使用する装具の皮膚保護剤（粘着成分）が治療中の患者の皮膚に刺激とならないようにする。粘着刺激を弱めるために装具貼付部分にあらかじめ皮膚被膜剤を塗布する場合もある。適切なストーマ管理が行われていないと排泄物が皮膚に付着しやすいため、皮膚障害の重篤化につながる。そのため、漏れない装具選択が求められる。加えて、皮膚への圧迫を最小限とするために凸面装具が必要となる場合には、その種類を決めるにあたっても慎重にしなければいけない。

図3　亀裂

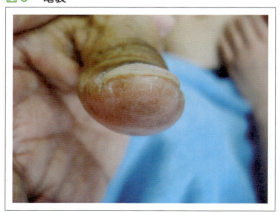

図4　手足症候群

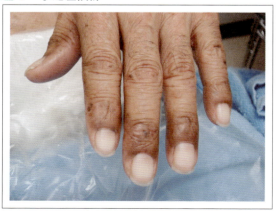

図5　ざ瘡様皮疹

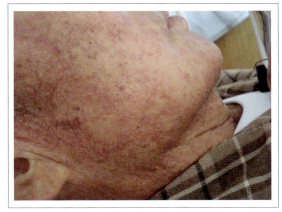

図6　ざ瘡様皮疹の好発部位

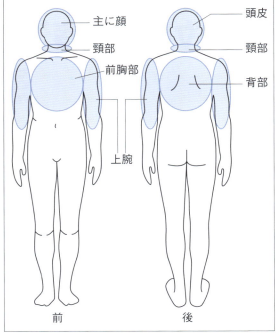

主に顔／頸部／前胸部／上腕／頭皮／頸部／背部

前　　後

新井敏子：皮膚障害．岡元るみ子，佐々木常雄編，改訂版 がん化学療法副作用対策ハンドブック．羊土社，東京，2015：124．より引用

図7　ストーマ患者の皮膚障害

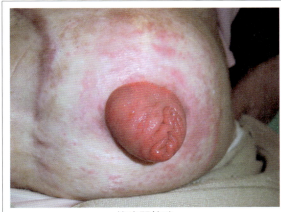

治療開始時

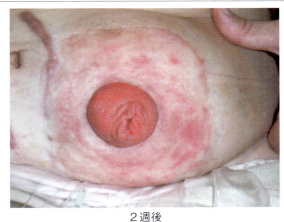

2週後

引用文献
1. 森文子：皮膚障害．がん化学療法ケアガイド 改訂版．中山書店，東京，2012：189-207．
2. 岡元るみ子，佐々木常雄編：改訂版 がん化学療法副作用対策ハンドブック．羊土社，東京，2015．
3. 有害事象共通用語規準v4.0 日本語訳JCOG版（CTCAE v4.0-JCOG）：http://www.jcog.jp/doctor/tool/CTCAEv4J_20160310.pdf
4. 山崎直也：分子標的治療に伴う皮膚症状に対する工夫．がん看護 2011；16（1）：28-32．
5. 山崎直也：Hand-foot syndrome. Clinical Dermatology 2009；63（5）：14-17．

がん患者のスキンケア②
放射線療法を受けている患者

祖父江正代

　放射線療法の作用機序は、DNAを損傷させてがん細胞の増殖を抑えることである。放射線療法はがんの集学的治療の一つであり、X線やγ線、陽子線、重粒子線などさまざまな種類の放射線療法の効果が期待されている。その一方で、放射線による有害反応により皮膚が乾燥したり、炎症を起こしたりして痛みやかゆみなどの苦痛につながることもある。放射線皮膚炎が重症化すると、治療を休止することにもなりかねないため、少しでも皮膚炎を最小限にとどめられるようなスキンケアを提供していく必要がある。

放射線皮膚炎の発生機序

　外部照射では、放射線を局所に当てる際、必ず皮膚を通過させるため、がん細胞だけでなく、細胞分裂や再生能力がさかんな皮膚に有害反応をきたす（図1）。

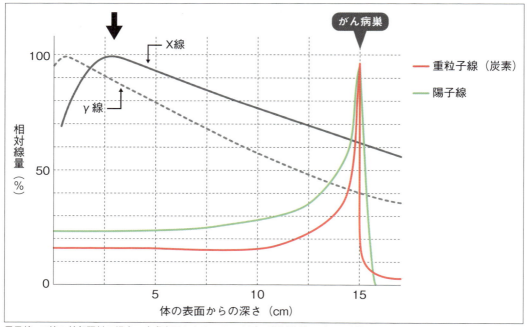

図1　相対線量と皮膚への影響

電子線、X線の外部照射の場合、皮膚表面から0〜5cm以内で相対線量のピークを迎える。そのため、電子線やX線の線量をがん病巣で高くしようとすると、必然的に皮膚表面の線量は高くなり、有害反応を認める。

皮膚は基底層の幹細胞が分裂して、有棘層、顆粒層へと徐々に上層に移行し、約14日で角質層となる。さらに約14日かけて角質層は垢となって剥がれていく。放射線療法によって基底層がダメージを受け、やがて角質となるはずの皮膚の細胞が減少し、皮膚が菲薄化する。さらに、皮脂腺、汗腺も影響を受け、皮膚の水分を保持するバリア機能が低下するため、皮膚の乾燥や炎症をきたしてしまう（図2）。

1. 放射線皮膚炎の分類

放射線皮膚炎には、放射線照射によって直接的に生じる放射線皮膚炎と、皮膚の炎症部位に摩擦やずれ刺激が加わって生じる二次的な皮膚炎（テープかぶれや掻き傷などのスキン-テア）がある（表1）。さらに、放射線治療中〜終了後に起こる急性皮膚炎と、治療を開始して3か月〜数年にわたって出現する晩期皮膚炎に大別される（表2）。晩期皮膚炎が生じている部位に褥瘡などが発生すると、治癒に難渋する。

放射線皮膚炎のアセスメント

1. 放射線皮膚炎発症のリスクアセスメント

放射線療法の目的や種類、照射部位、照射野、照射期間や照射線量、皮膚炎に影響する因子の有無などをもとに評価する。化学療法を併用する場合や、会陰部や乳房、腋窩、頸部など2つの皮膚面が重なる可動性の高い部位、皮膚が薄くて柔らかい部位、創傷治癒後で新しく再生したばかりの皮膚に照射する場合、乳房などの接線照射や1門照射（図3）を行う場合などは放射線皮膚炎の発症リスクが高くなる。特に、咽頭がんや喉頭がん、舌がんなどの頭頸部がん、接線照射を行う乳がんなどにおける放射線療法で皮膚炎を発症しやすい。

放射線皮膚炎の発症リスクが高いと予測される場合には、観察を強化するとともに、後述する予防的スキンケアを実施できるよう患者教育を行う。

図2　放射線皮膚炎の発生機序

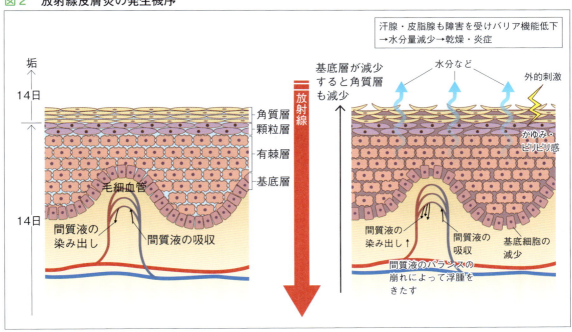

表1　直接的に生じる放射線皮膚炎と二次的に生じる皮膚炎

直接的に生じる放射線皮膚炎	二次性皮膚炎
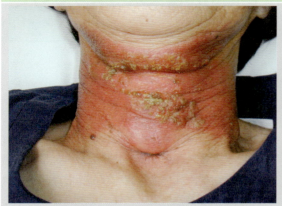	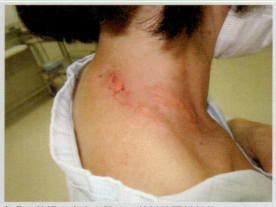
微小血管が影響を受け、軽度な浮腫、紅斑を認めた	皮膚の乾燥や炎症を認める放射線照射部位にかゆみが生じ、掻き傷ができた。その部位に絆創膏を貼付し剥がしたところ、スキン-テアが発生した

表2　放射線皮膚炎の分類

急性放射線皮膚炎	晩期放射線皮膚炎
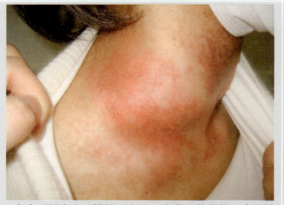	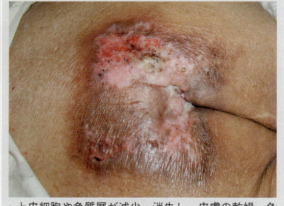
・表皮が新生する機能が衰え、皮膚の菲薄化、皮脂腺や汗腺が障害を受けることにより皮膚の乾燥が起こる ・毛嚢の障害による脱毛が起こる ・微小血管も放射線の影響を受け、浮腫や炎症が起き、発赤やびらん、痛みが生じる	・上皮細胞や角質層が減少・消失し、皮膚の乾燥、色素沈着、色素脱失、萎縮、潰瘍、皮下硬結などを認める ・晩期皮膚炎のある皮膚に褥瘡形成した事例では、治癒は非常に困難である

2. 放射線皮膚炎の程度のアセスメント

　皮膚障害の発生部位、炎症兆候の有無（発赤、腫脹、疼痛、熱感）、滲出液量や性状、創の深さ、肉芽組織量、壊死組織量や性状など皮膚炎の状態を観察する。また、皮膚の観察は前面の照射野だけでなく、照射野背面も確認が必要である。有害事象共通用語規準v4.0 日本語訳JCOG版（CTCAE v4.0-JCOG）[1]（表3）をもとに放射線皮膚炎の程度をアセスメントする。

図3　放射線照射方法

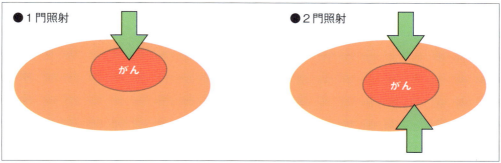

1門照射（1方向から照射するため、1か所への照射線量が多く、局所の有害反応発症率が高い：皮膚がんなどで行われる）と2門照射（前後（左右）2方向から照射するため、照射背面にも有害反応が及ぶ）。4門照射は4方向から照射するため、1か所への照射線量が少なく、他の照射方法より局所の有害反応発生は少ない。

表3　放射線性皮膚炎の程度

CTCAE v4.0 SOC 日本語：傷害、中毒および処置合併症
CTCAE v4.0 Term：Dermatitisradiation
CTCAE v4.0 Term日本語：放射線性皮膚炎

Grade 1	Grade 2	Grade 3	Grade 4
わずかな紅斑や乾性落屑	中等度から高度の紅斑：まだらな湿性落屑。ただしほとんどがしわやひだに限局している：中等度の浮腫	しわやひだ以外の部位の湿性落屑：軽度の外傷や摩擦により出血する	生命を脅かす：皮膚全層の壊死や潰瘍：病変部より自然に出血する：皮膚移植を要する

有害事象共通用語規準 v4.0 日本語訳JCOG版（CTCAE v4.0-JCOG）より改変して引用（JCOGホームページ：http://www.jcog.jp/）

3. スキンケアの目標と方法

1）スキンケアの目標

わが国では、放射線皮膚炎に対するケアはまだ十分に確立しておらず、なかには石けんを使用してはいけないという考えもあるが、海外では、「石けんの使用は皮膚炎の発症には影響しないこと」「放射線治療中・後に皮膚を保湿したほうが皮膚炎を予防できること」はすでに明らかになっている[2-4]。そして、Grade 2以上の皮膚炎を少しでも予防するために、何を使用してスキンケアを行うとよいのかという研究が多く行われている[5-7]。

これらのことから、放射線療法を受けている患者のスキンケアの目標は「Grade 2以上の放射線皮膚炎や2次的皮膚炎の発症を予防でき、放射線治療を完遂できる」と考え、皮膚の乾燥をできるだけ予防する。

2）スキンケアの方法
①スキンケア用品の準備（表4）
- 準備するもの：弱酸性の洗浄剤、保湿ローションや保湿クリーム、柔らかいタオル。

皮膚の乾燥を防ぐためには、皮膚のpHに近い弱酸性の洗浄剤が望ましい。脱脂力が高いベビー

表4 スキンケアに使用する製品例

用品	商品名		特徴
弱酸性洗浄剤	ソフティ 泡洗浄料（花王プロフェッショナル・サービス）		・セラミドEC、ユーカリエキスが含まれており、保湿作用もある
	シルティ 水のいらないもち泡洗浄（コロプラスト）	セキューラ®CL（スミス・アンド・ネフュー）	・洗い流さなくてもよい界面活性剤が使用されているのが特徴。放射線療法中の患者の場合は、拭き取る際の摩擦を予防するため、シャワーで洗浄剤成分を洗い流している
保湿剤	セキューラ®ML（スミス・アンド・ネフュー）		・伸びがよいローションタイプの保湿剤
	ヒルドイド®ローション0.3%（マルホ）	ヒルドイド®ソフト軟膏0.3%（マルホ）	・ローション・ソフト軟膏ともに保険診療で処方が可能な保湿用医薬品
その他	泡立てネット　泡立つポンプ		・少しでも皮膚を擦らず、泡で洗うことが可能となる用品 ・泡立てネットは、使用後はよく乾燥させる ・泡立つポンプは、細菌の繁殖を予防するために容器をよく乾燥させてから洗浄剤を詰める

表5 日常生活上の注意点

照射部位	日常生活上の注意事項
胸腹部	・化学繊維の下着は掻痒感につながり、皮膚の損傷につながる危険性もあるため、綿素材でゆったりとしたものを選択する
頭頸部	・照射部位を締めつけるような衣類や着脱時に皮膚に摩擦刺激が加わるような衣類は避ける（前にボタンがある、襟のない上着がよい） ・男性の場合、髭剃りの際に皮膚を損傷させないよう注意する。電気シェーバーを使用するのが望ましい ・女性の場合、化粧品のなかには製品に金属類を含んでいるものや分子量が多いものもあるため、医師に確認してから使用する。これらを塗布する場合にも擦らないよう注意する ・頭部の場合は保湿剤が頭髪に絡み残留しやすいため使用に注意する
頭部	・洗髪時に爪を立てて洗ったり、ドライヤーで熱風を当てたりしないようにする
その他	・無意識に掻いてしまうことも想定して爪を短く切っておく

石けんや薬用石けん、固形石けんなどはアルカリ刺激も高いため、これらの洗浄剤の使用は好ましくない。また、ローションや保湿クリームは伸びがよい柔らかいものを選択する。ワセリンなど、伸びが悪く硬い製剤（軟膏）を使用すると、塗布する際に皮膚を擦ってしまう危険性がある。また、ヒアルロン酸入りなどのローションやクリームは、保湿力が高くよいと思われがちだが、ヒアルロン酸は分子が大きいため皮膚への浸透力が低く、皮膚表面に残留しやすく、皮膚炎が重症化する危険性があるため好ましくない[8]。

②**皮膚の洗浄**

セキューラ®CLを使用する場合は、皮膚に直接スプレーする。それ以外の洗浄剤使用時には、洗浄剤をよく泡立て、泡を皮膚に塗るように、泡を転がすようにして洗う。泡立てネットや泡立つポンプなどを使用すると泡立ちを助けてくれる。

タオルやスポンジ、ボディブラシなどを使用して皮膚を擦ると角質が損傷を受け、角質水分量や皮脂量を喪失するので、絶対に使用しないようにする。洗浄剤の泡が汚れを浮き立たせてくれるので、擦る必要がないことを患者にも説明しておく。また、界面活性剤が皮膚に残ると、角質水分量や皮脂量が低下し皮膚の乾燥を進行させるので、洗浄剤は温湯で十分に洗い流す必要がある。熱い湯は皮脂を取り除いてしまうため、ぬるめの湯にし、シャワーは流れ落ちる程度の圧力にして洗い流す。皮膚洗浄後は、きめの細かいタオルで軽く皮膚を押さえるようにして水分を拭き取る。この際にも、タオルで擦らないよう注意する。皮膚を擦ると傷つくだけでなく、放射線照射野のマーキングが消えてしまうため注意する。

③**皮膚の保湿**

入浴やシャワー時に、皮膚は多くの水分を吸収するので、その水分を蒸散させないようすみやかに保湿剤を塗布する。この際にも擦ったりすり込んだりはせず、保湿剤を皮膚に置いていくような感じで塗布する。

照射後に保湿剤を塗布すると、次の放射線照射までに吸収され照射前に落とす必要がなくなる。

④**機械的刺激、化学的刺激などの回避**

放射線皮膚炎やスキン-テアを予防するために、スキンケアだけでなく、日常生活上の機械的刺激、化学的刺激を予防することも大切である（表5）。

3）患者教育

放射線治療中のスキンケアは、主に患者自身にセルフケアしてもらうこととなる。患者が予防的スキンケアの必要性を理解して継続的に実施できるよう、放射線皮膚炎がなぜ発生するのかといった根拠や、その方法をわかりやすく解説することが必要である。

4. 創傷管理

放射線皮膚炎が発生した場合の治療的スキンケアの目標は、治療中と治療完遂後で異なる。治療中は治癒を目標にせず、「放射線皮膚炎が悪化せず、放射線治療を完遂できる」を目標にし、治癒をめざした創傷管理は放射線治療が終了してから実施する（図4）。

1）放射線治療中

Grade 1 の皮膚炎では、保湿剤と併用してステロイド外用薬を使用し、炎症を抑えるようにする。Grade 2 以上の皮膚炎では、創の湿潤環境を維持することを目的に外用薬を使用する。このとき、外用薬を厚く塗布すると皮膚表面の照射線量が多くなり、皮膚炎が重症化する危険性があるため、非固着性ガーゼ（メロリン®など）などに薄く塗布して貼付するようにする。ただし、金属類を含む酸化亜鉛（亜鉛華軟膏）やスルファジアジン銀（ゲーベン®クリーム）などの外用薬やドレッシング材の使用は、散乱線を生じる危険性があり、皮膚炎を悪化させることがあるため放射線治療中は使用しない。

2）放射線治療終了後

放射線治療終了後は、褥瘡や他の創傷と同様に、創の深さや滲出液の量などをもとに外用薬あるいはドレッシング材を選択する。その際、照射外の部分で固定できるサイズのドレッシング材を使用する。放射線照射後の皮膚は脆弱なため、ドレッシング材や医療用粘着テープによる剥離刺激で、2次的皮膚炎が発生しないよう注意する必要がある。そのため、使用するドレッシング材や医療用粘着テープはシリコーン系粘着剤が使用されているものが望ましい（図5）。

急性放射線皮膚炎は治療終了後、次第に症状は軽減し、多くは1か月前後で治癒する。

スキンケアの実践による苦痛の緩和へ

日本では、まだ放射線療法の予防的スキンケアの視点は広がっていないが、先に述べたスキンケアの実践によって、放射線療法を受ける多くの患者の苦痛の緩和につながることを期待したい。

図4　放射線皮膚炎治療の目標設定と創傷管理

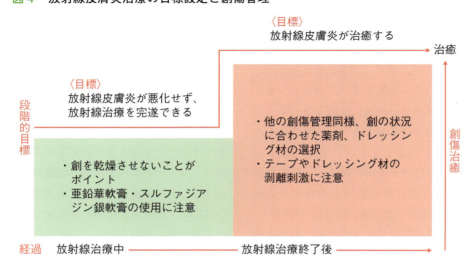

図5 シリコーン系粘着剤のドレッシング材とテープ

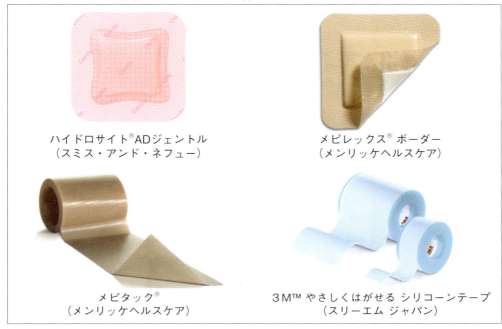

ハイドロサイト®ADジェントル
（スミス・アンド・ネフュー）

メピレックス® ボーダー
（メンリッケヘルスケア）

メピタック®
（メンリッケヘルスケア）

3M™ やさしくはがせる シリコーンテープ
（スリーエム ジャパン）

引用文献
1. 有害事象共通用語規準v4.0 日本語訳JCOG版（CTCAE v4.0-JCOG）：http://www.jcog.jp/doctor/tool/CTCAEv4J_20160310.pdf
2. Campbell IR, Illingworth MH. Can patients wash during radiotherapy to the breast or chest wall? A randomized controlled trial. Clin Oncol（R Coll Radiol）1992；4（2）：78-82.
3. Momm F, Weissenberger C, Bartelt S, et al. Moist Skin Care Can Diminish Acute Radiation-Induced Skin Toxicity. Strahlenther Onkol 2003；179（10）：708-712.
4. Nystedt KE, Hill JE, Mitchell AM, et al. The standardization of radiation skin care in British Columbia：a collaborative approach. Oncol Nurs Forum 2005；32（6）：1199-1205.
5. Hindley A, Zain Z, Wood L, et al. Mometasonefuroatecream reduces acute radiation dermatitis in patients receiving breast radiation therapy：results of a randomized trial. Int J Radiat Oncol Biol Phys 2014；90（4）：748-755.
6. Chan RJ, Mann J, Tripcony L, et al. Natural oil-based emulsion containing allantoin versus aqueous cream for managing radiation-induced skin reactions in patients with cancer：a phase 3, double-blind, randomized, controlled trial. Int J Radiat Oncol Biol Phys 2014；90（4）：756-764.
7. Laffin N, Smyth W, Heyer E, et al. Effectiveness and acceptability of a moisturizing cream and a barrier cream during radiation therapy for breast cancer in the tropics：a randomized controlled trial, Cancer Nurs 2015；38（3）：205-124.
8. Pinnix C, Perkins GH, Strom EA, et al. Topical hyaluronic acid vs. standard of care for the prevention of radiation dermatitis after adjuvant radiotherapy for breast cancer：single-blind randomized phase Ⅲ clinical trial. Int J Radiat Oncol Biol Phys 2011；83（4）：1089-1094.

がん患者のスキンケア③

自壊創をもつ患者

松原康美

　自壊創とは、腫瘍が皮膚に転移または浸潤して体表面に露出した創傷である。局所症状として、特有のにおい、多量の滲出液、痛み、出血があり、これらは患者の日常生活に影響を及ぼす。自壊創は、ドレッシング材や外用薬で治るものではなく、むしろ進行・悪化していくことが多い慢性創傷である。

　自壊創のケアは、患者のつらさを理解し、局所症状のコントロールを図ることが最も重要である。本稿では、自壊創の特徴と局所症状を軽減するケアについて概説する。

自壊創の発生頻度・形態的特徴・局所症状

1．発生頻度

　自壊創は、転移性病変があるがん患者の5～10％に生じ、余命6か月以内に生じることが多い[1]。自壊創の発生率が高いがんの種類は、乳がん47.1％、頭頸部がん46.7％、原発性皮膚がん39.1％と報告されている[2]。そのほか、肺がん、大腸がん、子宮頸がん、卵巣がんなど、多くのがんで生じる。また、全身のどこにでも生じるが、緩和ケアを受けている患者の胸部および乳房、頭頸部、腹壁に好発する[3]。

2．形態的特徴（図1）

　自壊創の形状は、カリフラワー様に隆起した腫瘤（増殖型）、クレーター様の潰瘍（破壊型）、双方の混在型がある[1]。1か所だけではなく数か所に生じることもある。自壊創の大きさ、形状、色は刻々と変化し、その進行には個人差がある。臨床的には、自壊創が増大するほど局所症状は顕著になりやすいため、継続的なモニタリングが必要である。

3．局所症状（図2、3）

　腫瘍病変部は、組織への血液供給が妨げられて細胞が死滅し、壊死に陥る。その結果、自壊創は、におい、多量の滲出液、痛み、出血といった局所症状が出現する。これらは、すべて同時に生じるとは限らず、症状の現れ方は人それぞれである。

　においは自壊創をもつ患者の8割以上に生じるといわれ[4]、精神的なストレスとなり、抑うつ、対人関係、仕事にも影響を及ぼす。自壊創のにおいの原因物質として、壊死組織、好気性菌、嫌気性菌から放出される揮発性物質（アミン、ダイアミン、カダベリン、プトレシン、ジメチルトリスルフィド、イソ吉草酸、酪酸）が確認されている[5,6]。

　滲出液は、表在性感染、壊死組織の存在、瘻孔を形成している場合に多くなりやすい。多量の滲出液に伴う頻回なドレッシング交換や衣服の汚染

図1 自壊創の形状

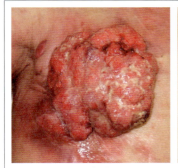

増殖型
カリフラワー様に隆起して進行する創傷

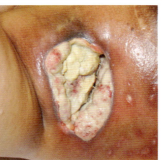

破壊型
クレーター様に潰瘍化して進行する創傷

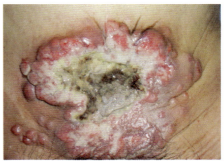

混在型
増殖型と破壊型が混在する創傷

図2 右乳房部に発生した自壊創（乳がん）

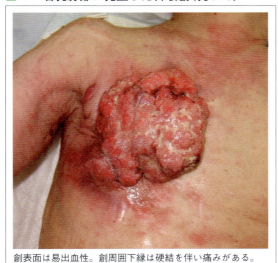

創表面は易出血性。創周囲下縁は硬結を伴い痛みがある。

図3 自壊創の主な局所症状による影響

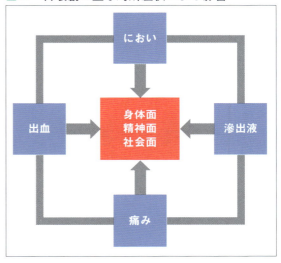

は、コストや時間がかかり、身体的・心理的な負担になる。

　緩和ケアを受けている患者の痛みは、心理的な要因を含め、多くの要因が複合している。自壊創に関連した痛みの原因として、局所ケア、炎症・感染、がんの浸潤、予期的な痛みなどがある。特にドレッシング交換、洗浄、外用薬塗布など局所ケアに伴う痛みが最も多い。

　出血は、創部への外的刺激（ドレッシング材を剥がす、強い圧で洗浄する、綿球で擦る、摩擦など）、創面の壊死組織が自然に脱落したとき、腫瘍が浸潤して血管壁が破綻したときなどに生じる。血小板が減少している場合は止血しにくい。また、頸部や乳房付近の自壊創は、主要な動脈に浸潤して大出血をきたし、致命的になる場合もある。

　二次的な障害として、創周囲の皮膚炎、掻痒、瘻孔形成、感染がある。滲出液や瘻孔からの排液量が多いと、脱水、電解質不均衡、腎機能障害に至る可能性もある。

ケアの目標

自壊創のケア目標は、局所症状のコントロールを図りQOLが向上することである。一般的な創傷の多くは治癒を目標として治療やケアが行われ、改善に向かう。しかし、自壊創は腫瘍の増大とともに進行、悪化し、その様相は刻々と変化していく。

放射線治療、化学療法、ホルモン療法、外科的切除などの治療効果により、腫瘍が縮小して症状緩和が図れる場合もあるが、完全に治癒することは難しく、再発するケースが多い。それゆえ、創傷管理は生涯続く可能性があることを念頭におき、可能な限り症状コントロールを図ることが重要である。

局所症状を軽減するケア
（図4、5）

まず、患者の苦痛や困っていることをじっくり聞くことが重要である。局所状態は創面の色調や硬さ、大きさ、創辺縁部および創周囲の状態、発生部位などを観察する。

特に壊死組織、炎症・感染兆候、瘻孔形成の判断は重要である。これらを予防することは困難だが、実施されているケアや使用材料を検討し、患者の苦痛が増す前に適切な対策を講じる必要がある。

1．におい（表1）

においの軽減には、表在性感染を制御し、吸収

図5　下腹部に発生した自壊創（胃がん）

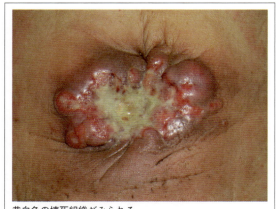

黄白色の壊死組織がみられる。

図4　自壊創をもつ患者のアセスメント

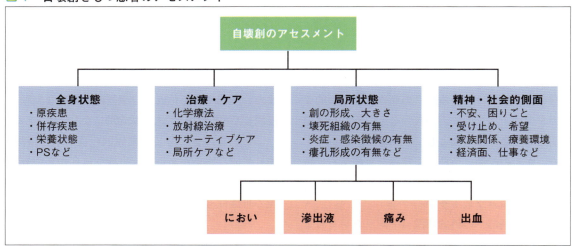

PS：performance status（全身状態の指標の一つで日常生活の制限の程度を示す）

表1　自壊創のにおいへの対策

分類		例
外用薬		・メトロニダゾール（ロゼックス®ゲル） ・クリンダマイシン ・モーズ軟膏* ・亜鉛華デンプン ・ヨウ素含有製剤（カデックス散、カデックス軟膏、ヨードコート®、ユーパスタなど）
ドレッシング材		・銀含有フォームドレッシング材
消臭・脱臭剤	局所用	・消臭シート（オドレスシート®） ・消臭スプレー（デオール消臭・除菌スプレー） ・消臭下着（デオエスト）
	室内用	・消臭スプレー（ホスピノーズ） ・消臭カーテン ・脱臭器
その他		・線香をたく ・アロマオイル（ラベンダー、ローズマリー、ペパーミント、ティーツリー、ユーカリなど） ・光触媒加工の人工観葉植物 ・活性炭 ・竹炭 ・ドリップ後のコーヒーかす ・猫用トイレの砂

＊：モーズ変法として使用

性の高いドレッシング材や吸収パッドを用いて管理すること、環境面やケア方法での工夫を考慮する必要がある。

　自壊創の細菌増殖制御を目的とした外用薬として、メトロニダゾール（ロゼックス®ゲル）、クリンダマイシンがある。そのほか、ヨード含有製剤、亜鉛華デンプンなども有効な場合がある。また、必要に応じて抗菌薬の全身投与も検討する。

　モーズ変法は、塩化亜鉛を主成分としたモーズ軟膏を自壊創表面に一定時間塗布した後で除去する方法である。亜鉛のタンパク沈殿効果によって腫瘍表面が乾固化し、滲出液の減少やにおいの軽減、止血効果があり、その有効性は多数報告されている。しかし、その方法や適応は標準化されておらず、強い皮膚刺激、炎症、搔痒感などの有害事象があることから、医療機関において医師の管理下で実施する必要がある。

　海外では銀含有フォームドレッシング材の有効性が明らかにされているが、国内で販売されているものとは銀含有量が異なり、臨床的ににおいの軽減に効果があるとは言及できない。しかし、高い吸収性と銀イオンの抗菌効果は期待できる。また、吸収性の高いパッドを使用し滲出液が漏れる前に交換すること、衣服や寝具に滲出液が付着した場合は、すみやかに交換することが大切である。

　そのほか、衣服や吸収パッドの上から噴霧する消臭スプレー、消臭効果のある布製シートや下着なども市販されている。また、療養環境の場に応じて、脱臭器の設置、線香をたく、アロマオイルなどを試してみるのもよい。

　壊死組織を除去することもにおいの軽減になるが、自壊創は非常に出血しやすく痛みを伴うこともあるため、積極的な外科的デブリードマンは推奨されない。軟らかく、脱落しかけた壊死組織のみを部分的に切除（医師が実施）する程度でよい。

2. 滲出液（表2）

　滲出液の量と性状をモニタリングしながら、使用材料、固定方法、交換間隔を検討する。滲出液が粘稠性であったり、残渣物（壊死組織片、血液、腸液）が混入している場合は、ドレッシング材やパッドに十分吸収されないことがある。フォームドレッシング材は吸収性が高いといわれるが、交換頻度が多ければ経済的な負担となる。比較的安価な不織布ガーゼや生理用パッドなどの使用も検討する。

　滲出液のコントロールには、モーズ変法のほか、ヨウ素含有治療薬（カデックス散、カデックス軟膏、ヨードコート®、ユーパスタなど）、亜鉛華デンプンが有効な場合もある。

　粘着テープによる固定は、スキントラブルの可能性があるため最小限にする。腋窩、胸部、頸部などに生じた自壊創は、伸縮性のある腹帯、胸帯、チューブ包帯、ネットパンツを使用すればテープによる固定が不要で処置も容易である。自壊創専用の下着（自壊創用ケアインナー）も市販されている。

　滲出液が創周囲皮膚に付着すると掻痒や皮膚炎の要因となるため、白色ワセリン、撥水性クリーム、液状皮膚被膜剤などを用いて保護する。

3. 痛み（表3）

　局所ケア時の痛みの多くは、創面に固着したドレッシング材やガーゼを除去する、圧をかけて創部を洗浄する、外用薬を創面に直接塗布する、などである。

　ドレッシング材やガーゼが創面に固着している場合は、生理的食塩水または微温湯を十分に湿らせて10～15分くらい放置してから除去する。必要に応じて、ケアの前後でレスキュードーズを使用する。また、鎮痛効果は一時的だが、キシロカイン®スプレーやキシロカイン®ゼリーが有効なこともある。

　創部の炎症・感染徴候がみられる場合は、非ステロイド性消炎鎮痛薬や抗菌薬の全身投与も有効である。保冷剤を布で包み局所に当てると痛みがやわらぐこともある。

　腫瘍組織が深部の神経に浸潤している場合は、ズキズキ、突き刺すような、重いもので押されるといった痛みが生じることもある。このような場合は、適切な痛みのアセスメントによりWHO疼痛ラダーに沿った鎮痛薬および鎮痛補助薬を考慮する。

4. 出血（表4）

　出血のリスクを減らすには、止血効果のあるド

表2　自壊創の滲出液への対策

分類	例
外用薬	モーズ軟膏* 亜鉛華デンプン ヨウ素含有製剤（カデックス散、カデックス軟膏、ヨードコート®、ユーパスタなど）
ドレッシング材	フォームドレッシング材
吸収パッドなど	吸収パッド（生理用パッド、尿とりパッド） 不織布ガーゼ
パウチング	ストーマ用品 瘻孔ケア用品

＊：モーズ変法として使用。

表3　自壊創の痛みへの対策

分類		例
ドレッシング材		シリコーンドレッシング材 シリコーン透過性ドレッシング材 非粘着性ドレッシング材
ケア時の工夫		ドレッシング材・ガーゼなどは十分に湿潤した状態で剥がす 洗浄時の水圧と温度は患者の好みに応じて調整する 創面を綿球やガーゼで擦らない
鎮痛薬	外用	表面麻酔薬（キシロカイン®ゼリー、キシロカイン®スプレー） 消炎鎮痛薬（ボルタレン®ゲル）
	内服・注射	オピオイド 非ステロイド性消炎鎮痛薬
その他		神経ブロック 髄腔内薬物療法（脊髄くも膜下腔ポートからの麻薬投与） 保冷材を布で包み炎症がある部位に当てる

表4　自壊創の出血への対策

分類		例
ドレッシング材		アルギン酸塩ドレッシング材 シリコーンドレッシング材
非固着性ガーゼ		シリコーン（トレックス®-Cガーゼ、アダプティックガーゼ） コットン/ポリエステル（メロリン、デルマエイド®）
ケア時の工夫		ドレッシング材・ガーゼなどは十分に湿潤した状態で剥がす 創面に強い水圧をかけない 創面を綿球やガーゼで擦らない
止血材	外用	吸収性止血剤（スポンゼル®、サージセル）
	内服	抗プラスミン薬（トラネキサム酸）

レッシング材や薬剤を使用し、局所への外力をできる限り軽減することである。

　止血効果のあるドレッシング材として、アルギン酸塩ドレッシング材がある。止血しにくいときには、出血部位にアルギン酸塩ドレッシング材を直接当てて10〜15分程度圧迫止血する。それでも止血しない場合には、止血材（スポンゼル®、サージセル）を使用する。

　頸部、腋窩部、腹壁、会陰部などの自壊創は、摩擦やずれが生じやすい。創面に直接使用するガーゼやドレッシング材は、表面が滑らかで固着しないものを使用し、胸帯、腹帯、チューブ包帯、ネットパンツなどで保護する。

つらさをやわらげる創傷ケア

　自壊創の症状コントロールは、患者のQOLを改善するうえで非常に重要だが、それだけに終わってはならない。自壊創をもつ患者とのかかわりのなかで、過去の体験、現在の不安、困りごと、そして今後の希望を理解しながら、療養生活を支援していく必要がある。

　全身状態と局所状態が刻々と変化していくなかで、全人的なアセスメントを通して、"つらさをやわらげる創傷ケア"を実践することが重要である。

引用文献
1. Alexander S. Malignant fungating wounds: epidemiology, aetiology, presentation and assessment. J Wound Care 2009; 18 (7): 273-280.
2. Maida V, Ennis M, Kuziemsky C, et al. Symptoms associated with malignant wounds: a prospective case series. J Pain Symptom Manage 2009; 37: 206-211.
3. Maida V, Corbo M, Irani S, et al. Wounds in advanced illness: a prevalence and incidence study based on a prospective case series. Int Wound J 2008; 5 (2): 305-314.
4. Gethin G, Grocott P, Probst S, et al. Current practice in the management of wound odour:An international survey. Int J Nurs Stud 2014; 51 (6): 865-874.
5. Grocott R, Gethin G, Probst S. Malignant wound management in advanced illess: new insights. Curr Opin Support Palliat Care 2013; 7 (1): 101-105.
6. Mika S, Shunji M, Ryuich H, et al. Dymethyl trisulfide as a charactristic odoe associated with fungating cancer wounds. Biosci Biotechnol Biochem 2009; 73 (9): 2117-2120.

Part 2 実践編　第1部　ハイリスク患者のスキンケア

がん患者のスキンケア④
GVHD（移植片対宿主病）患者

海田真治子

GVHDのメカニズム

　同種造血幹細胞移植は、白血病や悪性リンパ腫、再生不良性貧血など造血器の悪性腫瘍に適応される。移植後、移植されたドナー由来のリンパ球（移植片）がレシピエントの体内で異物として認識され、組織を破壊、攻撃することを免疫反応移植片対宿主病（graft-versus-host-disease：GVHD）という[1]。

　GVHDは主に皮膚、肝臓、消化管が障害され、その症状は多様で遅延化する場合も多い。

　また、移植後の発症時期や臨床症状に応じて、急性GVHDと慢性GVHDとに大別される。急性GVHDは、移植後100日以内に発生する古典的急性GVHDと、100日以降に発生する非古典的（持続型、再燃型、遅発型）に分類される（表1）[2]。

1. 急性GVHDとは

　急性GVHDは、「同種造血幹細胞移植後早期にみられる皮疹・黄疸・下痢を特徴とする症候群で、移植片に対する免疫学的反応によるもの」と定義されている[2]。ドナーからホストへ移行した免疫担当細胞（特にT細胞）が臓器を攻撃することで、臓器別の症状が現れる。

　好発する臓器として皮膚、肝臓、消化管が挙げられ、障害の程度で重症度分類がなされ、重症化すると生命の危険があるため、日ごろからの観察が重要となる。

2. 慢性GVHDとは

　慢性GVHDは、患者の体内に根付いたドナー由来の白血球によって引き起こされる。GVHD自体やそれに対する免疫抑制薬治療が長期にわたることにより、免疫力の低下を引き起こし、肺炎や腸炎などの感染症を合併しやすくなる。

　主な症状としては、慢性的な皮膚障害、肝臓、

表1　GVHDの分類

分類	亜分類	発症時期	急性GVHD症状	慢性GVHD症状
急性GVHD	古典的	100日以内	あり	なし
	持続型、再燃型、遅発型	100日以降	あり	なし
慢性GVHD	古典的	規定なし	なし	あり
	重複型	規定なし	あり	あり

Filipovich AH, Weisdorf D, Pavletic S, et al. National Institutes of Health consensus development project on criteria for clinical trials in chronic graft-versus-host disease：I. Diagnosis and staging working group report. Biol Blood Marrow Transplant 2005：11（12）：945-956.
日本造血細胞移植学会ガイドライン委員会編：GVHD第3版. 造血細胞移植学会ガイドライン　第1巻. 医薬ジャーナル社, 東京, 2014：61. より改変して引用

口腔内（口内炎、唾液の減少等）、目（乾燥）、肺（肺炎や閉塞性気管支炎など）、消化管（下痢や吸収不良など）など、いろいろな臓器の障害が起こるため、症状もさまざまである。

これら合併症が重症化すると生命にかかわることもあり、症状の早期発見と早期治療が重要となる[3]。

3. 皮膚GVHDの病理 (表2)

急性GVHDの表皮は液状変性と表皮中に異常細胞が出現し、付属器ではエクリン汗腺の汗管と毛包が標的となる。液状変性により基底層と真皮結合部の強度が弱くなることから、表皮剥離などの症状が発生しやすい。また、汗腺が障害されることで発汗障害、ドライスキン、皮膚のバリア機能低下となることが予想できる。予防的なスキンケアの介入により、皮膚の機能を維持することが重要である。

GVHDのアセスメント

移植患者に皮膚の変化をみたとき、すぐにGVHDを疑う。GVHDの特徴的な皮膚障害と発症部位、全身の観察を行い皮膚症状の進展状況を把握することは、重症化を予防するためにも必要である。

1. 特徴的な皮膚障害を理解する (表3)

急性GVHDの初発症状として、皮疹（紅斑、水疱、びらん）が出現することが多い。手掌、足底、四肢末端、顔面、前胸部などに多く発症する。皮疹の発生部位が手掌だと上半身に、手掌と足底に発生すると全身性に拡大するという報告[4]もあることから、皮疹の進展状況を確認することが重要である。重症化すると全身性紅皮症、水疱形成へと進展する。表皮剥離などの症状がみられたら、すぐに医師と対応方法を検討する。

表2 皮膚急性GVHDの病理学的重症度

Grade Ⅰ	表皮基底細胞の液状変性、表皮真皮接合部のリンパ球浸潤
Grade Ⅱ	表皮の海綿変化、表皮細胞のアポトーシスないし抗酸性壊死と、それを取り囲むリンパ球浸潤（satelitosis）
Grade Ⅲ	表皮真皮間の裂隙形成
Grade Ⅳ	表皮が真皮から剥離

Lerner KG, Kao GF, Storb R, et al. Histopathology of graft-vs.-host reaction (GvHR) in human recipients of marrow from HL-A-matched sibling donors. Transplant Proc 1974；6（4）：367-371.
日本造血細胞移植学会ガイドライン委員会編：GVHD第3版. 造血細胞移植学会ガイドライン 第1巻. 医薬ジャーナル社, 東京, 2014：86. より改変して引用

表3 皮膚GVHDの特徴

	急性GVHD	慢性GVHD
皮膚の症状	・皮疹：紅斑（図1）、小丘疹、膨隆疹、紫斑（図2）、ざ瘡、毛根に一致した皮疹（図3）、水疱形成（図4）、表皮剥離 ・重症化：全身性紅皮症、スティーブンス・ジョンソン症候群（図5）や中毒性表皮壊死症様の症状	・皮膚：紅斑、多形性皮膚萎縮、扁平苔癬様皮疹、限局性巣状の皮膚表層硬化、強皮症様硬化性病変 ・爪：爪の形成異常、萎縮、変形、爪床剥離など ・頭皮・体毛：脱毛（瘢痕性・非瘢痕性）、鱗屑、丘疹様角化病変
出現部位	手掌、足底、四肢末端、顔面、前胸部などに多く、腹部、前腕内側、大腿内側などの比較的軟らかい部分に出現	さまざまな形態の皮疹のため特徴的分布なし
自覚症状	灼熱感、ピリピリ感、掻痒感、疼痛など	掻痒感、発汗障害
鑑別疾患	生着症候群や感染症、重症薬疹、治療関連毒性など	感染症、血管炎、白血病再燃、過敏性皮膚炎、薬剤性皮膚炎、皮膚がんなど

図1　紅斑

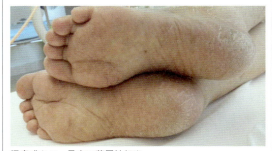

掻痒感あり、足底に落屑性紅斑

図2　紫斑＋表皮剥離

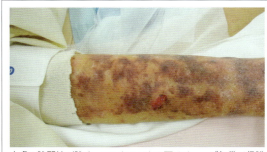

皮膚の脆弱性が強く、マンシェットの下はチューブ包帯で保護

図3　毛根に一致した皮疹

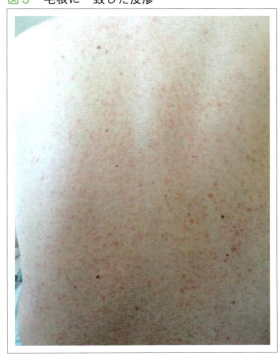

図4　水疱

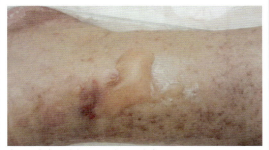

小さな水疱が融合して、大きな水疱になっている。

図5　スティーブンス・ジョンソン症候群

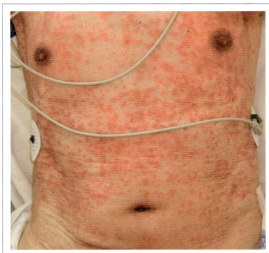

頭頂から足先まで急速に紅斑が拡大した。心電図モニター接触部分はびらん形成している。

慢性GVHDは急性GVHDと異なり、さまざまな部位に出現する。扁平苔癬に類似した丘疹のほか、さまざまな形態の皮疹が出現する。

2．皮膚の観察が重要（表4）

　GVHDの患者は全身管理が必要であり、GVHDは重症化すると命の危険につながる。日々のケアのなかでいつもと異なる皮膚や粘膜の変化などを見逃さないことが重要である。

　皮膚所見は記録（写真含む）に残し、情報の共有化を図り、症状に応じた対応方法を検討していくことが大切である。

表4 皮膚症状の観察項目

症状	観察項目
共通項目	● 皮膚障害：サイズ、出現部位と程度、色調 ● 自覚症状：灼熱感・掻痒感・疼痛の有無、知覚異常の有無と部位・程度
皮疹	● 形状：平坦、隆起、毛根と一致しているか、びまん性or限局性 ● 滲出液や排膿の有無
水疱	● 緊満の有無、水疱内の貯留液の色調、炎症徴候の有無
表皮剥離	● 滲出液の量、色調、臭気、炎症徴候の有無
その他	● 色素沈着の有無、色素脱出の有無 ● 皮膚の紅斑、苔癬化

GVHDは長期フォローとなるため、患者自身で観察とスキンケアが実施できるように、セルフケア指導が必要である。

スキンケアの目標と方法

急性および慢性GVHDの管理の目標は、①早期に診断して症状の悪化を防止する、②感染予防を図る、③保湿により症状の悪化を防ぐ、④外的刺激から皮膚を保護することである。そのためには、スキンケアの基本を大原則とし、個々の症状に応じたケアの提供が必要である。

1．基本的スキンケア

1）皮膚の清潔を保つ
- GVHD皮膚障害が発生している皮膚は、表皮や垢に汗が加わることによってpHが上昇し、細菌や真菌の繁殖をまねきやすい。移植患者は免疫力も低下した状態であることから、感染症予防として可能な限りシャワー浴を行うことが推奨されている[2]。
- 重症化した皮疹治療は疼痛を伴う。清潔ケアや処置の前には疼痛コントロールを行うことが必要である。
- 洗浄剤は、皮膚のpHに近い弱酸性で脱脂力の弱いものを選択する。
- 摩擦刺激を避けるため、洗浄剤は十分に泡立てて摩擦しないようにやさしく洗浄する。
- 洗浄後は洗浄剤が皮膚に残らないように洗い流し、タオルで擦らず押え拭きを行う。
- シャワー浴ができない場合は、洗い流しが不要な洗浄剤（リモイス®クレンズなど）を用いて清拭を行う。

2）保湿
- 移植前に抗がん剤や放射線療法を受けた皮膚は、皮膚の再生に必要な基底細胞にダメージを受けている。皮脂の分泌量の低下によりバリア機能の低下となり、感染のリスクが高くなることから、保湿を行い皮膚のバリア機能を維持することが重要である。
- 保湿はシャワー浴や清拭後10〜15分以内に行うのが望ましい。
- 塗布する際に摩擦・ずれが加わらないよう乳液タイプやローションタイプの保湿剤を選択する。

3）物理的刺激の回避
- 急性期の治療下では、さまざまなラインやチューブを固定するテープが使用されている。チューブ接触や、圧迫、テープ剥離による刺激、表皮剥離、皮膚裂傷（スキン-テア）、皮下出血などを予防することが必要である。
- 剥離刺激の少ない低粘着性のテープを選択する。
- テープ剥離時には粘着剥離剤を、貼付時には皮膚被膜剤を使用する。

- 物理的刺激がかからない固定方法（包帯やネット固定など）を検討する。

2．患者指導

- GVHD患者、GVHDリスクのある患者には、自分で皮膚を観察する必要性と基本的スキンケアを実践できるように指導する必要がある。
- 皮膚保護：直射日光は皮膚の炎症を引き起こす場合がある。外出する際は、帽子、長袖、裾の長い衣服の着用、日焼け止めクリームの使用を促す。
- 衣服の選択：摩擦などの刺激を避けるため、肌着は柔らかい素材のものを着用する。ゴムなどによる過度の圧迫は避ける。

3．皮膚症状別の看護（表5）

皮膚の状況に応じて対応できる方法を記載した。滲出液が多い場合など個々の皮膚の状況に応じて、医師や専門の看護師と相談しながら対応していくことが必要である。

表5　皮膚症状別の看護

症状	目標	看護（洗浄・保湿・保護はスキンケアの基本内容を参照）
掻痒感	皮膚損傷を予防する	・爪を短く切り、綿手袋の装着を勧める ・抗ヒスタミン薬の使用や外用薬の使用 ・掻痒感によって夜間不眠⇒不眠時の対応を検討する
灼熱感・疼痛	症状の緩和	・手掌や足底のヒリヒリ感や疼痛で日常生活に支障をきたすことがある ・クーリングによる症状緩和を図る ・摩擦刺激を避ける：手掌は綿手袋、足底は厚手の靴下を着用する
水疱形成	創傷治癒を促す 感染防止	・物理的刺激を避ける（基本的スキンケア参照） ・小さな水疱液は無理に破疱しないで自然吸収を待つ。 ・緊張性水疱は水疱表面を消毒後、シリンジまたは針を用いて破疱し内容液を排除する ・皮膚の保護のためテープ固定はせずにネットや包帯を使用して固定する
表皮剥離・びらん	創傷治癒を促す 感染防止	・軟膏を塗布するときは、摩擦が少ない非固着性ガーゼを使用する。軟膏はガーゼ側に塗布する ・ドレッシングを使用する際は、感染症予防のため銀イオン配合ドレッシングや非固着性ドレッシングを選択する
下痢によるスキントラブル	失禁関連皮膚炎の予防	・腸管GVHDでは水様便が多量に排泄されるため、肛門周囲に皮膚障害を起こしやすい ・撥水効果のあるスキンケア用品で予防する（リモイス®バリア、セキューラ®POなど） ・おむつ使用時は、便失禁専用おむつや便専用綿を使用すると便の拡散が抑えられる ・持続する水様性の下痢の場合は、ストーマ装具を用いたパウチングなど検討する（図6A） ・皮膚障害発生時の対応 亜鉛華軟膏の使用（3mm以上の厚さで塗布する、図6B） ハイドロコロイドドレッシング材をブロック貼り（図7） 便失禁管理システムの使用（図8）

図6 消化管GVHDの排泄管理

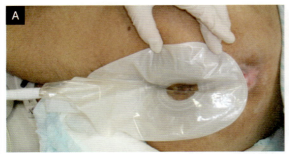

A 肛門部パウチングした1例（ストーマ用装具貼付し水様便を誘導）

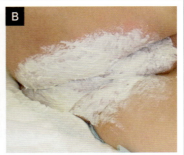

B 皮膚への便の付着を防止するため、亜鉛華軟膏は3mm以上厚さに塗る。

図7 ブロック貼りによる皮膚保護

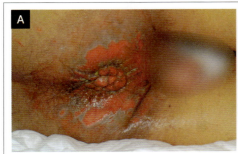

A 下痢によるびらん

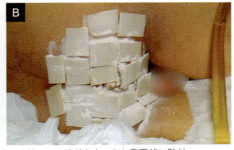

B ハイドロコロイドをカットし敷石状に貼付

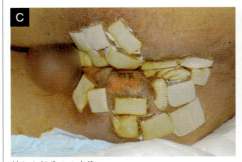

C 外れた部分のみ交換

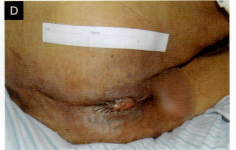

D 1週間後治癒

図8 便失禁管理システム

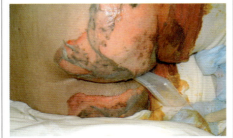

水様便が周囲のびらん部にまで及ぶため、便失禁管理システムを挿入した。

多職種間で情報共有し、最良のケアを提供する

　GVHDを発症すると、皮膚障害に伴う痛みや感染、長期的入院など、患者は苦痛を強いられる。GVHDの重症化を予防するためにも医療者は個々の症例に合わせて、最良のケアを提供できるようにしなくてはならない。そのためには、医師、看護師、皮膚科医、薬剤師、栄養士、皮膚・排泄ケ

ア認定看護師など、患者にかかわる多職種間で情報共有を行い、対応方法を検討することが重要である。

引用文献
1. 溝上祐子, 河合修三編著:知識とスキルがみてわかる専門的皮膚ケア スキントラブルの理解と予防的ケア. メディカ出版, 大阪, 2008:45-50.
2. 日本造血細胞移植学会:造血細胞移植ガイドライン GVHD第3版(2014年3月改訂). https://www.jshct.com/guideline/pdf/02n_gvhd.pdf
3. 赤川順子:造血幹細胞後の皮膚GVHD. 日本創傷・オストミー・失禁管理学会誌 2013;17(4):264-271.

参考文献
1. 西尾奈緒美, 松井優子, 真田弘美, 他:急性GVHD(移植片対宿主病)の皮膚の実態に関する研究―意欲後からの皮膚の啓示的変化の特徴―. 日本創傷・オストミー・失禁管理学会誌 2014;18(1):9-19.
2. 原田起代枝, 和田美香, 宮崎敬子, 他:移植片対宿主病患者のスキンケア―中心静脈カテーテルの管理―. 日本創傷・オストミー・失禁管理学会誌 2012;16(3):284-289.
3. 小池瑞代:血液疾患. 看護技術 2015;61(5):77-82.

クリティカルケア・救急領域における患者のスキンケア

内藤亜由美

救急領域は、軽症な状態の患者に対応する初期救急医療機関から、重篤で複数の診療科領域にわたる患者に対応する第三次救急医療機関まで多岐にわたるが、本稿における救急領域とは第二次および第三次救急医療機関で遭遇する患者と、クリティカルな状態にある患者に対するスキンケアについて述べる。

クリティカルケア・救急領域においては、救命のための処置・医療の優先順位が高くなることはやむを得ないが、予防ケアによってスキントラブルを回避することは可能である。

メカニズム

クリティカルな病態が、どのように皮膚への影響を及ぼしているのかというメカニズムは明らかになっていない。しかし、クリティカルな状態にある患者に共通で注意を要する皮膚の状態は、浮腫である（図1、2）。

一方で、救命を担うクリティカルケア・救急医療の現場では、浮腫や末梢循環不全にある皮膚に対してさまざまな医療機器の装着や、固定のため

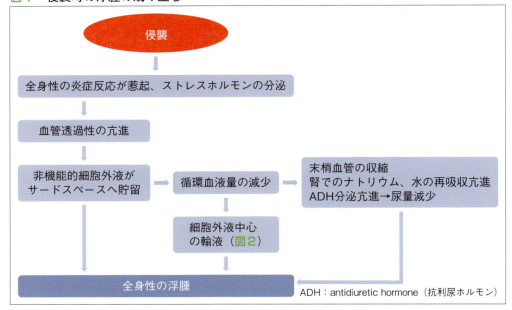

図1　侵襲時の浮腫の成り立ち

ADH：antidiuretic hormone（抗利尿ホルモン）

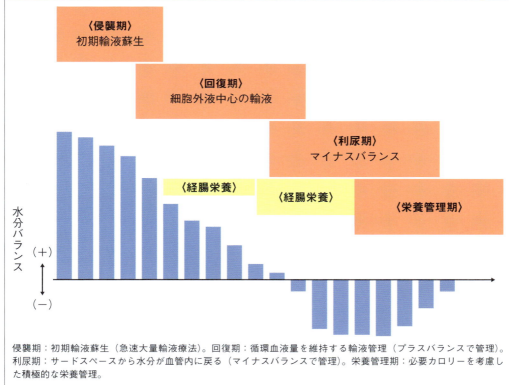

図2 時間経過における水分バランスと体液管理の4つのフェイズ（時相）

侵襲期：初期輸液蘇生（急速大量輸液療法）。回復期：循環血液量を維持する輸液管理（プラスバランスで管理）。利尿期：サードスペースから水分が血管内に戻る（マイナスバランスで管理）。栄養管理期：必要カロリーを考慮した積極的な栄養管理。

垣花泰之：多臓器障害と体液管理のプラクティス〜フェイズを考慮した体液管理とは？〜．重症患者ケア 2016：5（4）：609．より引用

に粘着性のあるテープ類などを貼付する必要性があるため、医療関連機器圧迫創傷、スキン-テアの生じるリスクが高くなる。また、治療上体位制限が加わる場合もあり、褥瘡発生にも注意が必要である。クリティカルな状態にある患者のスキントラブルの好発部位と内容について図3に示す。

また、皮膚症状を呈する疾患のうち救命救急診療、重症集中治療を必要とするものがある（表1）。これらは迅速な重症集中治療が転帰を左右し、全身の皮膚が非常に脆弱な状態となるため、細心の注意を払ったスキンケアを行う必要がある。

アセスメント

1. 全身管理

- 病態の理解：患者を救命しながら適切なスキンケアを行うためには、個々の患者の重症度、現在の治療内容、治療方針を把握する。

2. 皮膚

- スキントラブル好発部位の皮膚の観察を行う：特に医療関連機器との接触部位、医療用粘着テープ貼付部位は注意深く観察を行う。

図3 クリティカルケア・救急領域におけるスキントラブルの発生部位

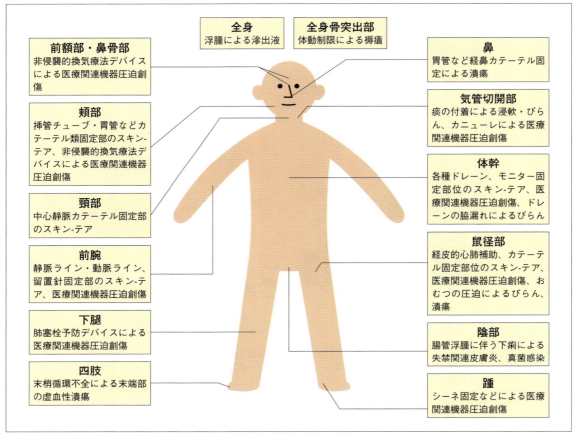

表1 皮膚に症状を呈し救命救急診療、重症集中治療を要する疾患

疾患	皮膚症状
アナフィラキシー	顔面浮腫、蕁麻疹、紅斑
スティーブンス・ジョンソン症候群 （Stevens-Johnson syndrome：SJS）	皮膚粘膜移行部の粘膜病変、びらん、水疱、多型紅斑
中毒性表皮壊死融解症（図4） （toxic epidermal necrolysis：TEN）	水疱、表皮剥離、びらん、びまん性紅斑、環状紅斑、粘膜疹
薬剤性過敏症症候群 （drug-induced hypersensitivity syndrome：DIHS）	紅斑、紅皮症
毒素性ショック症候群 （toxic shock syndrome：TSS）	紅斑、水疱
ブドウ球菌性熱傷様皮膚症候群 （staphylococcal scalded skin syndrome：SSSS）	紅斑、水疱
壊死性軟部組織感染症 　ガス壊疽、壊死性筋膜炎	感染徴候
電撃性紫斑病	四肢の出血斑、全身の水疱、壊死

図4　中毒性皮膚壊死融解症（TEN）

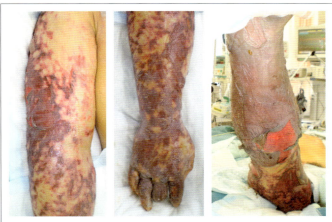

表2　カテコラミン受容体と生理活性

受容体	α受容体	β受容体		ドパミン受容体
		$β_1$	$β_2$	D
生理機能	末梢血管収縮↑	心収縮力↑	心拍数↑	末梢血管拡張↑ 気管支拡張↑	腎・腸間膜血流↑
ドパミン	－→++	++	+/++		++
ドブタミン	－→+	++	+	+	－/+
イソプロテノール	－	++	++	++	－/+
アドレナリン（エピネフリン）	+	+++	++	+	+
ノルアドレナリン（ノルエピネフリン）	+++	+	－/+	－	－

道又元裕：侵襲のトライアングル神経系・内分泌系．見る・聞く・読むで楽に学べる道又元裕のショックと侵襲の講義実況中継．学研メディカル秀潤社，東京，2016：81．より引用

スキンケア

1．目標

- 予防。
- 医療関連機器圧迫創傷の予防。
- スキン-テアの予防。
- 褥瘡予防。
- 浮腫の軽減。
- スキントラブルの早期解決。
- 随伴症状の緩和。

2．方法

- 医療関連機器圧迫創傷の予防・ケア（p.280「医療関連機器圧迫創傷のスキンケア」の項参照）。
- スキン-テアの予防・ケア（p.218「スキン-テア予防・ケア」の項参照）。
- 褥瘡予防・ケア（p.202「褥瘡予防・ケア」の項参照）。
- カテコラミン使用患者の皮膚の観察。
- 末梢血管収縮作用のある薬剤にカテコラミンがある。カテコラミン受容体と生理活性を表2に示す。カテコラミンのなかでもノルアドレナリンはα作用が強いため、ノルアドレナリン使用

図5 ノルアドレナリン使用による末梢循環障害

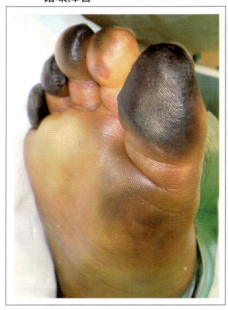

表3 弾性ストッキング使用前に医師による診察を受けたほうがよい症状

- 末梢血管障害または末梢神経障害の既往歴あり
- 足背動脈、後脛骨動脈触知の不可／減弱
- Slow capillary filling（爪床をつまんではさんだ後、3秒以上経過しても色が戻らない）
- 間欠性跛行または安静時痛の病歴あり
- 糖尿病
- 下腿／足潰瘍
- 栄養性の皮膚の変化（冷たい、蒼白、てかてか、毛のない下腿）
- 脆弱な薄くやわらかい皮膚
- うっ血性心不全による下腿浮腫または肺水腫
- 蜂窩織炎
- 踵部の褥瘡
- ストッキングの素材に対するアレルギーを有する
- ノルアドレナリン使用中の患者

All Wales Tissue Viability Nurse Forum 2009. Guidelines for best practice the nursing care of patients wearing anti-embolic stockings.（http://www.hrhealthcare.co.uk/downloads/carolon/All-Wales-Guidlines-for-Best-Practice.pdf）より引用

患者は、特に足部の色調の変化、冷感の有無、脈拍触知を観察し、褥瘡を予防する（図5）。

浮腫のケア

- 侵襲期～回復期は、大量の細胞外液を補充する必要があり浮腫をきたすが、侵襲がコントロールされ利尿期に入ると浮腫が改善してくるので、利尿期に移行するまでは徹底的な除圧と保湿ケアで浮腫によるスキントラブルを回避する。
- 末梢血管収縮作用のある薬剤を使用している患者への圧迫療法は末梢循環障害をきたす場合があるため、医師の指示のもと、弱圧（肺塞栓予防ストッキングや肺塞栓予防の間欠的空気圧迫法の圧迫圧）で慎重に使用する（表3）。使用前には必ず脈拍が触知可能か確認を行う。必ず各勤務帯で圧迫を除去し皮膚の観察を行う。色調の変化を認めた場合は圧迫を除去し、医師へ報告する。
- 皮膚から多量の滲出液を認めた場合は、1日1回洗浄し非固着性の吸水性にすぐれたパッドを当てて伸縮包帯で固定する。このとき、伸縮包帯をきつく巻くと圧迫による潰瘍を形成することがあるため、パッドを固定する程度に巻く。滲出液量が減少してきたら、剥離刺激の少ないシリコーンゲル粘着剤の創傷被覆材に変更し、滲出液の量に合わせた交換を行う。
- 下肢の挙上を行う場合は、大腿後面から膝関節部に空間ができないように下肢全体を挙上する（図6）。下腿後面にのみクッションを当てて下肢を挙上すると、腓骨部に褥瘡を発生するおそれがある（図7）。
- 清潔の保持。
- 皮膚の洗浄は、石けんをよく泡立て、手のひらでやさしく包むようにして汚れを浮かせ、洗浄液の温度は熱すぎないように注意する。水分を拭き取る場合は、摩擦を避け、柔らかい材質のもので押さえるようにして水分を吸い取る（p.102「高齢者のスキンケア」図14、15参照）。
- 清拭剤は、保湿効果のあるものを選ぶとよい。

図6　下肢を挙上する際のクッションの使い方

❌ **下腿だけにクッション**
踵部は挙上できるものの脛骨、腓骨部、仙骨部に局所的な圧迫が加わる。

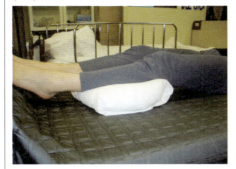
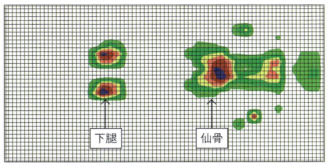

⭕ **下肢全体にクッション**
圧分散ができている。

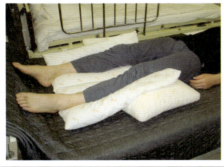
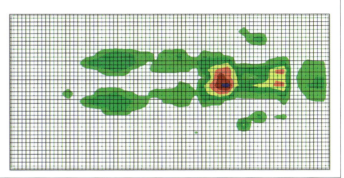

図7　下肢挙上のクッションで発生したと思われる褥瘡

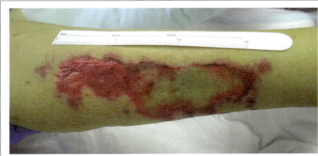
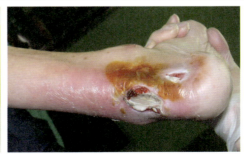

腓骨部の褥瘡　　　　　　　　　　アキレス腱部の褥瘡

清拭剤を用いるときも摩擦は避ける。
- 保湿ケア。
・1日1～2回保湿剤を塗布する。特に、清拭後はかならず皮膚の保湿を行う。
- 外傷の予防。

・寝衣などによる締め付けは外傷の原因となるため、ゴムはゆるめにし、しわがないように注意する。寝衣交換時に、寝衣の摩擦で外傷を起こすこともあるため、強く引っ張らなくても着脱が可能な、伸縮性のある柔らかく肌触りのよい

材質のものを選ぶ。
・血圧計のマンシェットの辺縁などで思いがけない外傷をまねくことがあるため、皮膚に触れるものすべてに配慮が必要である。硬い材質のものが直接肌に触れるときには、ギプス用綿包帯や綿製のチューブ包帯など、柔らかい材質のものをマンシェットの下に挟み、直接皮膚へ硬いものが接触することを避ける。
・医療用粘着テープを使用する場合は、接着力の強くないものやシリコーン素材のものを選択する。ガーゼなどの固定は、可能な限り包帯を使用し、皮膚に直接粘着テープを貼付しないように心がける。

の保護が必要である（図10）。ドレーンの脇漏れが少量であれば、ドレーン刺入部周囲に撥水性の皮膜剤の使用や、刺入部周囲に皮膚保護材を貼付して、皮膚に直接消化液が付着することを防ぐ。脇漏れが多量の場合はパウチングについて医師と検討し、医師の指示のもとで実施する（図11）。

ドレーンやチューブを皮膚と縫合する固定糸による痛みやスキントラブルなど、固定に伴うスキントラブルが発生した場合は、皮膚保護剤でできた専用の固定具を用いる方法もある（図12）。

ドレーン・チューブ周囲のケア

チューブ・ドレーン留置中のスキントラブルを表4に示す。経鼻胃管、イレウス管の固定は、固定部位に圧迫を加えないように医療用粘着テープを用いて固定する（図8）。

腹水の貯留している患者は腹腔内へのドレーン刺入部創から排液が漏れることがある。また、膵液瘻などの場合は皮膚障害性の強い排液であるため（図9）、ドレーンの脇漏れがある場合は皮膚

図8　経鼻胃管、イレウス管の固定方法

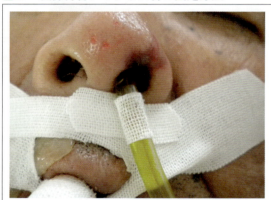

尾翼に圧迫が加わる固定をしていたため鼻翼に潰瘍が発生した。鼻の下で固定することで鼻翼への圧迫は回避できる。

表4　チューブ・ドレーン留置中のスキントラブル

部位	トラブル	原因として考えられること
刺入、挿入部の皮膚	紅斑、びらん 潰瘍	●刺入部感染（全周性） ●カテーテルの動揺による刺激（重力のかかる方向に部分的） ●同一方向のみへの固定（固定されている方向に部分的）
周囲の皮膚	紅斑 かゆみ 浸軟	●排液の脇漏れによる刺激 ●消毒薬の重ね塗り ●皮膚の清潔が保たれていない
固定部位	紅斑 水疱、びらん ドライスキン	●粘着剤による接触性皮膚炎 ●粘着テープの貼り方により形成した緊張性水疱 ●粘着テープの剥離刺激 ●同一部位への粘着テープの貼付と剥離による角質層の菲薄化

内藤亜由美：チューブ・ドレーン創周囲のスキントラブル．内藤亜由美, 安部正敏編, 病態・予防・対応がすべてわかる！スキントラブルケアパーフェクトガイド．学研メディカル秀潤社, 東京, 2013：130. より引用

図9　水分および消化管分泌液とpH、皮膚障害性の変化

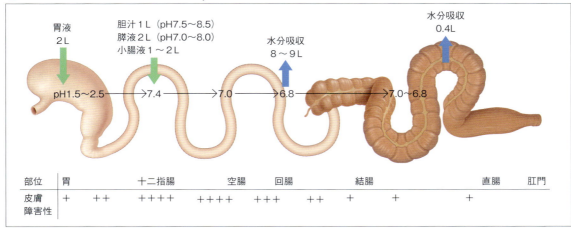

図10　ドレーン刺入部からの排液の漏れへの対策

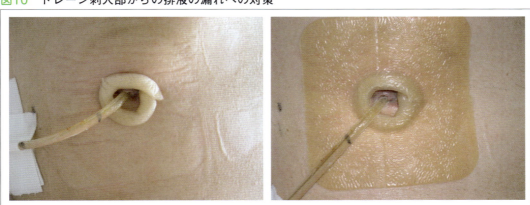

膵液瘻。耐水性のある用手形成皮膚保護剤（アダプト皮膚保護シール）をドレーン周囲に貼り、その上からデュオアクティブ®ETを貼付し7日ごとに交換した。交換間隔は排液量によって調整が必要

挿管チューブ固定部位のケア

- 固定の医療用粘着テープを交換するときには、皮膚の清拭を行う。
- テープ貼付部位の髭が伸びている場合は髭剃りを行う。
- 顔面に浮腫がある場合は、皮膚皮膜剤を医療用粘着テープ貼付部に塗るか、シリコーン製粘着剤フィルムを貼付した上に、固定力のある粘着テープを使用する。

図11　窓付きパウチからチューブを出した状態

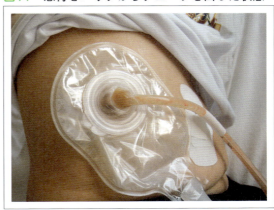

図12　チューブ・ドレーン用の専用用品による固定方法

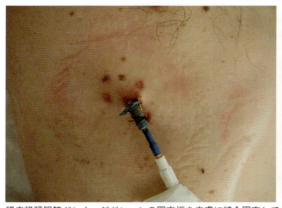
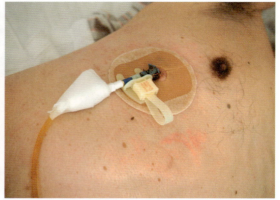

経皮経肝胆管ドレナージドレーンの固定板を皮膚に縫合固定していたが、縫合糸がたびたび外れてしまい何度も再縫合を行っていたため、縫合部分には小さな潰瘍ができ痛みが強かった。そこで、固定板をカットし縫合固定を中止してチューブ・ドレーン用の固定具（チューブ固定バリア）を用いて固定したところ痛みは消失し、潰瘍も治癒した。

図13　挿管チューブの固定用品（アンカーファスト、ホリスター）

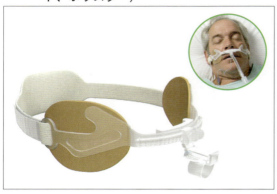

- 脆弱な皮膚の患者には、専用の固定具を使用する（図13）。

気管切開孔周囲のケア

- 多量の痰や唾液が気管切開部に付着することで、浸軟やびらん、カニューレによる医療関連機器圧迫創傷が生じることがある。
- 適切な長さ、太さのカニューレを選択する。
- 汚染したガーゼを長時間皮膚に当てたままにしない。
- 気管切開孔周囲皮膚に痰が付着しやすい場合は、スキントラブル予防のため清拭後に撥水性被膜剤を気管切開孔周囲皮膚に塗布する。
- カニューレを固定する紐や専用のテープはきつく締めすぎない。
- 固定ひもやテープの摩擦で紅斑が生じた場合は、頸部の保湿ケアと不織布ガーゼなどを当てて接触する部位の皮膚を保護する。

参考文献
1. 相原道子，狩野葉子，飯島正文，他：Stevens-Johnson症候群および中毒性表皮壊死症（TEN）の治療指針—平成20年度厚生労働科学研究費補助金（難治性疾患克服研究事業）重症多形滲出性紅斑に関する調査研究班による治療指針2009の解説—．日本皮膚科学会雑誌 2009；119（11）：2157-2163．
2. 道又元裕：侵襲のトライアングル神経系・内分泌系．見る・聞く・読むで楽に学べる道又元裕のショックと侵襲の講義実況中継．学研メディカル秀潤社，東京，2016：58-84．
3. 一般社団法人日本褥瘡学会編：ベストプラクティス 医療関連機器圧迫創傷の予防と管理．照林社，東京，2016：39-48．
4. 一般社団法人日本創傷・オストミー・失禁管理学会編：ベストプラクティス スキン-テア（皮膚裂傷）の予防と管理．照林社，東京，2016：20-28．
5. 内藤亜由美，安部正敏編：病態・予防・対応がすべてわかる！スキントラブルケアパーフェクトガイド．学研メディカル秀潤社，東京，2013．

術後患者のスキンケア（離開創、瘻孔）

加瀬昌子

定義

瘻孔とは、以下のいずれかに該当する創をいう[1]。
①病的に発生した中空臓器間の交通路で正常ではみられないもの。
②中空臓器と体表の間の交通路で正常ではみられないもの。
③栄養、還流、術後の排液目的でつくられたもの。
④腫瘍や悪性腫瘍によってできた膿瘍腔などの排液のある創。

主な原因・要因

瘻孔の主な原因・要因として、手術創の縫合不全、感染、炎症性腸疾患、悪性腫瘍、低栄養、ステロイド療法、放射線治療、腸閉塞、炎症性腸疾患、悪性腫瘍、臓器不全などが挙げられる。

瘻孔をもつ患者のアセスメント

瘻孔をもつ患者に対して、問題の有無にかかわらずアセスメントを行う。瘻孔周囲の皮膚障害についても詳しくアセスメントする必要がある。

- 感染の有無。
- 体液異常の有無。
- 栄養障害の有無。
- 瘻孔周囲の皮膚障害があるか。
- **定義**：瘻孔周囲の皮膚障害とは、皮膚構築の連続性が途切れた状態および皮膚生理機能が低下した状態。
- **観察点**：掻痒、発赤、発疹、表皮の肥厚、色素沈着、びらん、潰瘍。
- **主な原因・要因**：不適切な瘻孔管理、周囲皮膚の局所環境条件（凹凸、瘢痕、しわ、湿潤、感染など）、物理的刺激（装具やテープの剥離）、装具のアレルギー、排液の皮膚付着など。

1．瘻孔の種類をアセスメントする

1）その瘻孔は目的的瘻孔か病的瘻孔か

①定義
- 目的的瘻孔とは、意図があって手術によって造設した瘻孔（ドレーン創含む）をいう。
- 病的瘻孔とは、基礎疾患の憎悪によって発生する瘻孔や外科的な創（縫合部、吻合部）の離開および感染症に合併して発生する瘻孔をいう。

②主な原因・要因
- 目的的瘻孔（図1）：ドレナージ、栄養摂取、気道確保、腹膜還流など。
- 病的瘻孔：創感染、放射線治療、先天性奇形、進行がん、炎症性腸疾患など。

2）病的瘻孔

一般的に、瘻孔は中空臓器間（内瘻という）ないし、中空臓器と皮膚の間（外瘻という）の交通路で正常ではみられないものをさす。

①術後に発生した病的瘻孔

- 病的瘻孔、特に消化管瘻孔の90％以上は術後に発生する[2,3]。その大部分は腸管縫合部の不全あるいは離開が原因である。そのほか、腸管癒着剥離時の腸管損傷がある。
- 縫合部離開の成因として、吻合部肛門側の閉塞、血流不足、吻合部の過緊張、未熟な手術手技が挙げられる。
- 腸管固有の問題としては、炎症性腸疾患、虚血性腸疾患、悪性疾患、感染性腸炎などが挙げられる。
- 全身的因子として、栄養不良やステロイド療法、がん化学療法、放射線療法による免疫不全状態があり、さらに糖尿病や肝不全・腎不全などの代謝性異常の存在などがある。

②病的瘻孔の分類

- 生命予後や合併症・自然閉鎖率に関する分類として、単純瘻孔と複雑瘻孔に分類する。
- 単純瘻孔：瘻管が短く直線的に皮膚に開口しており、膿瘍腔の形成がないもので、かつ複数臓器の関与がないもの。この瘻孔は生命予後がよく、自然閉鎖率も高い（図2）。
- 複雑瘻孔

  1型と2型に分けられる。いずれも生命予後は悪く、合併症の頻度が高い。
- ・複雑瘻孔1型（図3）：瘻孔に膿瘍腔が存在するか、複数の臓器が瘻孔に関与する。瘻管が長く、排液が貯留した場合や、瘻孔の原因となった炎症や感染が広範囲に及んだときに発生する。
- ・複雑瘻孔2型（図4）：創の離開部の開放創内に開口した瘻孔をいう。

3）瘻孔排液量による分類

排液の多い瘻孔はハイアウトプット（high output）の瘻孔と分類し、特別に扱うことが多い。局所管理に難渋するだけでなく、水分や電解

図1　目的的瘻孔

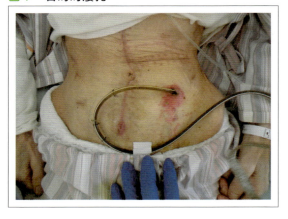

図2　病的瘻孔（単純瘻孔）

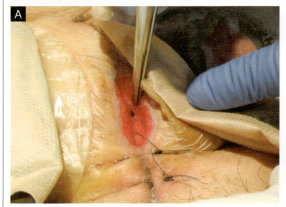
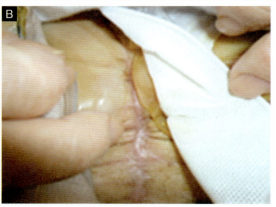

直腸がん術後、ストーマ穿孔で再手術後に正中に瘻孔形成（腸液流出）したが（A）、約3か月で自然閉鎖した（B）。

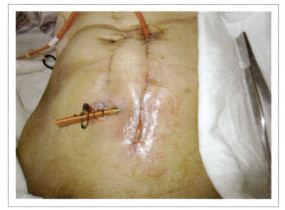

図3 複雑瘻孔1型

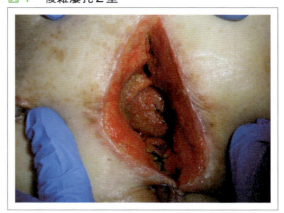

図4 複雑瘻孔2型

質の喪失が多くなり全身状態の悪化をもたらし、予後に直接影響を与える。

ハイアウトプットとは、500mL/日以上の排液のある瘻孔のことをいう。一方、500mL/日以下はローアウトプット（low output）と呼ばれる。

パウチング管理のめやすは100mL/日、200mL/日などを境にして分けられる。

瘻孔周囲の皮膚障害の要因

瘻孔周囲の皮膚障害は重大な問題である。特に、排液のpHが高いため、活性化した消化酵素を多量に排出する小腸瘻では、排液が皮膚に接触する時間が長くなると、びらんから皮膚障害へ容易に進行する。発生要因は、主に化学的刺激、機械的刺激、感染の3つに分けられる。

これに対して、消化酵素を含まない尿瘻や、「排液のある創」は皮膚の浸軟によって皮膚障害が発生する。

1. 化学的刺激

- 小腸瘻や膵瘻等および下痢便のように活性が高い消化酵素が含まれたアルカリが高い排液。
- 胃液のように酸性が高い排液。
- 細菌が増殖してアルカリに傾いている尿。
- 膿性の排液。
- 排液以外に消毒薬や抗菌薬。
- テープの粘着剤など。

刺激物によって表皮、真皮で炎症を起こす。刺激が長引くと損傷が深くまで達することもある。また、持続的な刺激は、慢性的な炎症により色素沈着や偽上皮腫性肥厚（pseudoepitheliomatous hyperplasia：PEH）など慢性的な皮膚変化が起こることもある。

2. 機械的刺激

圧迫やずれ（剪断力）、摩擦、剥離刺激などの力が皮膚の組織にかかることにより皮膚障害が起こる。摩擦や剥離刺激のように皮膚の表面から損傷する場合と、圧迫やずれのように血管の閉塞によって深部から損傷する場合がある。

3. 感染

カンジダ皮膚炎や毛嚢炎に代表され、乳幼児や高齢者、および重篤な基礎疾患がある場合など抵抗力が落ちているときに皮膚の感染が起こりやすい。

表1　皮膚損傷の程度の分類

発赤	皮膚の最小血管の可逆的な炎症性充血
滲出液紅斑	滲出性炎症が著しく、一見皮膚は保たれているが滲出液がみられる状態。ときに滲出液が表皮下に溜まって水泡を形成する
びらん・表皮剥離（部分層損傷）	表皮および真皮浅層までに限局した組織の欠損をびらんという。水疱や膿疱が破れた後に生じる、やや湿潤した鮮紅色の局面も含む。基底層が残っているため、治癒後は瘢痕にならず表皮が再生する
潰瘍（全層損傷）	びらんよりも深く、真皮深層または皮下脂肪まで達する組織欠損。潰瘍は肉芽組織に置き換えられ、治癒後は瘢痕になる

皮膚損傷の程度の分類

皮膚損傷の程度の分類を表1にまとめる。

瘻孔周囲に起こりやすい皮膚の変化

瘻孔、特に外瘻の場合は、滲出液が恒常的・間欠的に排泄されるため、瘻孔周囲の皮膚に障害を起こしやすい。

1．全身の皮膚状態を観察する

- 湿潤：湿っている、乾いている。
- 肌の肌理：なめらか、薄い、ざらざら、うろこ状など。
- 紅斑：可逆的な紅い斑。
- 腫脹：皮膚が腫れた状態。
- 硬結：皮膚が硬く隆起している。
- PEH：皮膚が肥厚した硬い凹凸。
- その他：傷、発疹、欠損の有無、痛み、かゆみ。

2．治療的スキンケアの実際（離開創、瘻孔周囲皮膚のケア）

1）皮膚の清潔

- 皮膚、角質層のもつバリア機能の役割を発揮できるようなスキンケアを実施する（例：浸軟している皮膚の洗浄や清拭のくり返しなど）。
- 油性軟膏などはオリーブオイルで除去した後に石けんを用いて洗浄する。

2）皮膚障害の治療（スキンケア）

- すでに皮膚障害が起こっていて疼痛が伴うような場合は、石けんなどを使用せず生理食塩水で洗浄する。
- 皮膚が水分や排液に長時間接触すると、角質層は浸軟し摩擦係数が高くなり表皮剥離しやすくなる。皮膚のpHは弱酸性であるが、皮膚が浸軟すると、pHは中性に移行して皮膚のバリア機能が損なわれ感染しやすくなるため、排液から皮膚を保護する方法を工夫する必要がある。

①発赤・滲出性紅斑
- 合成系皮膚保護剤を皮膚損傷部位に貼付する（被覆材を使用する場合もある）。
- 皮膚保護剤の耐久性を保持する目的で、粉状皮膚保護剤（パウダー）を瘻孔と皮膚保護剤の隙間に散布する方法がある。
- 交換めやす：貼用後2〜4日。
- 24時間以内に漏れる、または溶ける場合は、皮膚保護剤とパウチによる管理に切り替えることも考慮する。

②びらん・表皮剥離
- 生理食塩水で皮膚を洗浄し、余分な水分を除き合成系皮膚保護剤を密着させる。滲出液により皮膚保護剤の密着が妨げる場合は、皮膚保護パウダーを散布して余分なパウダーを除去してか

ら皮膚保護剤を貼付する。
- 交換のめやす：1～2日。
- 24時間、あるいはそれよりも早く交換が必要な場合は、剥離刺激に十分注意する。

③潰瘍
- 潰瘍の深さ、滲出液の程度によって創傷ドレッシング材を選択し使用する。使用にあたっては医師の診察や処置が必要になる。
- 排液量や性状により、排液回収の方法を選択する。
- パウチングによる管理には、ストーマケアに使用する装具から選択するとよい。しかし、潰瘍部からの滲出液が多い場合は頻回な装具交換になってしまうため、必要に応じて使用する。

④PEH
- 慢性的な浸軟と排泄物の化学的刺激に伴う皮膚炎（PEH）は、皮膚保護剤で皮膚を十分保護して排泄物が直接皮膚に触れることを予防する。
- 水様性の排泄物によりPEHの発生が起こることが多いため、皮膚保護剤は耐水性の高いものを選択するとよい。
- 皮膚の凹凸でパウチングの支障となる場合：
  ①用手成形皮膚保護剤で凹凸をカバーしてからパウチングする。
  ②医師により液体窒素や硝酸銀等での焼灼、電気メスによる切除等で平坦な皮膚に戻す。
- 処置後には予防的なスキンケアが実施されることが必要である。

⑤感染を伴う創
- 全身的な感染のコントロール方法が主治医より指示される。
- 感染のコントロールが最優先であり、滲出液のドレナージを妨げない管理であること、さらに皮膚の接触を避ける方法を選択する。
- 創の洗浄、交換頻度、排液回収方法など、全身状態や治療目的により主治医の指示を得て、可能な限り患者にとって苦痛のない方法が選択されるように医師に働きかける。
- 方法：ドレッシング法やパウチング法

- 細菌や真菌の感染がある場合：治療については医師の指示を得るが、パウチング管理の場合、パウチングが可能なように油性基材の軟膏は避け、ローションやパウダーなど皮膚保護剤の貼付が可能な限り妨げられない剤型での処方が必要であることを医師に説明する。
- 毛嚢に一致した発疹など細菌感染と考えられる皮膚炎には、合成系の皮膚保護パウダーなどの散布が有効な場合がある。

排液の回収方法

1．パウチング

1）基準
- 排液が100mL/日を超える瘻孔。
- ガーゼドレッシングなどの交換が1日3回以上必要。
- 排液が30～50mL程度でも悪臭がある場合。
- 排液量を正確に測定したい場合。
- 瘻孔の近くに縫合創などがあり、汚染の可能性がある場合。

2）パウチングの例
①皮膚保護剤の使用
- しわやくぼみは皮膚保護剤で補整し、瘻孔周囲に約3cmの範囲で安定した硬い面をつくる。
- さらに皮膚保護剤の密着を得るため、硬さが必要な場合はコンベックスリングやコンベックスフランジなどで工夫し、ストーマ装具を用いるとよい（図5）。
- 皮膚保護剤のもつ耐久性に応じて交換する（漏れる前に交換する）。

②パウチングの工夫
- 瘻孔周囲皮膚が軟らかく、細いしわが生じる場合には、まず合成系皮膚保護ウェーハの硬さでしわの補整が可能かをみる。さらに硬さが必要

な場合は、コンベックスタイプを選択する。
- 水様性で量が多い場合には、ウロストミーパウチを使用することもできる。
- ストーマ袋内に高分子材を使用することで、排液処理を簡便にすることができる。
- ストーマ装具は皮膚保護ウェハーに開けた孔より3〜5mm大きく開けて貼る。

2．密閉吸引法

1）基準
- 腸管吻合部縫合不全により離開創内に生じた腸瘻により、腹腔内に腸液の漏れが生じている。
- 肉芽組織の中にできた瘻孔。
- パウチングが1日貼付できない。
- 主治医が密閉吸引法による管理を指示している。

2）必要物品
- 硬さがあるチューブ（7〜20Fr）。
- 皮膚保護剤（合成皮膚保護剤、ペースト、パウダー）、あるいは必要に応じて創傷ドレッシング材。
- ポリウレタンフィルム。
- 生理食塩水100mL以上。
- 吸引器：壁吸引やポータブル吸引。

図5　パウチング

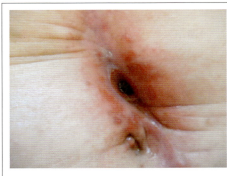

術後に離開し瘻孔を形成、周囲にびらんが形成した。

パウチング管理を行った。

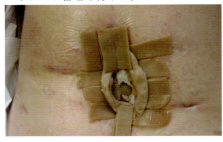

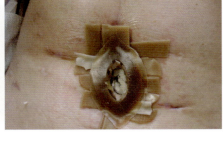

2日後：びらん改善傾向

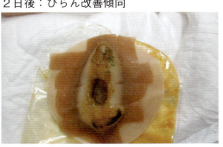

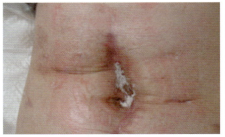

3）手順

- 瘻孔周囲皮膚を保清して、皮膚保護剤の密着を妨げないように整える。ガーゼ等で水分を除去する。
- 瘻孔周囲皮膚には、全周的に皮膚保護剤を瘻孔の縁から3〜5cm覆うように密着させる。瘻孔の縁より2mm程度隙間が空くように皮膚保護剤を貼付する。皮膚保護剤と瘻孔の隙間は皮膚保護パウダーを散布して皮膚を保護する。用手成形皮膚保護剤や皮膚保護ペーストを併用してもよい（図6）。
- 創部は生理食塩水で圧をかけて（30mLディスポーザブルシリンジ、18G針）、十分に洗浄する。
- 瘻孔の開口部に、ドレーンチューブの先端にある側孔が瘻孔の位置に沿うように先端を固定する。ドレーンチューブを瘻孔内に入れることは禁忌である。
- 排液している瘻孔の位置を確認して、創底部に露出している粘膜以外の肉芽組織や腸の漿膜部位を、必要に応じて創傷ドレッシング材などで覆う。ドレッシング材が吸引チューブに詰まることを予防するため、生理食塩水で湿らせたガーゼを1枚広げて創傷全体を覆う（図7）。
- 瘻孔周囲皮膚保護剤を含めて全体をポリウレタンフィルムで覆う。
- チューブをコネクターで接続して吸引につなぐ（−30〜−70mmHg）。
- 密閉状態を確認する（密閉が得られない場合は排液が貯留してしまうので、ただちにやり直しが必要）。
- 2〜4日をめやすに交換する。

4）留意点

- 排液に食物残渣物などが混じる場合は、太めの胸腔ドレーンチューブを用いてもよい。
- 腸液のみの場合は、気管内吸引用チューブを用いてもよい。
- 瘻孔周囲にすでに皮膚障害が生じている場合は、ドレッシング材を使用する。
- ストーマ袋を利用して密閉吸引法を実施することも可能である。

引用文献
1. 日本看護協会 認定看護師制度委員会 創傷ケア基準検討会編：瘻孔・ドレーンのケアガイダンス. 日本看護協会出版会, 東京, 2002：32-45, 133-163.
2. Rolandelli R, Roslyn JJ. Surgical management and treatment of sepsis associated with gastrointestinal fistulas. Surg Clin North Am 1996；76（5）：1111-1122.
3. Douglas W, Buie WD. Manegement of intestinal fistulas. In：Mackeigan JM, Cataldo PA（eds）, Intestinal stomas. St. Louis Quality Medical Publishing, 1993：278-306.

図6 保護剤使用例

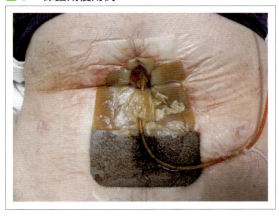

図7 緩和ケア期の瘻孔形成に密閉吸引で管理

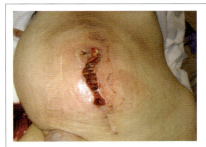 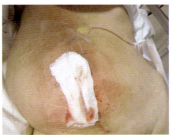 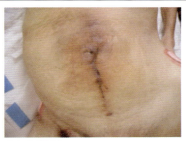

2か月で閉鎖

低栄養状態の患者のスキンケア（亜鉛欠乏症含む）

石川　環

発生機序

　栄養管理はすべての医療の基本であり、不十分な栄養は全身状態を悪化させるとともに、組織の耐久性を低下させる。日本褥瘡学会による『褥瘡予防・管理ガイドライン（第4版）』[1]では、褥瘡予防において、タンパク質・エネルギー低栄養状態（protein-energy malnutrition：PEM）の患者に対して、疾患を考慮したうえで、高エネルギー、高タンパク質のサプリメントによる補給を行うことが推奨されている。また、褥瘡治療において、亜鉛、アルギニン、アスコルビン酸（ビタミンC）、n-3系脂肪酸などの補給が推奨されている。これらの栄養素は皮膚の代謝に関与するため、低栄養状態では褥瘡のみならずさまざまな皮膚疾患の要因となる。さらに、免疫能も低下するため、感染症の発症や増悪の要因となる。皮膚の健康を維持・増進するためには、局所的なスキンケアのみならず積極的な栄養管理を行うこともきわめて重要である。以下に、それぞれの栄養素の不足による皮膚障害のメカニズムについて述べる。

1．亜鉛

　微量元素の亜鉛は、細胞分裂や核酸代謝に関与しコラーゲン合成に影響するため、亜鉛が欠乏すると創傷治癒の遅延のほか、さまざまな皮膚疾患の原因と考えられている。亜鉛は、主に十二指腸と空腸で吸収され、腸管からの吸収率はおおむね30～40％で、生体内の亜鉛は1日約5mgの吸収で維持されている。循環血液中の亜鉛は、75～85％は赤血球、10～20％は血漿、約3％は白血球や血小板に存在し、血漿中の約80％はアルブミンとゆるやかに結合して存在する。小腸細胞から血中に移行した亜鉛は、主としてアルブミンにより肝臓に運ばれ、その後、種々の臓器に移行する。通常、組織中の亜鉛濃度は、食事からの亜鉛摂取量に影響されることなく一定に保たれるが、亜鉛の摂取量が極端に少ない場合や、吸収障害、過剰喪失、需要の増大などがある場合は、組織中の亜鉛濃度は低下する。亜鉛欠乏症では、腸性肢端皮膚炎、非細菌性水疱や膿疱性の皮疹などの皮膚症状が出現する。また、剥離や皮下出血しやすい脆弱な皮膚となり、褥瘡発生リスクも高まる[2]。

2．アルギニン

　アルギニンは、体内で合成されるアミノ酸の一つであるが、外傷や褥瘡などの慢性創傷による侵襲下では需要が高まり補給が必要となることから、条件つき必須アミノ酸と呼ばれている。アルギニンの主な効果には、タンパク質の合成促進、コラーゲンの合成促進、免疫賦活作用があり、創傷治癒において重要な役割を果たす栄養素である。

1）タンパク質の合成促進

アルギニンは、タンパク質の合成促進作用があるポリアミンの合成に使用させる。したがって、アルギニンの摂取によりポリアミンの合成量が増加することで、タンパク質の合成が促進する。また、アルギニンは下垂体に作用して成長ホルモンの分泌を促す。この作用からもタンパク質の合成が促進する。

2）コラーゲンの合成促進

アルギニンは、アルギナーゼという酵素によりプロリンに変換される。アルギナーゼは炎症反応により誘導され、創周辺に多く認められる。プロリンはコラーゲンに多く含まれていることから、創周辺でアルギニンがプロリンに変換されコラーゲンの合成を促進する。

3）免疫賦活作用

前述したポリアミンは、免疫に必要なT細胞の分裂・分化を促進する。また、アルギニンは一酸化窒素合成酵素（nitric oxide synthase：NOS）により一酸化窒素（nitric oxide：NO）に変換される。NOはマクロファージの貪食作用に用いられるため、免疫機能は高められる。

3．アスコルビン酸（ビタミンC）

ビタミンCは、アミノ酸のヒドロキシプロリンの合成に必須であるため、欠乏すると組織間をつなぐコラーゲンの生成と保持に障害を受ける。そのため、ビタミンCが不足すると創傷治癒が遅延する。さらに、長期にわたりビタミンCが欠乏すると、血管等への損傷により壊血病となる。壊血病は、皮膚や粘膜からの出血や、瘢痕がある場合には瘢痕組織が崩れ傷になるなどの症状が出現する。瘢痕組織は膠原線維（コラーゲン）に置き換えられているため、ビタミンCの不足により組織の連続性が損なわれやすい状態となる。

4．必須脂肪酸

脂肪は細胞膜の構成成分であり、皮膚の健康維持に寄与する。必須脂肪酸のn-3系およびn-6系不飽和脂肪酸は創傷治癒過程における炎症に関与し、重要な役割を果たす。また、必須脂肪酸が欠乏すると皮膚の弾力性の低下や、湿疹、脱毛、魚鱗癬様変化などが出現する。

1）n-3系脂肪酸

n-3系脂肪酸は、マクロファージを活性化させ線維芽細胞の増殖を促進する。また、免疫能の賦活作用や抗炎症作用がある。

2）n-6系脂肪酸

n-6系脂肪酸は、主に食物性脂肪に多く含まれている。転写因子を活性化させ細胞増殖を促進する。ただし、炎症促進作用があるため、感染徴候がある場合は注意が必要である。

また、n-6系のリノール酸が欠乏すると、アシルセラミドのアシル部におけるリノール酸エステルがオレイン酸エステルに変化し、リノール酸含有のアシルセラミドが減少する。セラミドは皮膚のバリア機能において重要な役目をもつ細胞間脂質で、保湿機能を担う。そのため、セラミドが失われると表皮の水分透過性が増加し皮膚は乾燥する[3]。

アセスメント

低栄養患者のスキンケアでは、皮膚の症状と栄養状態の両面からアセスメントを行う。低栄養患者に皮膚障害が出現している場合、一つの栄養素の不足が原因ではなく、全体的に不足していることが推測される。主観的包括的栄養評価（Subjective Global Assessment：SGA、表1）により低栄養状態とスクリーニングされたら、客観的デー

表1 主観的包括的栄養評価（Subjective Global Assessment：SGA）

A. 患者の記録		
1. 体重変化	過去6カ月間の体重減少：（　　kg）・減少率：（　　%） 過去2週間の変化：□増加　□変化なし　□減少	
2. 食物摂取状況の変化（平常時との比較）	□変化なし　□変化あり 変化の期間：（　　週） 食べられるもの：□固形食　□完全液体食　□水分　□食べられない	
3. 消化器症状（2週間以上の持続）	□なし　□悪心　□嘔吐　□下痢　□食欲不振 その他：	
4. 機能状態（活動性）	機能障害：□なし　□あり 持続期間：（　　週） タイプ：□日常生活可能　□歩行可能　□寝たきり	
5. 疾患および疾患と栄養必要量との関係	初期診断： 代謝需要（ストレス）：□なし　□軽度　□中等度　□高度	
B. 身体症状（0＝正常、1＋＝軽度、2＋＝中等度、3＋＝高度）		
・皮下脂肪の減少（三頭筋、胸部）： ・筋肉消失（四頭筋、三角筋）： ・下腿浮腫： ・仙骨部浮腫： ・腹水：		
C. 主観的包括的評価 □栄養状態良好　□中等度の栄養不良　□重度の栄養不良		

低栄養状態のスクリーニングを行う。栄養不良と判定されたら、栄養管理と褥瘡予防対策を実施する。

ダ栄養評価（Objective Data Assessment：ODA、表2）の項目や栄養摂取状況、体重の変化などから栄養アセスメントを行い定期的に評価する。栄養療法の内容を検討し、必要エネルギー、タンパク質量が決定したら、皮膚障害の要因と考えられる栄養素の補給を強化する（表3）。

1. 亜鉛

亜鉛の1日必要量は15mgとされているが、褥瘡など皮膚障害がある場合には30mgをめやすに補給する。血清亜鉛の基準値は84〜159μg/dLで、亜鉛測定は亜鉛欠乏の指標として有用である。60〜79μg/dLは潜在的欠乏、59μg/dL以下は顕在性の欠乏症が考えられる[2]。

寝たきり度が高いほど亜鉛が欠乏しているとの報告があり（図1）[4]、特に高齢者における褥瘡発生の多くは亜鉛欠乏が疑われる。高齢者は、食事摂取量の低下や消化管の吸収障害の低下により亜鉛が欠乏しやすく、褥瘡以外の皮膚症状も亜鉛欠乏により生じている可能性が考えられる。広範囲な掻痒を伴う角化傾向の強い皮疹（図2）や慢性湿疹様の肥厚の強い皮疹、剥皮や皮下出血しやすい脆弱な皮膚などの症状がある場合は亜鉛の欠乏を推測して補給する。亜鉛は味覚にも関与し、亜鉛が欠乏すると味覚障害となり食欲低下にもつながるため、積極的な補給に努める。

また、低出生体重児は体内での微量栄養素の備蓄が少ないため、需要が増大する急激な発育期は亜鉛欠乏になりやすい。分娩4か月以降の母乳の亜鉛濃度は育児用粉乳に比べ少ないため、母乳で保育する場合、特に生後2〜9か月ごろは、亜鉛欠乏による皮膚炎の発症に注意する[2]。

亜鉛欠乏症に伴う代表的な皮膚疾患に腸性肢端皮膚炎（表4、図3）がある。

表2　客観的データ栄養評価（Objective Data Assessment：ODA）

	項目		参考値
血液・生化学検査	白血球数		3.3〜9.0×10³
	ヘモグロビン		10以上
	アルブミン		3.5以上
	RTP	トランスフェリン（半減期：1〜2週）	男性：190〜300 女性：200〜340
		プレアルブミン（半減期：3〜4日）	男性：23〜42 女性：22〜34
		レチノール結合タンパク（半減期：半日）	男性：3.6〜7.2 女性：2.2〜5.3
	空腹時血糖		80〜110
	ヘモグロビンA1c		6.0%以下
	総コレステロール		110〜219
	中性脂肪		149以下
	亜鉛（Zn）		70〜150
	銅（Cu）		80〜130
	鉄（Fe）		80〜160
	ビタミンA		400〜1200
	ビタミンC		2〜15
免疫能	総リンパ球数		1,800〜4,000
	ツベルクリン皮内反応（PPD）		48時間で10mm以上
	CRP		0.5以下
尿検査	クレアチニン		男性：2mg/kg 女性：18mg/kg
	窒素バランス		0以上
	3-メチルヒスチジン		男性：5.2μmoL/kg 女性：4.0μmoL/kg

食事摂取量（栄養投与量）や体重の変化とともに、週1回程度定期的に評価する。栄養管理の内容を検討し、適宜修正を行う。

表3　栄養素の欠乏による皮膚症状と摂取めやす量

栄養素	欠乏による主な皮膚症状	摂取めやす量
亜鉛	腸性肢端皮膚炎、褥瘡、創傷治癒遅延、脱毛、角化傾向の皮疹、非細菌性水疱、口唇炎、口角炎、など	15mg（褥瘡患者30mg）
アルギニン	創傷治癒遅延	6〜7g（最大20g）
ビタミンC	壊血病、剥離や皮下出血、創傷治癒遅延	500mg以上
脂肪	必須脂肪酸欠乏による皮膚の弾力性の低下、湿疹、脱毛、魚鱗癬様変化	総エネルギー量の20〜25%

低栄養に伴う皮膚症状は、一つの栄養素の不足が原因ではなく全体的に不足していることが推測される。それぞれの摂取めやす量を目標に栄養素の補給を行う。

図1 寝たきり度と血清亜鉛量

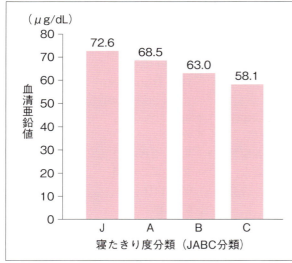

厚生労働省「障害老人日常生活自立度」判定基準	
ランクJ	生活自立
ランクA	準寝たきり
ランクB	寝たきり（座位を保つ）
ランクC	寝たきり（ベッド上のみ）

寝たきり度が高いほど亜鉛が欠乏しており、褥瘡発生の多くは亜鉛欠乏が推測される。

図2 広範囲な掻痒を伴う角化傾向の強い皮疹

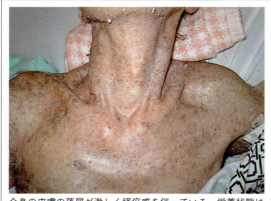

全身の皮膚の落屑が激しく掻痒感を伴っている。栄養状態は不良で亜鉛欠乏を認める。

により低血圧が引き起こされショック発症の恐れがあることから慎重に判断する[5]。

3．アスコルビン酸（ビタミンC）

ビタミンCの1日必要量は100mgであるが、ビタミンCは水溶性ビタミンで、半減期は数時間〜1週間以内であり、侵襲時や低栄養状態では欠乏状態になる危険があるので、積極的な補給が必要である。ビタミンCは水溶性ビタミンで過剰症の問題はないので、低栄養状態では500mg以上の補給をめやすとする。

2．アルギニン

アルギニンの1日必要量は、世界保健機構（World Health Organization：WHO）によると体重50〜60kgで6〜7gとされている。食事からのアルギニン摂取量は1日約4gであることから、創傷のある患者にはアルギニン投与を強化する。アルギニンの安全な最大経口摂取量は20g/日であるとされているが、重度の敗血症など高度の炎症を伴う病態化では、アルギニンの血管拡張作用

4．必須脂肪酸

脂肪は総エネルギー量の20〜25％であるが、必須脂肪酸は体内で合成されないため静脈栄養管理の患者や高齢者では不足しやすい栄養素である。摂取不足が続くと2週間程度で必須脂肪酸欠乏が生じる。低栄養状態で皮膚の乾燥が認められる場合には、必須脂肪酸欠乏である可能性が推測される。

また、n-3系脂肪酸とn-6系脂肪酸は1：4の

表4　腸性肢端皮膚炎の病因と症状

	病因	部位	症状
遺伝性腸性肢端皮膚炎	・腸管における亜鉛の吸収障害 ・亜鉛結合タンパクの遺伝的欠損	・四肢末端および眼囲、口囲、外陰部、肛囲	・小水疱・膿疱を伴う紅斑
後天性腸性肢端皮膚炎	・亜鉛摂取不足や消化管切除、クローン病などの亜鉛の吸収障害 ・未熟児（出生時1500g以下） ・肝硬変を伴う慢性アルコール中毒	・口囲、外陰部	・紅斑のみ

遺伝性腸性肢端皮膚炎は先天性の常染色体劣性疾患で生後8〜9か月の離乳期に発症することが多い。後天性は先天性に比べて症状は軽度である。

図3　腸性肢端皮膚炎

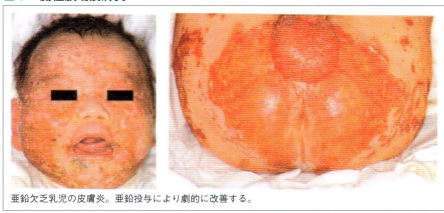

亜鉛欠乏乳児の皮膚炎。亜鉛投与により劇的に改善する。

嶋岡正利：低亜鉛母乳による獲得性腸性肢端皮膚炎. 皮膚病診療 2002；24（8）：865-868. より引用

比率が推奨されているが、n-3/n-6比を1：3に調整した半消化態経腸栄養剤を使用した場合において、タンパク合成能および脂質代謝の改善に伴い褥瘡に有用性を示したという報告がある[6]。n-3系脂肪酸は、過剰炎症の制御作用に加えコラーゲン合成にも重要な役割を果たしており、創傷患者ではn-3/n-6比のバランスも考慮する。

る皮膚症状の改善を目標とする。しかし、適切な栄養管理を行ったとしても低栄養状態を短期間で改善することは困難であることが多い。したがって、低栄養状態は皮膚が脆弱であることを考慮し、スキンケアを行うことが重要である。

スキンケアの目標と方法

2. スキンケアの方法

低栄養状態の皮膚は脆弱であるため、愛護的なスキンケアを行う。低栄養状態に伴い出現する皮膚症状に対するスキンケアを以下に述べるが、詳細については各項目を参照されたい。

1. スキンケアの目標

低栄養患者のスキンケアの目標は、栄養状態の改善による皮膚障害の予防である。皮膚障害が出現している場合は、要因となる栄養素の補給によ

1）褥瘡予防

低栄養は、ベッド上で寝たきりよりも褥瘡発生のリスクが高く、最大のリスク因子であり（表5）[7]、低栄養患者の褥瘡予防は必須である。褥

表5 褥瘡のリスクと栄養

褥瘡発生のリスク因子	オッズ比	95%信頼区間
低栄養	2.29	1.53～3.44
ベッド上で寝たきり	1.91	1.14～3.22
皮膚の蒸れ	1.66	1.08～2.53
骨突出	1.43	0.95～2.16
浮腫	1.28	0.86～1.91
糖尿病	1.20	0.70～2.05

低栄養は在宅の高齢者の褥瘡発生の最大のリスク因子である。
Iizaka S, Okuwa M, Sugama J, et al：The impact of malnutrition and nutrition-related factors on the development and severity of pressure ulcers in older patients receiving home care. Clin Nutr 2010；29（1）：47-53. を元に作成

図4 PEMの患者

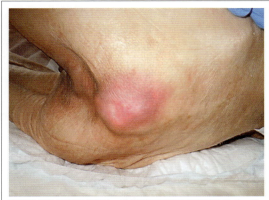

高度の仙骨骨突出を認め、仙骨部にⅡ度の褥瘡が生じている。

図5 ドライスキン

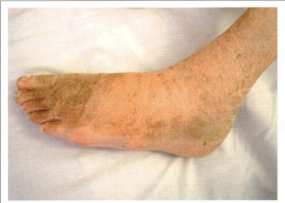

低栄養状態で、下肢の浮腫と皮膚の乾燥を認める。

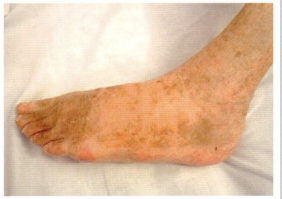

静脈栄養による脂肪製剤の投与とセラミド入りの保湿剤塗布により乾燥の改善を認める。

瘡好発部位に対し予防的スキンケアを徹底する（図4）。

2）乾燥（ドライスキン）

静脈栄養管理中でドライスキンが認められる場合は、保湿剤を塗布し改善を図るとともに脂肪製剤の投与を行う（図5）。経口摂取が行える場合は、青魚やえごま油など、必須脂肪酸が含まれる食品から補給を強化する。必須脂肪酸欠乏が要因である場合はセラミドの減少が推測されるため、セラミド入り保湿剤の使用を推奨する。

3）浮腫

低アルブミン血症では浮腫が生じることにより皮膚は菲薄化する。皮膚の損傷に注意し、保湿剤を使用して皮膚を保護する。

4）スキン-テア

低栄養状態では組織耐久性が低下し、スキン-テアの要因となる。コラーゲン合成に関与する亜鉛やビタミンCが欠乏している場合は特に注意が必要である。亜鉛、ビタミンCが欠乏すると外力により皮膚が剥離しやすく易出血状態にあるため（図6）、スキン-テアの予防ケアに準じたケアを徹底する。

図6 スキン-テア

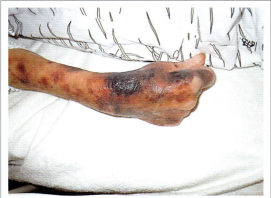

低栄養で全身の皮膚は菲薄である。上腕に皮下出血を認める。

5）皮膚炎

腸性肢端皮膚炎など亜鉛欠乏による皮膚炎では亜鉛の投与により症状は改善するため[8]、亜鉛欠乏が認められる場合には、外用薬の塗布やスキンケアだけで改善を図るのではなく、要因となる亜鉛を補給することも重要である。

6）感染予防

低栄養状態は免疫能が低下し易感染状態にあるため、皮膚の清潔を保持し感染予防に努める。特に、静脈栄養では腸管粘膜の萎縮や腸管免疫機能の破綻により生体防御能が低下することから、腸管が機能している場合は原則経腸栄養を用いる。しかし、経腸栄養においても食物繊維が含まれていない栄養剤を投与した場合では、2週間で腸内細菌叢の崩壊や腸管粘膜の萎縮が生じると報告されている[9]。したがって、長期間の経腸栄養を行う際は腸内環境を整えることが大切である。プロバイオティクスやプレバイオティクス、またはそれらを組み合わせたシンバイオティクスを投与して腸内環境を整えることが重要である。

引用文献
1. 日本褥瘡学会学術教育委員会ガイドライン改訂委員会編：褥瘡予防管理ガイドライン（第4版）．日褥会誌 2015；17（4）：492-498．
2. 荒川泰行監修：治療2005年8月臨時増刊号 亜鉛の有用性を探る．治療 2005．
3. 芋川玄爾：皮膚角質細胞間脂質の構造と機能．油化学 1995；44（10）：751-766．
4. 上瀬英彦：在宅高齢者と亜鉛．臨床栄養 2001；99（1）：55-64．
5. Shao A, Hathcock JN. Risk assessment for the amino acids taurine, L-glutamine and L-arginine. Regul Toxic Pharmacol 2008；50（3）：376-399.
6. Futamura A, Higashiguchi T, Ito A, et al. Experimental research on stimulation of wound healing by n-3 fatty acids. WOUNDS 2013；25（7）：186-192.
7. Iizaka S, Okuwa M, Sugama J, et al. The impact of malnutrition and nutrition-related factors on the development and severity of pressure ulcers in older patients receiving home care. Clin Nutr 2010；29（1）：47-53.
8. 嶋岡正利：低亜鉛母乳による獲得性腸性肢端皮膚炎．皮膚病診療 2002；24（8）：865-868．
9. Takahashi H, Akachi S, Ueda Y, et al. Effect of liquid diets with or without partially hydrolyzed guar gum on intestinal microbial flora and function of rats. Nutr res 1995；15（4）：527-536.

エンドオブライフにおけるスキンケア

松原康美

人生の最終段階（エンドオブライフ：end of life）は、がんに限らず心不全、腎不全、閉塞性肺疾患、膠原病、AIDS（acquired immune deficiency syndrome：後天性免疫不全症候群）など、あらゆる疾患で訪れる。この段階にある患者は、皮膚を含め多臓器の機能が低下し、スキントラブルの発生リスクがきわめて高い。実際、亡くなる2〜6週前までに、50%以上の患者で潰瘍に関連した皮膚変化の兆候があるといわれている[1]。本稿では、非がん患者を含めたエンドオブライフにおけるスキントラブルの特徴とケアについて概説する。

スキントラブルの特徴
（表1、図1）

エンドオブライフでスキントラブルが発生しやすい理由の一つとして、皮膚バリア機能の低下が挙げられる。人が亡くなるプロセスでは、心臓、肺、腎臓、肝臓などの主要臓器が機能不全に陥り、全身の血液還流が低下してくる。人体を覆う最大の臓器である皮膚への酸素供給、栄養、水分バランスが乱れる。その結果、皮膚は乾燥して菲薄化し、バリア機能が低下して外的刺激を受けやすく、さまざまなスキントラブルが生じる。

スキントラブルは、いったん発生すると治りにくく慢性的な経過をたどることが多い。その経過を大別すると、①治癒に時間を要する場合、②同じ状態が持続する場合、③進行・悪化していく場合がある。腫瘍が皮膚表面に露出した自壊創や、動脈性・静脈性の下腿潰瘍は原因を取り除くことが困難なため、進行・悪化していく。また、全身状態の悪化に加えて、過去に受けた治療が影響して治りにくいという特徴もある。

スキントラブルの予防、あるいは改善のためのケアが患者の苦痛となり、局所症状が日常生活に影響することもある。例えば、多量の滲出液がみ

表1　エンドオブライフにおけるスキントラブルの特徴
- 病状によっては予防が困難である
- 多くは治りにくく慢性的な経過をたどる
- 進行・悪化する創傷もある
- 治療による影響を受けやすい
- 局所ケアが苦痛になる場合もある
- 局所症状は日常生活に影響する

図1　前腕の紫斑

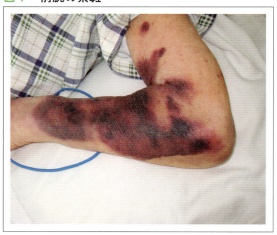

表2　エンドオブライフにおけるスキントラブルのリスク要因

- 過去に受けた治療
- 現在の治療
- 多臓器不全
- 栄養状態の低下
- 皮膚の変化
- 尿や便の失禁
- 可動性・活動性の低下
- 知覚の低下
- 意識レベルの低下
- 病態の悪化
- 血液還流の低下

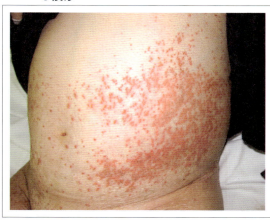

図2　肺がん（胸水・腹水貯留）：タルセバ®による皮疹

られる自壊創では、1日に何度も創部の処置をしなければならないことによる身体的・精神的な苦痛、創部からのにおいによる対人関係や仕事への影響が挙げられる。

によりがん患者の延命率は向上したが、有害事象として特異的な皮膚症状、瘻孔形成、創傷治癒遅延などが生じることもある。

スキントラブルのリスク要因
（表2、図2）

スキントラブルは多くの要因が複合して生じる。すべてを回避することは困難だが、患者の病態をふまえてリスク要因をアセスメントし、できる限り早期から予防対策を講じることが重要である。

スキントラブルのリスク要因は、たんなる皮膚の変化だけではない。例えば、心不全、肺がん、慢性閉塞性肺疾患などで呼吸困難感があると、仰臥位になることが苦痛になり、1日中起座位をとることになる。エアマットレスを使っていたとしても、仙骨から尾骨にかけてのずれと摩擦は避けられず褥瘡が発生してしまう。また、症状緩和を目的としてモルヒネを使用している場合、痛みの知覚が低下して褥瘡の発見が遅れることもあるだろう。さらに、尿や便の失禁があると局所が湿潤し創感染のリスクも高まる。

過去に受けた化学療法、放射線治療、副腎皮質ステロイド、免疫抑制薬や手術などもスキントラブルの要因になる。昨今では、分子標的薬の登場

発生しやすいスキントラブル
（表3、図3）

褥瘡は緩和ケアを受けている患者の13〜47％に発生し、最も多い[2]。その理由として、全身状態がよくない、活動性の低下、栄養状態および水分摂取量の低下、尿・便の失禁、知覚認知や意識レベルの低下、血液循環動態の変化が挙げられる。

臨床では、褥瘡リスクアセスメントスケールとして、ブレーデンスケールやOHスケールなどが使用されている。しかし、これらは重度の臓器不全、呼吸困難感、腹水や胸水、浮腫の程度、痛みなどの身体的な重症度を示す項目が含まれていないことから、エンドオブライフにおいて使用するには限界がある。

そのほか、自壊創、静脈性および動脈性の下腿潰瘍、医療関連機器圧迫創傷（Medical Device Related Pressure Ulcer：MDRPU）、スキン-テア、失禁関連皮膚炎（incontinence associated dermatitis：IAD）、病的瘻孔、リンパ漏がある。これらの詳細については他稿を参照されたい。ここで

表3 エンドオブライフに発生しやすいスキントラブル

- 褥瘡
- 自壊創
- 静脈および動脈性の下腿潰瘍
- 医療関連機器圧迫創傷（MDRPU）
- スキン-テア
- 失禁関連皮膚炎（IAD）
- 病的瘻孔
- リンパ漏
- Kennedy terminal ulcer（KTU）
- カルシフィラキシス

表4 KTUの特徴

- 死を目前にした人の一部に生じる圧迫創傷である
- 発生後24〜48時間以内に死亡することが多い
- 高齢者に発生することが多い
- 身体の下側に発生する傾向がある
- 仙骨部に生じることが多い
- 急に発症し、時間単位で水疱からStage Ⅳに進行する
- 色は赤、黄、黒、紫を呈する傾向がある
- 洋梨、蝶、馬蹄様の形状を呈する傾向がある
- 潰瘍の辺縁は不規則な形状である

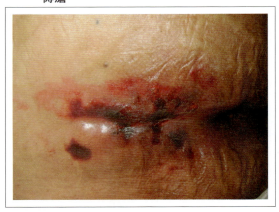

図3 呼吸困難感のためベッドをギャッジアップしたため仙骨部から尾骨部にかけて生じた褥瘡

は、Kennedy terminal ulcer（KTU）とカルシフィラキシスについて述べる。

1. KTU（表4）

KTUは、死を目前にした一部の人に生じる圧迫創傷の一つである[3]。1989年にKaren Lou Kennedy-Evansが定義づけた。亡くなる数日前に突然生じ、水疱や暗黒色からStage Ⅱ、Ⅲ、Ⅳと急速に悪化する。仙骨部にみられることが多いが、他の部位にも発生する。洋梨型、蝶型あるいは馬蹄型を呈し、潰瘍辺縁は不規則で、紫色、赤色、黄色と変化する。

褥瘡と異なる点は死のプロセスにおける全身の血液還流の低下が挙げられる。いわゆる外力だけではなく内部の状態悪化がベースになり、身体の下側に発生する傾向がある。ほとんどは高齢者で、発生後24〜48時間以内に死亡する患者が多い。

2. カルシフィラキシス

カルシフィラキシスは、末期腎不全により慢性血液・腹膜透析を受けている症例に発症する、きわめて強い痛みを伴う難治性皮膚潰瘍を主症状とする疾患である[4]。体幹部、上腕、前腕、大腿、下腿、陰茎に発症する。周囲に有痛性紫斑を伴う難治性潰瘍が生じ、皮膚潰瘍の感染により敗血症をきたし死亡する場合もある。

ケアの目標

エンドオブライフにおけるスキンケアの目標は、患者にとって苦痛になっている症状を緩和し、QOLの向上を図ることである。

スキントラブルの予防および発生後のケアは、「患者にとってつらくないこと」「局所症状のコントロールを図り、苦痛を緩和すること」に重点をおく。どのような状況であっても、局所だけをみてケアするのではなく、患者の尊厳を尊重し、専門職が協働して全人的にアプローチする必要がある。

緩和的スキンケア（表5）

スキントラブル発生時の局所ケアの詳細は他稿を参照していただきたい。ここでは、エンドオブライフにおける緩和的スキンケアの要点を述べる。

1．局所症状のコントロールを図る

まず、患者が最も困っていること、つらいと感じている症状に着目する。局所症状は、どこが（創、創周囲、創の表面か深部か）、どのようなときに（ドレッシング材を剥がすとき、洗浄時、外用薬を塗布するときなど）、どのような症状が（におい、滲出液、出血、痛み、掻痒など）、の視点を中心に、使用物品やケア方法を検討する（図4）。

例えば、手指にスキン-テアが生じた後、浮腫が日ごと増強し、滲出液が増えて一向に創傷が治らないという場合がある（図5）。ドレッシング交換時や、痛みや出血が伴うときには、多孔性のシリコーン粘着ドレッシング材（メピテル®ワンなど）と吸収性の高いドレッシング材を組み合わせて使用するのも一つの方法である。

2．創傷・スキントラブルの悪化を最小限にする

創傷やスキントラブルの悪化は、その範囲や大きさだけで判断するのではない。例えば、創のサイズには変化がみられなくても、滲出液が急に増えて創面に白苔が付着しクリティカルコロナイゼーションが疑われれば、創部の洗浄方法や回数、ドレッシング材の種類や交換頻度、あるいは外用薬への変更を検討する。

3．局所の感染を制御する

創感染は、痛みや滲出液の増加、発熱、倦怠感などをもたらし、患者の苦痛がいっそう増すことになる。免疫力が低下している状態では敗血症に至ることもあるので、早期からの対策が必要である。

感染予防には創部の洗浄が有効だが、痛みを伴う場合など患者の状況によって効果的に実施で

表5　緩和的スキンケアの要点

①局所症状のコントロールを図る
②創傷・スキントラブルの悪化を最小限にする
③局所の感染を制御する
④新たなスキントラブルが生じないようにする
⑤スキンケアは可能な限りシンプルかつ短時間で行う
⑥状態変化時はケアの方法を検討する
⑦病態に見合った水分・栄養管理を考慮する

図4　患者の立場から考える、局所症状の視点

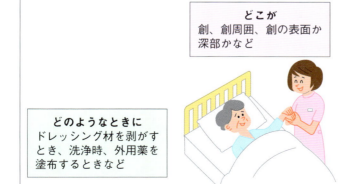

どこが
創、創周囲、創の表面か深部かなど

どのようなときに
ドレッシング材を剥がすとき、洗浄時、外用薬を塗布するときなど

どのような症状が
におい、滲出液、出血、痛み、掻痒など

図5　手指に生じたスキン-テア

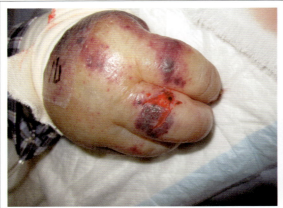

浮腫があり滲出液が多い。

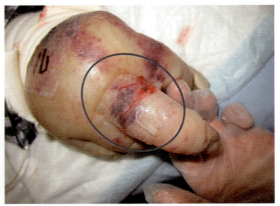

多孔性のシリコーン粘着ドレッシング材（メピテル®ワン）を貼付

図6　シリコーン粘着性のロールフィルム（オプサイト®ジェントルロール）で保護する

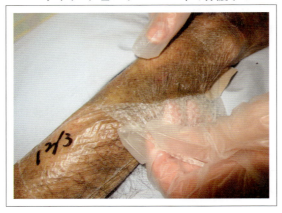

ないこともある。例えば、水道水による洗浄で「しみる」「痛い」と感じた場合は、生理食塩水にするとやわらぐこともある。洗浄用具は、口径が太い30〜50mLカテーテル用注射器、シャワーボトル、霧吹きなどを活用してもよい。状況に応じて外用薬への変更、抗菌薬の全身投与も検討する。

4．新たなスキントラブルが生じないようにする

すでに生じているスキントラブルだけでなく、その周囲や他部位のスキントラブルの予防にも配慮する。滲出液が多い創傷では、スキントラブルが生じる前に創周囲に撥水性クリームや液状皮膚被膜剤などを塗布して保護する。また、医療用粘着テープの使用はできる限り少なくし、貼付部位は毎日変更する必要がある。

スキントラブルの予防を目的として、脆弱な皮膚に粘着性ポリウレタンフィルムドレッシング材を貼付することは避ける。ポリウレタンフィルム材を剥がすときに皮膚損傷をきたす可能性があるので、必要に応じてシリコーン粘着性のロールフィルム（オプサイト®ジェントルロールなど）を用いる（図6）。

5．スキンケアは可能な限りシンプルかつ短時間で行う

エンドオブライフの患者にスキンケアを行う際は、皮膚以外のさまざまな苦痛や機能低下があることを忘れてはならない。体位の保持が苦痛になったり、自身でケアを行うことの身体的・心理的負担、あるいは他者にケアをゆだねることへのストレスを感じている人もいる。

スキンケアを行う前に、ケアのタイミングと方法を調整し、必要物品をすべて準備してから実施することが大切である。数人であらかじめ役割分担を決め、ケア時間をできるだけ短縮することに

も配慮する。

ある程度の症状コントロールが図れ、全身状態が安定している時期には、在宅ケアへの移行も考えていく必要がある。その場合には、患者自身もしくは家族が、在宅で入手可能な物品を用いて容易にできる方法を検討する。

6. 状態変化時はケアの方法を検討する

「昨日は体調がよくても、今日はつらい」ということもある。スキンケアも、毎日同じ方法で行っていてもある日からつらさを感じるようになるかもしれない。患者の状態は、日々、あるいは時間によって変化することを念頭においてケアを行う。

ケアの途中で、患者が「つらい」「痛い」と言ったら小休止する。常に患者の状態、反応に配慮しながらケアを実施する必要がある。鎮痛薬はケア前後やケア中でも積極的に使用する。

7. 病態に見合った水分・栄養管理を考慮する

エンドオブライフにおける水分・栄養管理も重要である。創の滲出液量や検査データだけではなく、胸水や腹水の貯留、浮腫、嘔吐、呼吸困難感、倦怠感など、個々の病態に見合った水分・栄養管理を調整する。

例えば、生命予後がおよそ1か月と考えられるがん患者の場合、浮腫による苦痛を悪化させない目的では、輸液量を1000mL/日未満にすることが推奨されている[5]。

水分・輸液量の調整により苦痛が緩和されれば、局所症状や処置に伴う苦痛の軽減にもつながる。

「患者にとって、どうか」を考えケアする

スキンケアに関する研究、ドレッシング材や予防用具の開発、ケア技術の発展により、スキントラブルの予防と治療は進歩した。しかし、全身状態が悪化していくプロセスでは、予防や治癒が困難なことが多い。

緩和的スキンケアは、患者にとってのQOL向上に重点がおかれる。ケアを行うときには、常に「患者にとって、どうか」を考え、創の外見だけではなく、症状のコントロールが図れ、患者にとって苦痛がない生活を送れることがゴールとなる。

引用文献
1. Woo KY, Sibbald RG. Local wound care for malignant and palliative wounds. Adv Skin Wound Care 2010；23（9）：417-428.
2. Langemo DK. When the goal is palliative care. Adv Skin Wound Care 2006；19（3）：148-154.
3. Kennedy-Evans K. Understanding the Kennedy Terminal Ulcer. Ostomy wound manege 2009；55（9）：6.
4. 林松彦, 高松一郎, 吉田理, 他：全国調査に基づくカルシフィラキシス診断基準の提案. 日本透析医学会誌 2012；45（7）：551-557.
5. 特定非営利活動法人 日本緩和医療学会 緩和医療ガイドライン委員会編：終末期がん患者の輸液療法に関するガイドライン2013年版. 金原出版, 東京, 2013：94-96.

ステロイド長期服用患者のスキンケア

積美保子

ステロイドのメカニズム

　内服薬・注射薬の副腎皮質ステロイド（ステロイド）の適応疾患は、慢性副腎皮質機能不全、急性副腎皮質機能不全、リウマチ性疾患（全身性エリテマトーデス、血管炎、多発性筋炎、強皮症、関節リウマチなど）、ネフローゼ症候群、肺疾患（肺炎、間質性肺炎）、薬剤その他の化学物質によるアレルギー（薬疹、中毒疹も含む）、重症感染症（化学療法を併用する）、血液疾患（溶血性貧血、白血病、悪性リンパ腫など）、炎症性腸疾患（クローン病、潰瘍性大腸炎）、自己免疫性肝炎、サルコイドーシス、神経筋疾患（重症筋無力症、多発性硬化症など）、皮膚疾患（湿疹・皮膚炎群、紅皮症など）、炎症性の眼疾患、臓器移植後の拒絶反応抑制、各種ショック（外科的ショック、感染性ショック）およびショック様状態における救急、術中・術後のショックなど[1,2]多岐にわたる。このなかで、ステロイドが主たる治療薬となり、使用が長期間にわたるのは、炎症性、免疫学的疾患が多い。主に、ステロイドの作用である抗炎症作用と免疫抑制作用によって、病態の寛解導入と寛解維持を図る目的で使用される。

　ステロイドの多岐にわたる薬理作用は副作用も数多く知られているため、注意深い使用と対策が求められる。副作用には、重篤なものから軽微なものがあり、副作用の発現時期も投与初期より発現するもの、維持療法中に認められるものなどがわかっている（表1〜3）。したがって、ステロイドを使用する場合は、早期より副作用の発現を注意深く観察しながら、起こりうる副作用に対する対策をあらかじめ考えておく必要があり、医師の指示どおりに正確な服用を行い、安全に治療が行えるように、患者教育も重要である。

表2　ステロイドの主な副作用

重症な副作用	軽度な副作用
感染症の誘発、増悪*	ざ瘡様発疹*
消化性潰瘍	多毛症
骨粗鬆症*、骨折	満月様顔貌*、中心性肥満
精神障害	皮膚線条*
高血糖*、糖尿病	皮下出血、紫斑
血圧上昇*、高血圧	食欲亢進*、体重増加*
脂質異常症*	月経異常
動脈硬化、心電図異常	多尿、多汗
副腎機能不全	不眠*
無菌性骨壊死	白血球増多*
白内障、緑内障	脱毛
血管炎、血栓症	浮腫
筋力低下*、筋萎縮	低カリウム血症

＊：しばしばみられる副作用。
鈴木康夫, 市川陽一：副作用とその対策, ステロイド薬の選び方と使い方（矢野三郎監修, 佐藤文三編集）, p.41, 1999, 南江堂より許諾を得て転載

表1 ステロイドの主な生理・薬理作用と副作用

	生理・薬理作用	副作用
タンパク質・アミノ酸代謝〜異化	筋タンパク分解 骨基質減少 結合織増殖抑制	筋萎縮・筋力低下 骨粗鬆症、病的骨折 皮膚萎縮、皮膚線条、創傷治癒抑制
糖代謝〜糖新生	血糖上昇	耐糖能異常 糖尿病
脂肪代謝〜脂肪分解	遊離脂肪酸上昇 コレステロール上昇 体脂肪増加	脂質異常症 動脈硬化 中心性肥満
視床下部・下垂体系	下垂体・副腎の抑制(下垂体前葉からのACTH分泌抑制)	副腎皮質機能不全症、ショック発生
骨・カルシウム代謝	腸管カルシウム吸収低下 尿中カルシウム排泄増加 骨芽細胞増殖・分化抑制・アポトーシス促進	骨粗鬆症、病的骨折
水・電解質代謝	ナトリウム貯留、血圧の保持、抗ショック	高血圧、脳圧亢進
炎症・免疫	アラキドン酸カスケード抑制(プロスタグランジン、ロイコトリエン) 炎症性サイトカイン産生抑制 接着分子発現抑制 好中球・マクロファージ機能抑制 抗体産生抑制	易感染性 免疫抑制
発毛作用	毛の発育促進	多毛
外分泌作用	胃酸上昇	胃酸過多、胃潰瘍
血管系への作用	不明	出血傾向
血液成分への作用	血液凝固促進、血中好酸球減少、血中リンパ球減少	血栓、梗塞

田中廣壽, 吉川賢忠:ステロイドの作用機構. 改訂版 ステロイドの選び方・使い方ハンドブック. 羊土社, 東京, 2011:18. より改変して引用

表3 ステロイドの副作用発現時期

数時間から (大量投与)	数日から (中等量以上)	1〜2か月 (中等量以上)	3か月 (少量でも)
高血糖 不整脈	高血圧 不整脈 高血糖 精神障害 浮腫	感染症(細菌) 無菌性骨壊死 骨粗鬆症 満月様顔貌 脂質異常症 精神障害 緑内障 ステロイド筋症 消化性潰瘍 高血糖	感染症(ウイルス・結核) 満月様顔貌 二次性副腎不全 骨粗鬆症 脂質異常症・動脈硬化 白内障・緑内障 消化性潰瘍 高血糖

大島久二, 田中郁子, 牛窪真理, 他:副作用—いかに対応すべきか. 改訂版 ステロイドの選び方・使い方ハンドブック. 羊土社, 東京, 2011:36. より引用

アセスメント

　ステロイドの薬理作用のなかで、皮膚への影響については軽度な副作用としてタンパク代謝作用や抗肉芽作用があり、タンパク分解亢進や異化作用、結合織増殖抑制が起こるとコラーゲン合成や弾性線維が減少・萎縮することによって、皮膚の菲薄化や創傷治癒遅延が起こると考えられている[1]。皮膚表面は平滑または細かいしわを生じ、分泌機能の減退のために乾燥性となる[3]。さらに、糖質コルチコイドが線維芽細胞の増殖を抑制し、コラーゲン線維やエラスチン線維の産生が抑制されることで、コラーゲン線維の結合が脆弱となり、結合に裂け目が生じることにより皮膚線条という皮膚変化が認められる[1]。皮膚線条は、ステロイドを減量・中止後も改善せずに皮膚変化が残るため、美容的な問題となる。

　そのほか、ステロイドの内服や外用薬の長期使用による異化作用で皮下組織量が減少し、毛細血管を保護する弾力となる皮膚の血管壁や血管周囲の組織が少なくなり、変性・萎縮をきたす[4]。その結果、皮膚直下の毛細血管が特に打撲がなくても破綻し、皮下出血をきたして紫斑となる。これをステロイド紫斑と呼ぶ。特に、高齢者でもともと皮下組織が脆弱な場合に多い。プレドニゾロンで5mg以下になると新たな出血はなくなるとされている[4]。

　また、強い抗炎症作用のあるステロイド外用薬を顔面へ頻回に使用すると、毛細血管が萎縮後に拡張し、落屑して紅斑や酒さが誘発される（ステロイド酒さ）[3]。血管の透過性が増加したり、色素脱失による白斑や皮膚の菲薄化といった変化が起こる。

　そのほか、ステロイドにより、毛孔一致性の炎症性の丘疹、膿疱を生じた状態[3]をステロイドざ瘡という。ステロイドざ瘡は顔面以外の部位にも生じる。比較的急激に発症し、原則として面皰は初発疹として存在せず、赤い丘疹、膿疱が主体である[3]。皮疹も多様性を示さない。ステロイドの中止により自然軽快するが、服用期間は尋常性ざ瘡の治療に準じて行うことが多い。ステロイドざ瘡の誘発因子を除去すること、抗菌・抗生物質の外用などである。

　アセスメントの際に必要な皮膚の観察項目としては、皮膚表面の光沢、色調（紅斑、色素脱失による白斑、色素沈着など）、皮野、皮溝、しわ、毛細血管の透過性や拡張の有無、点状出血、菲薄、感染の有無である。加えて、ステロイドの服用歴（服用期間、用法用量、蓄積量、外用薬の使用歴など）、随伴症状や原疾患の状況を聴取する。

スキンケアの目標と方法

　ステロイドを長期服用している患者のスキンケアの目標は、副作用が発現する前から予防的に愛護的スキンケアを開始し、健康な皮膚の機能を維持すること、皮膚障害が発現した場合にも皮膚障害悪化の予防に努める。

1. 皮膚の萎縮

　皮膚の萎縮が起こると、皮膚線条（ステロイド線条）と呼ばれるコラーゲン線維が変性することにより、妊娠線のような線が発現することがある。ステロイドを減量・中止しても、形成された皮膚変化は消失せず瘢痕が残る。ステロイドの影響で食欲増進し、体重増多し肥満傾向になると、さらに皮膚線条が発現しやすくなるため、食欲や体重のコントロールを行うことも必要である。皮膚の乾燥、ドライスキンもある場合は、入浴等の保清時の湯温が熱すぎないように40℃以下にすることや、洗浄剤は弱酸性のもので皮脂を過剰にとりすぎないようにすること、十分な泡で汚れを浮き上がらせて擦らないこと、洗浄後にはできるだ

け早く保湿を行いpHを整え保護することにより、乾燥が助長されないようなスキンケアを励行する（図1）。

2．皮膚の菲薄化

皮膚の菲薄化が起こると、角質層の水分保持機能や発汗作用が低下するため、皮膚が乾燥し、皮膚生理機能の低下や皮膚のバリア機能が低下する。皮膚の菲薄化により、打撲がなくても内出血したり、皮膚損傷を受けやすい。このため、物理的刺激や打撲などに留意する必要がある。特に、四肢に出現しやすいので、粘着剤の貼付や剥離の際には愛護的なケアを行うこと、生活環境や療養環境を整備して皮膚損傷・危険を防止する。例えば、体位変換する際やベッドの昇降時における四肢の皮膚損傷を回避するため、ベッド柵に防御クッションを設置することや、上下肢の皮膚を露出しないようにサポーター等を装着して保護することなどの工夫を行う（図2〜4）。

3．創傷治癒の遅延

ステロイド使用により細胞増殖が抑制されると、皮膚損傷がある場合には、肉芽増殖の抑制や血管新生の抑制、表皮形成の遅延により創傷治癒

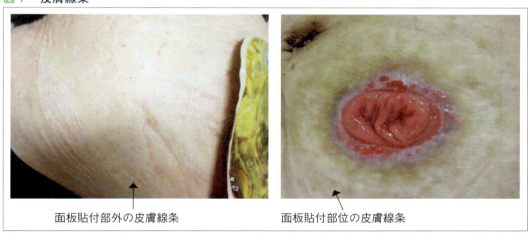

図1　皮膚線条

面板貼付部外の皮膚線条　　　面板貼付部位の皮膚線条

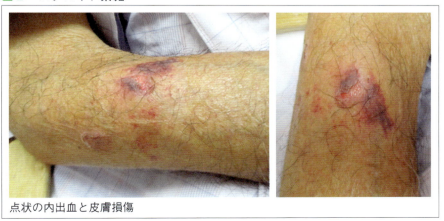

図2　ステロイド紫斑

点状の内出血と皮膚損傷

図3　ベッド柵への打撲予防プロテクター

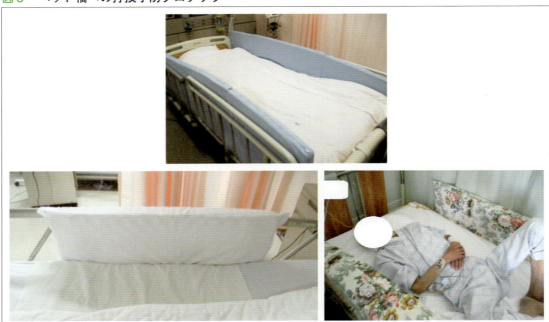

ベッド柵に上下肢をぶつけることによる内出血や皮膚損傷を回避するために、ウレタンフォームの打撲予防プロテクターを設置

図4　上下肢の皮膚保護

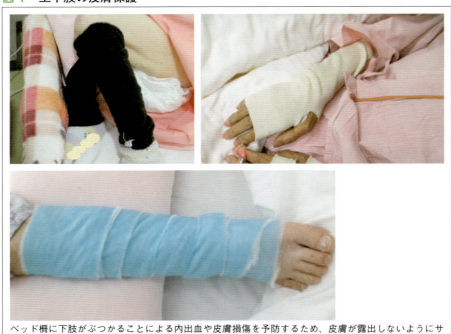

ベッド柵に下肢がぶつかることによる内出血や皮膚損傷を予防するため、皮膚が露出しないようにサポーターやギプス用綿包帯、ストッキネットなどを活用して物理的刺激から保護

遅延状態となり、創傷が思うように治癒しない状況が起こる。ステロイドによる影響があるが、感染に留意しながら損傷部位の清潔保持、創傷環境を整えることが必要である。

4．毛細血管の拡張、色素変化

皮膚の赤みが増したように見える。顔への強力なステロイド外用薬の長期使用は、特に赤ら顔のようになりやすい。皮膚病変の悪化との区別が重要である。肛門掻痒症で長期間ステロイド外用薬を塗布し続けていると、皮膚の菲薄化、色素脱失による白斑を起こすため、安易に使用しないよう患者教育も必要である（図5）。

5．ステロイドざ瘡

顔面以外の部位にも発現する。好発部位は、顔面、体幹全体、上腕である[3]。ステロイドの減量・中止によって改善するが、発現時は感染予防のため、清潔を保持することが重要である。さらに、掻痒感がある場合は掻破しないように皮膚科医の診断のもと外用薬の治療を行う（図6）。

6．細菌感染症

ステロイド使用中は白血球数が上昇する。また、長期使用により細胞性免疫機能が低下し、易感染状態となる。皮膚のバリア機能が低下し細菌感染しやすくなるため、面皰、毛嚢炎などを起こしやすい。面皰は中央に膿をもち圧痛がある。ここにステロイド外用薬は塗布しないように注意し、すみやかに皮膚科医による治療を考慮する必要がある。また、皮膚への細菌感染を予防するためには、定期的に保清して皮膚の清潔を保つこと、洗浄、入浴の際は、皮膚を強く擦らず愛護的に行うこと、洗浄後は、皮膚のバリア機能を維持できるように、できる限り早く保湿を行う。

図6　ステロイドざ瘡

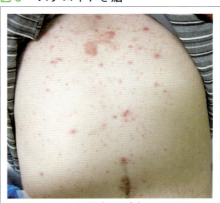

前胸部のざ瘡

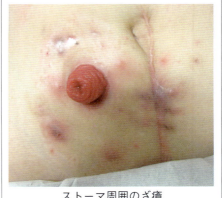

ストーマ周囲のざ瘡

図5　肛門周囲皮膚炎

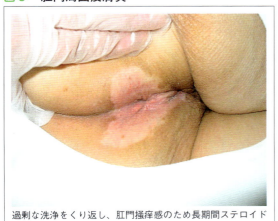

過剰な洗浄をくり返し、肛門掻痒感のため長期間ステロイド外用薬も使用し、色素脱失による白斑を呈する。

7. 真菌感染症

　ステロイド使用中に皮膚の赤みがまったく薄れないときや辺縁に水疱や鱗屑が認められるときは、皮膚科医による治療を考慮する。その部分には、やはりステロイド外用薬は塗布しないように注意する。特に保清に留意し、皮膚の浸軟を避け、乾燥させるようにする。被覆の必要がある場合には、通気性のよい包帯固定を工夫する。

引用文献
1. 橋本博史：副腎皮質ステロイド薬の副作用とその対策．臨床と研究 2006；83（8）：1110-1114．
2. 渡辺晋一，古川福実編：皮膚疾患 最新の治療2015-2016．南江堂，東京，2015：259．
3. 池田重雄監：標準皮膚科学 第6版．医学書院，東京，2001：51-52，79，138-139，231，272．
4. 山本一彦編：改訂版 ステロイドの選び方・使い方ハンドブック．羊土社，東京，2014：18，36，42-43，46，49．

参考文献
1. 武田克之，花川寛，安里哲時，他：副腎皮質ホルモン剤の効力と副作用．医薬ジャーナル 1981；17（1）：87-95．
2. 日本看護協会 認定看護師制度委員会 創傷ケア基準検討会編著：スキンケアガイダンス．日本看護協会出版会，東京，2002：52-53，125-135，143-147．
3. 宮地良樹，北徹編：高齢者の皮膚トラブルFAQ．診断と治療社，東京，2011：58-66，73-76，96-98，164-166．

免疫不全患者のスキンケア

三富陽子

免疫メカニズム（図1）

免疫（immunity）とは、外界から生体内に侵入してくる多種多様な病原性微生物から生体を防御する、生体にとって最も重要なはたらきである。人体（自己）にとっての異物を、「非自己」と判定して排除するためのシステムといえる。免疫は、自然免疫と獲得免疫の連携によって担われている。自然免疫とは、生体が生まれながらもっている免疫機構であり、病原体などの異物の侵入の際に即時的、直接的に起こる非特異的な生体防御反応である。異物に対しては、体表面でその侵入を未然に防ぐ機構（バリア）と、侵入した異物をすぐに排除しようとする機構（主に炎症反応）の2段構えで防御が行われる[1]。

1. 自然免疫の第1段階

1）体表面の自然免疫（バリア）

皮膚は生体の最外層にあり、紫外線、病原微生物など外界からのさまざまな刺激・侵入物にさらされている。皮膚や粘膜（体表面）は、異物の侵入を未然に防ぐ機構（バリア）としてはたらいている。粘膜や皮膚に存在する常在細菌叢にも、外来性の微生物の定着を妨げるはたらきがある。

2. 自然免疫の第2段階

異物（病原微生物など）が生体に対して危害を加えるようになると、免疫システムによる炎症反応が起こる。細菌に対しては、主に好中球、マクロファージによる貪食殺菌が行われる。ウイルスに対しては、主にNK細胞による感染細胞の破壊や、感染細胞などが放出するインターフェロンによる抗ウイルス作用がはたらく。さらに自然免疫で、補体は異物（抗原）の侵入によって活性化されることにより炎症の促進や病原微生物の排除など、生体防御に重要な作用を発揮する。

獲得免疫のメカニズム

獲得免疫は抗原抗体反応を主体とする液性免疫、リンパ球が担う細胞性免疫からなり、自然免疫で異物（病原体など）を処理しきれなかった場合、第二次の防御としてより強力な獲得免疫がはたらき、異物の排除を行う。リンパ球のB細胞・T細胞は、細胞表面に存在する抗原レセプターを用いて抗原を認識する。獲得免疫は、感染などによって生後あらたに獲得される特異的な免疫反応であり、自然免疫に引き続いて起こる。

図1 免疫のメカニズム

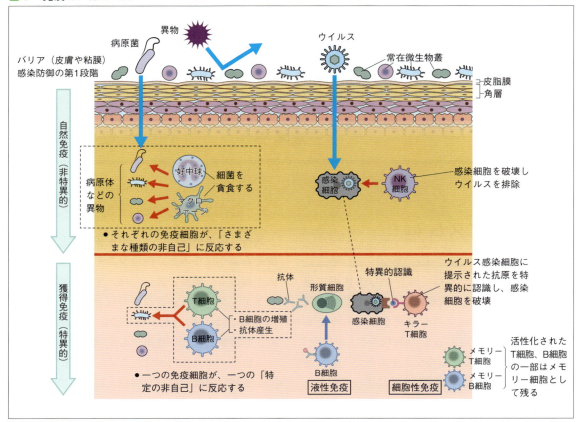

医療情報科学研究所編：免疫の概念と免疫系．病気がみえる vol.6 免疫・膠原病・感染症．メディックメディア，東京，2015：6-7．を参考に作成

1．液性免疫

体内に抗原が侵入すると、これに特異的に反応するB細胞の活性化・増殖が起こり、抗体（免疫グロブリン）が大量に産生される。抗体は血液・リンパ液・細胞外液・分泌液などによって、体内の各部位へ分布し、抗原と結合し、ウイルスの感染力や毒性を失わせたり、補体の活性化を誘導する。

2．細胞性免疫

液性免疫が抗体中心であるのに対して、細胞成分が中心となる免疫反応である。Th1細胞を中心に活性化マクロファージや細胞障害性T細胞（キラーT細胞）などの細胞成分によって行われ

る抗原特異的な免疫反応をいう。細胞内寄生菌（結核菌やサルモネラ菌など）や真菌（カンジダ菌など）、原虫はマクロファージや好中球の殺菌作用に抵抗性をもち、細胞内でも増殖することができる。しかし、マクロファージはTh1細胞の産生するサイトカインを受け取るなどして活性化し、これらを殺菌することができるようになる。

免疫不全症とは

免疫不全症とは、免疫系のどこかが障害されて生体防御に不全をきたした状態をいう。病原微生物への易感染性をきたすことが特に問題となる。また、悪性腫瘍やアレルギー・自己免疫疾患を合

併することも多い[1]。免疫不全症は、先天的に免疫遂行因子が欠如している先天性（原発性）免疫不全症と、疾患あるいは治療に引き続き発生する後天性（続発性）免疫不全症の2つに大別される。

1．先天性（原発性）免疫不全症

生体防御機構のいずれかに先天的な異常があるものを総称した疾患群である。これまで300種類以上の疾患が同定されている。原発性免疫不全症では、乳児、小児期に感染症の反復、遅延化、重症化を示すことが多いが、必ずしも小児期発症とは限らない。

2．後天性（続発性）免疫不全症

生来は正常であった免疫系が二次的に障害されて発症するもので、疾患あるいは治療に引き続いて発症する。疾患では、悪性リンパ腫、骨髄腫、糖尿病、肝不全、腎不全、全身エリテマトーデス（systemic lupus erythematosus：SLE）、後天性免疫不全症候群（acquired immune deficiency syndrome：AIDS）などである。治療に伴うものでは、抗がん剤、分子標的薬、免疫抑制薬、ステロイドなど治療薬に起因するもの、放射線治療なども免疫不全を引き起こす。そのほか、低栄養や高齢者、低出生体重児、熱傷などでも起こる。現在、免疫不全症の大部分を占めているのは後天性である。医療技術の進歩に伴い、あらたな分子標的薬や抗がん剤などがつぎつぎに開発されており、免疫不全症といってもその機構や程度を評価することは容易でない。

免疫不全患者のスキンケア時のアセスメント

免疫不全患者のスキンケアでは、感染防御の第一段階の重要な役割を果たせるように、皮膚のバリア機能を維持し、スキントラブルを予防することが最も重要である。急性期の積極的な治療下の免疫不全患者では、さまざまなチューブ・ライン類が挿入されていることが多いため、その刺入部からの感染の危険性が高く、固定用のテープによる影響やチューブ類そのものの物理的圧迫なども皮膚障害の発生につながる。絶食中の場合は、口腔内にカンジダ菌なども増殖しやすい。排泄物による外陰部、肛門周囲の汚染がある場合も、その化学的刺激により皮膚障害が起こりやすい。合わせて、皮膚感染症について正しい理解と早期発見、適切な対応が求められる。

外部から細菌が皮膚に達したとき（contamination）、皮膚に寄生して病変を生ずるかどうかは、その細菌の種類・量・毒性などの菌側の要素のほかに、生体の防御能すなわち皮表酸性膜、健全な角層・常在菌の拮抗作用、汗に含まれる抗体（免疫グロブリン）、皮膚免疫が大きな役割を果たす。免疫不全状態では、細菌寄生を容易にするため、弱毒菌による日和見感染がしばしば起こる。そのため、軽微なスキントラブルも皮膚感染症の要因となり経過は難治化、遷延化し、また通常とは異なる臨床像を呈する場合もある。

スキントラブルを発見した際には、病歴、身体所見と合わせて、皮膚症状をアセスメントし、皮膚感染症を鑑別していく必要がある。例えば、圧迫やずれ力など物理的刺激などが加わった可能性があるのか、局所だけなのか、他の部位はどうか、左右対称性か、かゆみや疼痛など自覚症状はあるかなど注意深く観察し、経時的な変化もみていく。さらに免疫不全症では、障害される免疫系の内容によって、易感染となる病原微生物が異なるので、免疫不全症の原因とそれによって起こりうる皮膚感染症を知り、アセスメントする（表1）。

1．細菌感染症[3,4]

皮膚の細菌感染症は、黄色ブドウ球菌によることが最も多い。黄色ブドウ球菌は、腸管毒素（エ

表1 生体防御機構の分類と防御障害の原因となる疾患・医療行為、および検出される病原微生物

分類	自然免疫（非特異的防御機構）		獲得免疫（特異的防御機構）	
	物理的バリア障害	貪食細胞障害	細胞性免疫不全	液性免疫不全
防御担当	・皮膚・粘膜 ・線毛 ・粘液・分泌液・鼻汁 ・胃酸・嘔吐・下痢 ・咳・発熱	・好中球 ・マクロファージ ・NK細胞 ・肥満細胞	・T細胞	・B細胞 ・形質細胞 ・抗体
疾患	・外傷 ・熱傷 ・褥瘡 ・潰瘍	・先天性疾患（遺伝性無顆粒球症など） ・急性骨髄性白血病 ・再生不良性貧血	・先天性疾患（DiGeorge症候群など） ・HIV感染症 ・急性リンパ性白血病 ・悪性リンパ腫 ・慢性腎不全	・先天性疾患（無γグロブリン血症など） ・HIV感染症 ・多発性骨髄腫
関連する医療行為	・カテーテル留置（血管、尿道） ・外科的処置	・免疫抑制薬（シクロホスファミド） ・化学療法 ・放射線療法 ・移植後 ・薬剤性	・ステロイド ・免疫抑制薬 ・放射線療法 ・移植後 ・薬剤性（TNFα阻害薬など）	・ステロイド ・免疫抑制薬 ・脾摘出後（OPSI） ・放射線療法 ・移植後 ・薬剤性（モノクローナル抗体など）
病原微生物、細菌	・黄色ブドウ球菌（皮膚、カテーテル） ・レンサ球菌（皮膚、カテーテル、消化管） ・緑膿菌（皮膚、カテーテル、消化管） ・大腸菌（消化管） ・エンテロバクター（消化管） ・嫌気性菌（口腔粘膜）	・黄色ブドウ球菌 ・緑膿菌 ・アシネトバクター	・レジオネラ ・ノカルジア	・肺炎球菌 ・インフルエンザ菌 ・クレブシエラ
真菌		・アスペルギルス ・カンジダ	・ニューモシスチス ・クリプトコッカス ・アスペルギルス	
ウイルス			・サイトメガロウイルス ・単純ヘルペスウイルス ・水痘帯状疱疹ウイルス ・EBウイルス ・インフルエンザウイルス	
抗酸菌			・結核 ・非結核性抗酸菌	
原虫			・トキソプラズマ	

OPSI：overwhelming postsplenectomy infection、脾臓摘出後重症感染症。
大下慎一郎，志馬伸朗：ICUにおける免疫不全. 最新医学 2016；71（4）：106. より引用

ンテロトキシン）、表皮剥脱毒素（epidermolytic toxin：ET）、毒素性ショック症候群毒素-1（toxic shock syndrome toxin-1：TSST-1）のような外毒素を出す。この表皮剥脱毒素は伝染性膿痂疹、ブドウ球菌性熱傷様皮膚症候群（staphylococcal scalded skin syndrome：SSSS）の発症に関与する。レンサ球菌属では、A群溶連菌が皮膚のレンサ球菌感染症の主な原因菌である。緑膿菌は、グラム陰性桿菌、ピオシアニンという色素を酸性し、感染した病巣部が青色に染まる。弱毒性で健常者に感染症を引き起こすことは少ないが、免疫不全症の日和見感染、院内感染の原因菌として重要である（詳細は、p.80「細菌感染症」の項参照）。

2. 真菌感染症

白癬症と皮膚・粘膜カンジダ症があるが、ともに免疫不全症では感染しやすい。皮膚・粘膜カンジダ症は免疫不全の日和見感染としての側面をもち、糖尿病や悪性腫瘍、免疫不全状態では難治となる（詳細はp.76「表在性真菌感染症」の項参照）。

3. ウイルス感染症

1）帯状疱疹（図2）

水痘帯状疱疹ウイルス（varicella zoster virus：VZV）の初感染（水痘）後、脳・脊髄後根神経節に潜伏している。VZVの再活性化により生じる。疲労や免疫能低下、悪性腫瘍、糖尿病、悪性リンパ腫、白血病、エリテマトーデスなどによる細胞性免疫の低下が発症に関与している。

症状は、片側の一定の神経領域に疼痛や知覚異常が先行し、数日遅れて同神経領域に紅暈を伴った小水疱、紅色丘疹、小紅斑が集簇性に生じ、全体として帯状に並ぶ。神経痛・知覚過敏などを伴い、2～3週間でびらん、血痂となり軽い瘢痕を残して治癒する。

2）単純ヘルペスウイルス（図3）・カポジ水痘様発疹症

単純ヘルペスウイルス（herpes simplex virus：HSV）は、皮膚・粘膜に病変を生じ、神経節細胞に潜伏感染し、再活性化すると再発型の口唇へ

図2　帯状疱疹

70歳代、男性、胃がん終末期、化学療法後の免疫不全状態

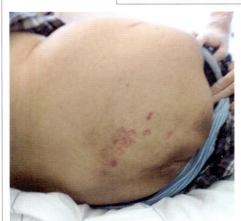

仙骨部に点状紫斑が出現した。
エアマットレス使用中ではあるが、圧迫が原因だろうかと皮膚・排泄ケア認定看護師に相談があった。
→褥瘡対策チームの皮膚科医に診察依頼し、帯状疱疹と診断された。

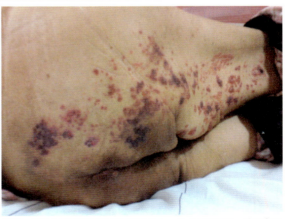

皮膚・排泄ケア認定看護師に相談があった4日後には、大腿部にも帯状に血疱が広がった。

図3 単純ヘルペスウイルスによる皮膚潰瘍（仙骨部）

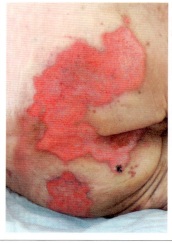

60歳代、女性。成人スチル病でステロイドパルス治療後の免疫不全状態

他施設発生の仙骨部褥瘡患者入院ありと、病棟スタッフからWOCナースに相談があった。
→骨突起部に一致しない潰瘍で、下痢などの症状もなかったことから褥瘡でないと考え皮膚科医に生検依頼。単純ヘルペスによる潰瘍と診断された。

図4 サイトメガロウイルスによる肛門周囲皮膚潰瘍

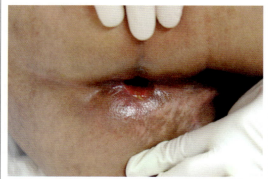

10歳代、男児。骨髄移植後の免疫不全状態

急性GVHD発症のためステロイド投与し、免疫不全状態であった。下痢による一次刺激もあり、鑑別のため皮膚生検したところ、CMV陽性細胞を認めた。ビクロックス®点滴後、数日で潰瘍は上皮化した。

ルペスや性器ヘルペスを起こす。症状は、皮膚粘膜移行部に紅暈を伴った小水疱が集簇し、数日してびらん、あるいは乾燥して治癒する。口唇や陰部以外にも、顔面・体幹、殿部などにも再発しうる。

カポジ水痘様発疹は、アトピー性皮膚炎などの湿疹病変局面に紅暈を有する小水疱・水疱が広範囲に生じる疾患である。悪性リンパ腫などに合併することもあり、局所の免疫能低下が関与している。湿疹病変局面に紅暈を有する小水疱・水疱が多数集簇性に多発する。膿疱化・潰瘍化し、所属リンパ節も有痛性に腫脹する。

3）尋常性疣贅

ヒトパピローマウイルス（human papillomavirus：HPV）が皮膚の微小外傷から侵入し、表皮基底細胞に感染し、同細胞が増殖、乳頭状肥厚をきたして角化性病変を形成する。免疫低下状態では多発しやすく、治癒しにくい。小児の手足背や指趾に好発する。小丘疹として初発し、増大するとともにいぼ状に隆起して、数ミリ〜数センチ大までに至る。単発性のこともあるが多くは多発性で、集簇融合して局面を形成することもある。

4）伝染性軟属腫

ポックスウイルスに属する伝染性軟属腫ウイルスによって疣贅を形成する。「みずいぼ」とも呼ばれる。経皮感染し、掻破などで自家接種され多発する。成人では、免疫不全が背景にあると顔面を含む全身に広がり、大きい個疹も伴いやすい。AIDS患者では顔面に多発する例もある。体幹・四肢の1〜5mmまでの常色〜淡紅色の小結節で、ドーム状に隆起し、その中央に臍窩を有する。鑷子で圧出すると乳白色の粥状物質をみる。

5）サイトメガロウイルス感染症（図4）

AIDSや臓器移植時などに全身性のサイトメガロウイルス（cytomegalovirus：CMV）感染症を起こす。CMV感染の約30％に皮疹を伴うが非特異的である。陰部肛門の潰瘍形成は比較的特徴的である。

スキンケアの目標と方法

1. 予防的ケアの目標

免疫不全患者の物理的・化学的刺激を取り除き、スキントラブルを予防する。

2. 予防的ケアの方法

1）皮膚の清潔を保持する

患者の状態に合わせて、可能な範囲でシャワー浴、部分浴、陰部洗浄などを行う。方法は、p.23「スキンケアの基本的な技術」の項に準じる。免疫不全患者だからといって、殺菌効果のある洗浄剤などは不要であり、基本的なスキンケアを徹底することが重要である。

2）皮膚を保護する

免疫不全患者では、皮膚の常在細菌叢のバランスが崩れ皮膚のバリア機能が低下しやすい。さらに、皮膚の乾燥もバリア機能の低下を助長するため、日々のスキンケアでは全身の皮膚をしっかり保湿し、乾燥を防ぐことが重要である。具体的な方法は、p.23「スキンケアの基本的な技術」の項に準じる。

3）物理的・化学的刺激による外的損傷から皮膚を保護する

- 粘着テープの使用はできるだけ避け、チューブ包帯や自着包帯、ネット包帯などで固定する工夫をする。テープ使用が避けられない場合は、テープ固定前にアルコールを含まない皮膚被膜剤を使用し、剥離の際もアルコールを含まない皮膚剥離剤を使用して愛護的に除去する。
- チューブ類で皮膚を圧迫しないようチューブ類の管理には十分配慮する。どうしても皮膚に接触しやすい部位は、クッションとなるように包帯や不織布ガーゼを巻くなどして保護する（図5）。
- 尿・便失禁がある場合は、撥水性皮膚保護クリームなどで陰部や殿部の皮膚を保護する。

3. 治療的ケアの目標

スキントラブルを早期発見し、新たなスキントラブルや感染を予防しながら早期改善を促す。皮膚感染症を見逃さない。

4. 治療的ケアの方法

物理的・化学的刺激で表皮の剥離やびらんが生じてしまったら、原因が明らかで感染がない場合には生理食塩水で洗浄し、創傷被覆材を貼付して、すみやかに上皮化・治癒を図る。軽微なスキントラブルもここから細菌が侵入して皮膚感染症を発生することを念頭においてケアにあたる。原因が明らかでない場合は、安易に被覆して密閉しないほうがよい。急性期では、毎日観察できるよう軟膏＋ガーゼ保護を行う。その際、ガーゼが固着して、あらたな表皮剥離や新生組織を損傷しないよう非固着性ガーゼなどの使用が望ましい（図6）。皮膚感染症を疑う場合は、すみやかに皮膚科医師に相談する。

見きわめの視点でアセスメントする

免疫不全患者のスキンケアでは、どのタイプの免疫不全かを知り、圧迫、摩擦、ずれ、湿潤を避け、予防的ケアの徹底が最も重要である。さらに、スキントラブル発生時には皮膚感染症ではないかという見きわめの視点でアセスメントすることが最も重要である。

図5 尿道留置用カテーテル接続部での皮膚圧迫予防にバトルウィン™アンダーラップテープ(ウレタンフォーム製非粘着テープ)を巻いて保護

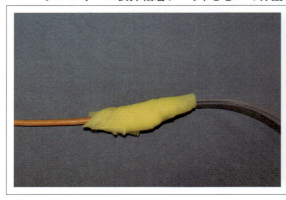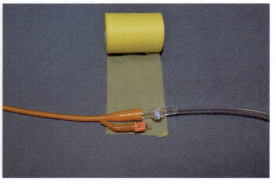

図6 メピレックス®トランスファー(ソフトシリコーン粘着材のガーゼ)とワンタッチロール(自着性包帯)での固定

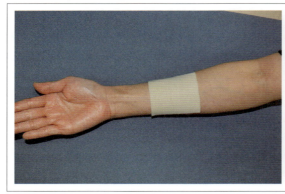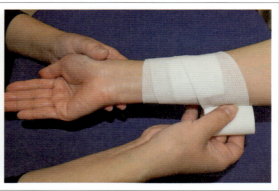

引用文献
1. 医療情報科学研究所編:病気がみえるvol.6 免疫・膠原病・感染症. メディックメディア, 東京, 2015.
2. 中原真希子, 古江増隆:免疫低下状態において注意すべき皮膚感染症. 最新医学 2016;71(4):97-104.
3. 大下慎一郎, 志馬伸朗:ICUにおける免疫不全. 最新医学 2016;71(4):105-109.
4. 清水宏:あたらしい皮膚科学. 中山書店, 東京, 2011.

Part 2 実践編

第2部 皮膚障害別スキンケア

褥瘡予防・ケア

山本由利子

褥瘡の発生メカニズムと褥瘡評価

1. 褥瘡の発生メカニズム

1）褥瘡の定義と発生のメカニズム

褥瘡とは、『褥瘡予防・管理ガイドライン』[1]では「身体に加わった外力は骨と皮膚表層の間の軟部組織の血流を低下、あるいは停止させる。この状況が一定時間持続されると組織は不可逆的な阻血性障害に陥り褥瘡となる。」と定義されている。褥瘡発生のメカニズムは、褥瘡は血流の阻害によるものだけでなく、①阻血性障害、②再灌流障害、③リンパ系機能障害、④細胞・組織の機械的変形の4つの機序が複合的に関与するとされている（図1）。

2）褥瘡の好発部位

褥瘡好発部位は皮下脂肪組織が少なく、生理的に骨が突出している部分である。骨突出部位とベッドや座面の当たる位置は、体位や姿勢によって

図1　褥瘡発生のメカニズム

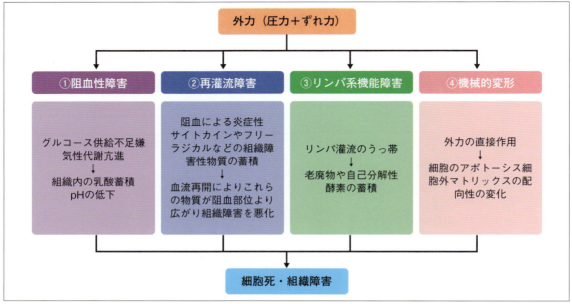

一般社団法人日本褥瘡学会編：褥瘡発生のメカニズム. 褥瘡予防・管理ガイドライン. 照林社, 東京, 2009：19. より引用

変わる。どの体位でどの部位が力を受けているのかをアセスメントすることが重要である。

①仰臥位（図2）

仰臥位の場合は、後頭部、肩甲部、背部、仙骨部、踵部がベッドに接触している。このうち、仙骨部と踵部は多くの体重を支えるため発生率が高い。

仙骨部は、体位変換や移動時にもベッドに擦れやすく、便・尿失禁のために蒸れて脆弱になっていることも発生の多い原因となっている。踵部は、足が外旋していると踵の「外側」、内旋すると踵の「内側」というように、足の位置によって部位が異なる。背部は円背で突出するとベッドに当たる。

②座位（図3）

座位の場合は、椅子や車椅子の座面に坐骨結節部が当たり発生する。体の傾きによって左右どちらかに発生する。

③側臥位（図4）

90度近い側臥位の場合は大転子部がベッドに当たる。拘縮や下肢の傾きがある場合は胸部や腸骨部などがベッドに当たる。

図3　座位での褥瘡好発部位

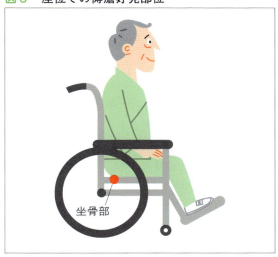

図2　仰臥位での褥瘡好発部位

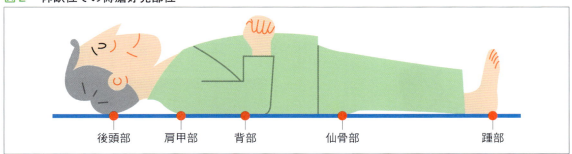

後頭部　　肩甲部　　背部　　仙骨部　　踵部

図4　側臥位での褥瘡好発部位

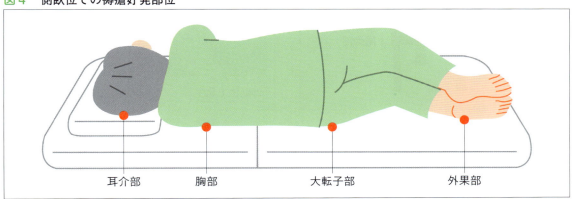

耳介部　　胸部　　大転子部　　外果部

④ヘッドアップ・前にずれた座位（図5）

　椅子や車椅子使用時に、前へずれたいわゆる仙骨座りや、ベッドをヘッドアップしたときは仙骨の下方や尾骨部に褥瘡が発生する。また、踵がベッドにめり込むようになるため、踵の「先端」に発生する。車椅子座位の場合は、後ろへ倒れ込む姿勢になるため、背部がバックレストに当たって背骨や肩甲骨に発生する。

3）褥瘡の判断

　褥瘡と判断するためには、他の要因で発生した皮膚障害と区別する必要がある。褥瘡は、発生部位が骨突出部にほぼ一致することと、床面・座面と接していることで判断する。例えば、殿部のどの位置に褥瘡が発生しているかを観察することで、褥瘡の判断ができると同時に発生要因を推察することができる（図6）。また、高すべり性のポジショニンググローブを使用して、どの方向から圧迫されているかを手で確認する。

褥瘡とよく似た皮膚症状

　以下に、臨床でよく遭遇する、褥瘡と間違えやすい皮膚状態と、その判断について述べる。

1．排泄物による皮膚障害

　下痢などによる肛門周囲の皮膚障害と尾骨部・仙骨部との褥瘡は、発生部位が近接していることから間違えやすい。排便による皮膚障害は、便が付着する肛門周囲から連続する皮膚障害を呈するので区別できる。仰臥位では、パッドとの接触で皮膚障害を起こしている場合はちょうど仙骨部になり、時間が経過した場合は浸軟によるびらんと褥瘡のd2とが混在してしまう場合もある。例えば、褥瘡回診で「この部位について褥瘡と判断する」など、各施設でどのように取り扱うかを検討すればよい（図7）。

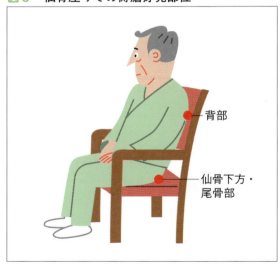

図5　仙骨座りでの褥瘡好発部位

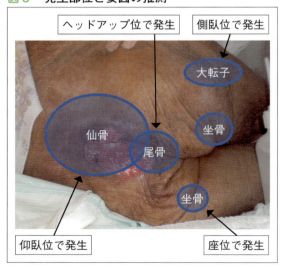

図6　発生部位と要因の推測

図7 褥瘡と皮膚浸軟のびらんの混在例

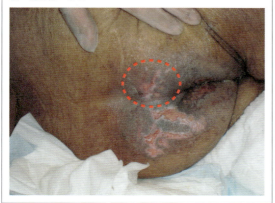

便付着によるびらん・潰瘍
圧迫・ずれの要因も混在しているため、一部を褥瘡として評価　尾骨部：d2

図8 下腿部壊死の表面の水疱

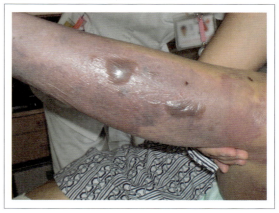

2．真菌・カンジダ感染による皮膚障害

　殿部は失禁やおむつ使用で皮膚が浸軟するため、真菌やカンジダ感染も発生しやすい。主に殿裂や鼠径部に発生し、骨突出部と位置がずれている場合が多いことから褥瘡でないと判断する。体部白癬の主な症状は、鱗屑を伴う正常皮膚との境界が明瞭なリング状の発赤で外縁部ほど赤く、中心部は治癒して赤みは薄い。カンジダ感染は皮膚と皮膚とが接触する間接部に薄い鱗屑を伴う平坦な発赤で、ときにびらんを伴う[2]。

3．打撲による皮下出血

　転倒したり、硬い便座に勢いよく座った際に尾骨部を打撲すると、「圧迫しても消失しない発赤」を発生することがある。打撲した経緯を問診すると褥瘡と区別できる。

4．水疱性疾患・皮膚の重篤な血流障害

　類天疱瘡などの水疱性疾患や下肢動脈硬化症などで壊死に陥った場合など、他の要因で皮膚が非常に脆弱になったとき、圧迫だけでなく少しの摩擦で容易に皮膚損傷を起こす。骨の位置と一致しない場合は褥瘡でないと判断しやすい。骨の位置と一致している場合は判別が困難であるが、皮膚損傷の要因のうち、どれくらい圧迫が影響していたかで褥瘡と判断する（図8）。

褥瘡の評価

1．創の観察部位（図9、10）

　創の辺縁や底、周囲皮膚について詳細に観察する。創底に見える組織や創周囲の観察が必要である。また、形状や骨突出部との位置関係など、どのような方向から力がかかって発生した褥瘡かを考えることが重要である。

2．創の評価（DESIGN-R®）

　褥瘡のケアや治療を行うため、褥瘡を適切に評価することは重要である。日本褥瘡学会のDESIGN-R®褥瘡経過評価用（表1）は褥瘡の重症度を分類でき、治療過程を数量化できる。ここでは概要を述べる。

図9　創の観察部位

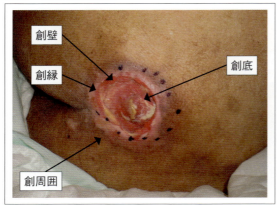

図10　創と骨の位置の観察

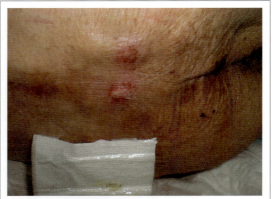

仙骨部下方の骨突出部に発生した褥瘡

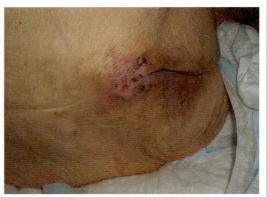

頭部挙上が長時間のため発生した尾骨部の褥瘡

1）深さ　Depth

創内の一番深い部分で評価し、改善に伴い創底が浅くなった場合にこれと相応の深さとして評価する。創の状態によってはD3とD4などの区別が明確でない場合もある。その場合は複数名で検討して決定し、経過をなるべく同じ人が観察すると評価のばらつきが少ない。

「d0 皮膚損傷・発赤なし」は、褥瘡が治癒した場合や「圧迫すると消退する発赤」が存在する場合である。後者はその部位が個々の患者にとって褥瘡発生しやすいことを示していることになるので、経過を注意して観察する。

「DU 深さ判定不能の場合」は、分厚い壊死組織や血疱などで創底が見えず、触診でも判断がつかない場合である（図11）。

2）滲出液　Exudate

ドレッシング材の種類を問わず、交換回数で判定する。

3）大きさ　Size

皮膚損傷（創口）の長径（cm）と長径と直交する最大径（cm）で測定し、掛けたものを数値として表す。面積を計算しているのではない（図12）。

4）炎症/感染　Inflammation/Infection

局所の炎症や感染兆候の有無によって判断する。創周囲を圧迫直後に観察すると、炎症兆候との区別が困難になることもあるため、創を圧迫しない状態で経過したのちに観察する。

5）肉芽組織　Granulation

鮮紅色の良性肉芽の占める割合を測定する。浮腫状や蒼白な色や暗赤色の不良肉芽は除外する。ただ、この判定には含めないが、創の状態の記録としては、例えば「浮腫状の不良肉芽が○％程度だった」と別途記載しておくとよい（図13）。

6）壊死組織　Necrotic tissue

壊死組織の有無や色によって判断する。黄色と黒色が混在する場合は、全体的に多い病態をもっ

表1　DESIGN-R®褥瘡経過評価用

Depth　深さ　創内の一番深い部分で評価し、改善に伴い創底が浅くなった場合、これと相応の深さとして評価する

d	0	皮膚損傷・発赤なし	D	3	皮下組織までの損傷
	1	持続する発赤		4	皮下組織を超える損傷
	2	真皮までの損傷		5	関節腔、体腔に至る損傷
				U	深さ判定が不能の場合

Exudate　滲出液

e	0	なし	E	6	多量：1日2回以上のドレッシング交換を要する
	1	少量：毎日のドレッシング交換を要しない			
	3	中等量：1日1回のドレッシング交感を要する			

Size　大きさ　皮膚損傷範囲を測定：[長径（cm）×長径と直交する最大径（cm）][*3]

s	0	皮膚損傷なし	S	15	100以上
	3	4未満			
	6	4以上　16未満			
	8	16以上　36未満			
	9	36以上　64未満			
	12	64以上　100未満			

Inflammation/Infection　炎症/感染

i	0	局所の炎症徴候なし	I	3	局所の明らかな感染徴候あり（炎症徴候、膿、悪臭など）
	1	局所の炎症徴候あり（創周囲の発赤、腫脹、熱感、疼痛）		9	全身的影響あり（発熱など）

Granulation　肉芽組織

g	0	治癒あるいは創が浅いため肉芽形成の評価ができない	G	4	良性肉芽が創面の10%以上50%未満を占める
	1	良性肉芽が創面の90%以上を占める		5	良性肉芽が創面の10%未満を占める
	3	良性肉芽が創面の50%以上90%未満を占める		6	良性肉芽がまったく形成されていない

Necrotic tissue　壊死組織　混在している場合は全体的に多い病態をもって評価する

n	0	壊死組織なし	N	3	柔らかい壊死組織あり
				6	硬く厚い密着した壊死組織あり

Pocket　ポケット　毎回同じ体位で、ポケット全周（潰瘍面も含め）[長径（cm）×短径[*1]（cm）]から潰瘍の大きさを差し引いたもの

p	0	ポケットなし	P	6	4未満
				9	4以上　16未満
				12	16以上　36未満
				24	36以上

部位［仙骨部、坐骨部、大転子部、踵骨部、その他（　　　）］　　合計[*2]

*1："短径"とは"長径と直交する最大径"である。
*2：深さ（Depth：d、D）の得点は合計には加えない。
*3：持続する発赤の場合も皮膚損傷に準じて評価する。

©日本褥瘡学会/2013

一般社団法人日本褥瘡学会ホームページより引用（http://www.jspu.org/jpn/member/pdf/design-r.pdf）

図11 DUの褥瘡

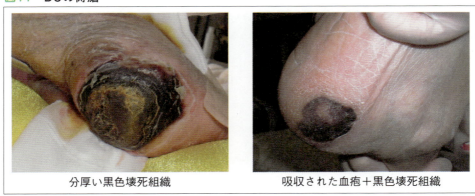

分厚い黒色壊死組織　　　吸収された血疱＋黒色壊死組織

図12 大きさの測定方法

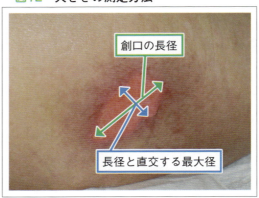

図13 肉芽と割合のめやす

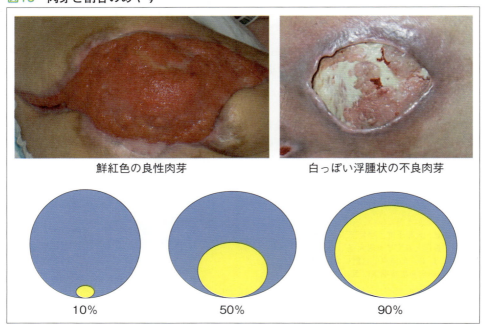

鮮紅色の良性肉芽　　　白っぽい浮腫状の不良肉芽

10%　　　50%　　　90%

図14　壊死組織

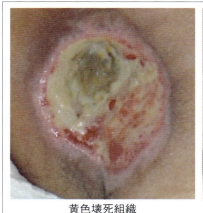
黄色壊死組織

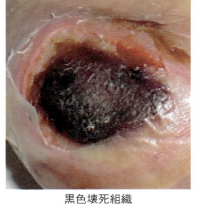
黒色壊死組織

て評価する（図14）。

7）ポケット　Pocket

体位が変わるとポケットの方向や深さが変わるため、毎回同じ体位で測定する。潰瘍面を含めてポケット全周の長径（cm）と長径と直交する最大径（cm）を掛け、創の大きさを引いたものである。ポケットを測定する際は、ポケットの奥を突いて創を拡大しないよう注意し、綿棒や鑷子を使って行う（図15）。

図15　ポケットの測定方法

（ポケットを含む長径×直交する最大径）
—
（創口の長径×直交する最大径）

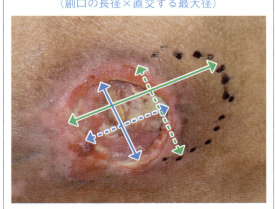

褥瘡予防に効果のある技術

1．褥瘡発生の要因[3]（図16）

褥瘡発生は外力が直接的要因であるが、皮膚の状態、栄養状態などの個体要因や介護力、寝具の種類などの環境要因によって個人差がある。そのため、褥瘡発生の危険性を予測して、リスクに応じた褥瘡予防対策を実施することが必要である。

●個体要因
・外力：病的骨突出の程度、関節拘縮。
・湿潤：多汗、尿・便失禁。
・栄養：低栄養、浮腫。
・自立：低い基本的日常生活自立度。

●環境・ケア要因
・外力：体圧分散寝具、体位変換、頭部挙上、下肢挙上、座位保持。
・湿潤：スキンケア。
・栄養：栄養補給。
・自立：リハビリテーション・介護力。

●そのほかの要因
・急性期・手術期：ショック状態、麻酔時間、特殊体位、末梢循環不全、持続的な鎮痛薬・鎮静薬の使用など。
・終末期：疼痛、呼吸困難、持続的な鎮静薬の使

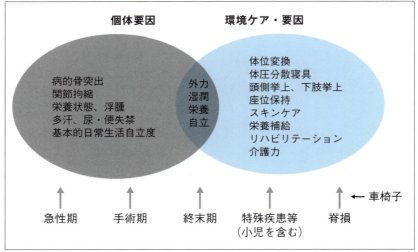

図16 褥瘡発生の概念図

日本褥瘡学会学術教育委員会：褥瘡発生要因の抽出とその評価. 日褥会誌 2003；5（1-2）：139. より引用

用など。
・小児：未熟児、気管挿管など。
・特殊疾患：糖尿病、全身性の皮膚疾患、精神疾患など。
・脊椎損傷：活動性、麻痺レベル、体重、発汗など。

2. 褥瘡発生リスクアセスメント

褥瘡発生のリスクアセスメントツールには、ブレーデンスケール、OHスケール、K式スケールなどがあるが、ここでは、特に目にすることが多い厚生労働省から示されている「褥瘡対策に関する診療計画書（別紙様式5）」（表2）の褥瘡危険因子評価について述べる。

1）日常生活自立度

対象者のスクリーニングとして「障害老人の日常生活自立度（寝たきり度）判定基準」に則って、日常生活自立度をJ1〜C2までの8段階で判定する。B1〜C2の場合には、以下の項目を評価する。
①基本的動作能力：ベッド上での自力体位変換ができるかどうか、椅子上での座位姿勢を保持したり自分で姿勢を直したりできるかどうかの能力を評価する。自力体位変換は、褥瘡予防として有効な体位変換ができるかどうかを判定するため、得手体位や痛みにより同一体位をとるなら「できない」とする。
②病的骨突出：仙骨部で、両殿部の高さと仙骨の高さが同じか、または骨が突出しているかどうかを評価する。
③関節拘縮：下肢だけでなく関節の稼働制限があるかどうかを評価する。急に関節を動かそうとすると、力を入れて動かないようにしてしまう場合もあるため注意が必要である。
④栄養状態低下：褥瘡発生予防のために必要な栄養が供給されていないことをさし、血清アルブミン値3.5mg/dLをめやすにする。
⑤皮膚湿潤（多汗、尿失禁、便失禁）：皮膚が浸軟しやすい状態におかれているかどうかを評価する。
⑥浮腫：褥瘡以外の部位で浮腫があるかどうかを確認する。皮膚を指で圧迫して圧痕ができるかどうかで判断する。

上記項目について1つでも「できない」あるい

表2 褥瘡対策に関する診療計画書

褥瘡対策に関する診療計画書

氏名　　　　殿　　男　女　　　病棟　　　　　　　　　　計画作成日　　　・　　・
明・大・昭・平　年　月　日生（　　歳）　　記入医師名
褥瘡の有無　　　　　　　　　　　　　　　　記入看護師名
　1. 現在　なし　あり（仙骨部、坐骨部、尾骨部、腸骨部、大転子部、踵部、その他（　　　））
　2. 過去　なし　あり（仙骨部、坐骨部、尾骨部、腸骨部、大転子部、踵部、その他（　　　））

〈日常生活自立度の低い入院患者〉　　　　　　　　褥瘡発生日　　　・　　・

危険因子の評価	日常生活自立度　J（1、2）　A（1、2）　B（1、2）　C（1、2）		対処
	・基本的動作能力　（ベッド上　自力体位変換）	できる　できない	「あり」もしくは「できない」が1つ以上の場合、看護計画を立案し実施する
	（イス上　座位姿勢の保持、除圧）	できる　できない	
	・病的骨突出	なし　あり	
	・関節拘縮	なし　あり	
	・栄養状態低下	なし　あり	
	・皮膚湿潤（多汗、尿失禁、便失禁）	なし　あり	
	・浮腫（局所以外の部位）	なし　あり	

〈褥瘡に関する危険因子のある患者およびすでに褥瘡を有する患者〉

褥瘡の状態の評価（DESIGN-R）	深さ	(0)なし　(1)持続する発赤　(2)真皮までの損傷　(3)真皮組織までの損傷　(4)皮下組織をこえる損傷　(5)関節腔、体腔に至る損傷　(U)深さ判定が不能の場合	合計点
	滲出液	(0)なし　(1)少量：毎日の交換を要しない　(3)中等量：1日1回の交換　(6)多量：1日2回以上の交換	
	大きさ（cm²）長径×長径に直交する最大径	(0)皮膚損傷なし　(3)4未満　(6)4以上16未満　(8)16以上36未満　(9)36以上64未満　(12)64以上100未満　(15)100以上	
	炎症・感染	(0)局所の炎症徴候なし　(1)局所の炎症徴候あり（創周辺の発赤、腫脹、熱感、疼痛）　(3)局所の明らかな感染徴候あり（炎症徴候、膿、悪臭）　(9)全身的影響あり（発熱など）	
	肉芽形成　良性肉芽が占める割合	(0)創閉鎖または創が浅いため評価不可能　(1)創面の90%以上を占める　(3)創面の50%以上90%未満を占める　(4)創面の10%以上50%未満を占める　(5)創面の10%未満を占める　(6)まったく形成されていない	
	壊死組織	(0)なし　(3)柔らかい壊死組織あり　(6)硬く厚い密着した壊死組織あり	
	ポケット（cm²）（ポケットの長径×長径に直交する最大径）-潰瘍面積	(0)なし　(6)4未満　(9)4以上16未満　(12)16以上36未満　(24)36以上	

看護計画	留意する項目		計画の内容
	圧迫、ずれ力の排除（体位変換、体圧分散寝具、頭部挙上方法、車椅子姿勢保持等）	ベッド上	
		イス上	
	スキンケア		
	栄養状態改善		
	リハビリテーション		

［記載上の注意］
　1　日常生活自立度の判定にあたっては「「障害老人の日常生活自立度（寝たきり度）判定基準」の活用について」
　　　（平成3年11月18日　厚生省大臣官房老人保健福祉部長通知 老健第102-2号）を参照のこと。
　2　日常生活自立度がJ1～A2である患者については、当該評価票の作成を要しないものであること。

図17 褥瘡位置と骨の形状の確認

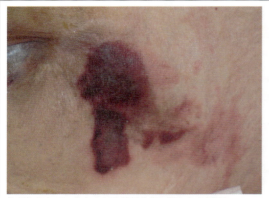

体がねじれていたために仙骨部右側に発生した褥瘡

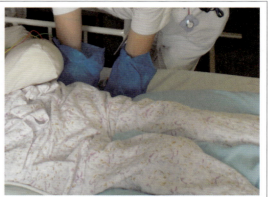

高すべり性グローブを使用して、手で骨の形状や傾きを確認

は「あり」の項目があった場合には、褥瘡対策を立案し実施する。

2）皮膚・骨の形状の観察

皮膚の状態や骨の形状、体位によって褥瘡発生の危険因子が異なる。皮膚が脆弱な場合や便・尿失禁ですでに皮膚障害を起こしている場合は、容易に外力でも皮膚損傷を起こす。骨の突出の程度や形状にも個人差があり、拘縮も体幹の傾きによって発生部位が異なる。そのため、個々の状態については観察するだけでなく、高すべり性グローブを活用して手でベッドや座面と当たる部位を触って確認する（図17）。

褥瘡予防ケア

1．体圧分散寝具の使用

体圧分散寝具は、体との接触面積を拡大することによって局所に加わる圧を低減させるために使用する。また、圧切り替え型マットレスは、圧が加わる位置を変えることで圧の持続時間を短縮する。

1）体圧分散寝具の種類と選択

体圧分散寝具の種類は、素材によって「エア」「ウォーター」「ウレタンフォーム」「ゲルまたはゴム」「ハイブリッド」がある。

2）体圧分散寝具の選択[3]（図18）

自力体位変換ができる場合は、体動をさまたげないような安定性のある「ウレタンフォーム」や「ゲルまたはゴム」を選択する。自力体位変換ができない場合や骨突出が強い場合は、柔らかい「エア」または「ハイブリッド」を選択する。

3）体圧分散寝具の使用時の評価

体圧分散寝具が適切に選択できているか、簡易体圧測定器を用いて定期的に体圧を測定する。40mmHg以下をめやすにし、それより高値になるようなら柔らかい体圧分散寝具に変更したり、体位変換を工夫したりする。

2．体位変換とポジショニング

体位変換は、同一体位によって一定の部位に長時間圧力が持続しないように計画する。現在では、2時間ごとの体位変換は科学的根拠が乏しいことが明確になってきているが、日本褥瘡学会のガイドラインでは、4時間を超えない範囲で行う

図18 体圧分散寝具の選択基準

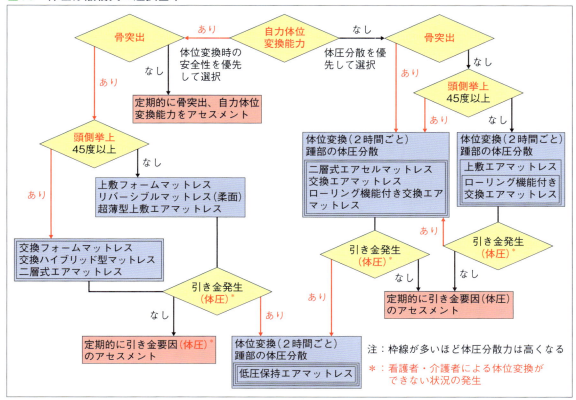

一般社団法人日本褥瘡学会編：臥位③体圧分散マットレス・用具．在宅褥瘡予防・治療ガイドブック-第3版．照林社，東京，2015：58．より引用

こととされている。

体位は仰臥位、左右側臥位、腹臥位などである。側臥位は、仙骨部・大転子部の褥瘡発生を防止するために、30度傾けた体位とする。

褥瘡予防のポジショニングとは「動けないことにより起こるさまざまな悪影響に対して予防対策を立てること、自然な体軸の流れを整えるとともに、安全・安楽の観点から体位を評価し、現状維持から改善に役立つよう、体位づけの管理を行うこと」と定義されている[4]。従来の「大きく体位を変える体位変換」は、不自然な姿勢を一気に他動的に行うため、場合によっては拘縮や変形を助長させることもある。

1）仰臥位のポジショニング[5]

体軸や肩・骨盤などのねじれ、左右差を観察し、どの部分に体圧が高くなっているかを確認する。確認方法は、高すべり性グローブを使用して手を体の下にいれると簡単にできる。仰臥位では、仙骨部と踵のほか、下肢が外旋して外踝に圧が加わる場合もあるため、殿部と下肢全体にポジショニングピローを挿入する。

2）側臥位のポジショニング[5]（図19）

完全側臥位で支えながら、肩から殿部の範囲に接触するように30度の傾斜をつけてポジショニングピローを挿入する。そのあと、殿部から上側になる下肢全体を支えるようにピローを挿入する。下肢は軽く曲げて緊張をとる。

3）座位のポジショニング

座位では上半身の体重が殿部の狭い面積に加わってくるため、姿勢を保持して圧分散を図ることが必要である。

図19 30度側臥位の例

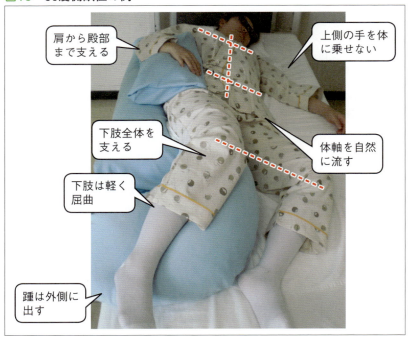

- 肩から殿部まで支える
- 上側の手を体に乗せない
- 下肢全体を支える
- 体軸を自然に流す
- 下肢は軽く屈曲
- 踵は外側に出す

図20 アームサポート・フットサポートの調整と姿勢

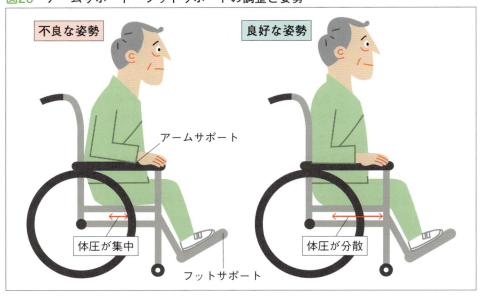

　褥瘡予防のためには、体格に応じた車椅子の選択、座面のクッションの使用、アームサポート・フットサポートを調整する。車椅子が体格よりも大きいと姿勢が崩れやすい。座位姿勢が安定しない場合や、長時間車椅子に乗る場合には座面のクッションが必要である。自力座位姿勢が安定しない場合は、アームサポート・フットサポートを調整し、バックレストやクッションを使用して良好な姿勢を保つようにする（図20）[4]。

3. 褥瘡予防のスキンケア

褥瘡予防には健康な皮膚を維持し、皮膚を保護することが必要である。

1）摩擦・ずれから皮膚を保護する

圧迫や摩擦・ずれの影響を受けやすい皮膚を保護するために、摩擦力の低減やずれの低減を図るスキンケアを行う。

①すべりのよいドレッシング材の貼付（図21）

骨突出部の皮膚を保護するためにポリウレタンフィルム材を貼付する。ベビーパウダーをフィルム材の上から散布するとさらに滑りやすくなる。また、一方向にすべるドレッシング材を、動く方向に一致させて踵や尾骨部に貼付しておくと、皮膚にかかる摩擦力を低減することができる。

②ゆるい靴下を履く（図22）

履き口のゆるい、いわゆる「もこもこソックス」を履いておくと、踵にかかる摩擦・ずれ力に合わせてソックスがずれるため、皮膚にかかる摩擦・ずれ力を低減することができる。

③皮膚の乾燥を防ぐ

皮膚が乾燥して表面がガサガサになると、摩擦係数が高くなるためずれを起こしやすい。保湿剤

図21　ドレッシング材の貼付

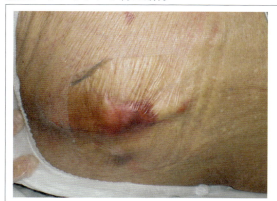

ポリウレタンフィルム材の貼付

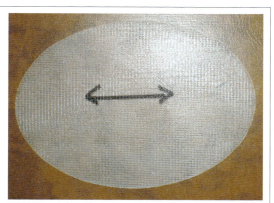

摩擦係数の少ないドレッシング材の貼付（リモイス®パッド）

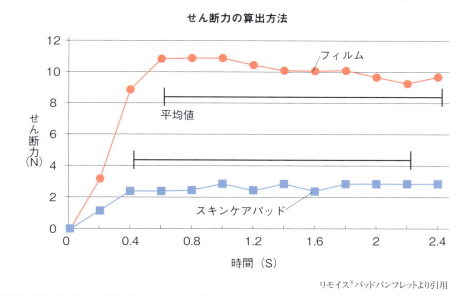

せん断力の算出方法

リモイス®パッドパンフレットより引用

図22 ゆるい「もこもこソックス」

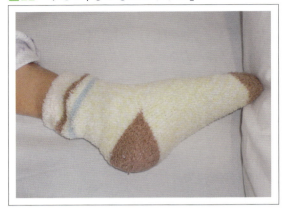

を塗布して表面の滑らかにすることで、摩擦係数を低減させる。

2）浮腫のある皮膚を保護する
　浮腫は外力による皮膚損傷を受けやすく、表面は乾燥しており、一度損傷を受けると治癒遅延となる。ベッド柵に当たったり、寝具・寝衣のしわで圧迫されて起こすこともあるため、ベッド柵カバーの使用や伸縮性のあるシーツ・衣類を選択する。また、皮膚の露出を最小限にするため、ゆるいストッキングや足カバー、アームカバーなどを使用する。

3）多汗から皮膚を保護する
　汗をかくと皮膚が浸軟して皮膚損傷を受けやすいため、吸水性の高い寝衣を着用し、吸水性・熱放散性の高いシーツを選択する。シーツの上にバスタオルを敷くと吸湿性はよいがしわになりやすく、新たな圧迫の原因となることがある。体圧分散寝具の素材や機能により蒸れやすい場合もあるため、通気性や除湿機能があるものを選択する。

4）尿・便失禁から皮膚を保護する
　仙骨部は、尿・便失禁により湿潤・汚染されやすい部位である。そのため、排泄物と皮膚との接触を避けるようケアを行う。

4．褥瘡発生時のスキンケア
　褥瘡発生時は、褥瘡および周囲皮膚に摩擦・ずれ、圧迫、浸軟などを起こさないようケアすることが必要である。

1）褥瘡部への圧迫・摩擦・ずれの低減
　褥瘡部を安静に保つことで、早期に良性肉芽を増殖させ創を収縮させることができる。褥瘡部に圧迫や摩擦・ずれが加わると創傷治癒遅延をきたす。また、ポケットが形成されると創壁が不安定になり、外力で容易に創の形状が変化するため、外力のかかる方向にポケットが容易に拡大しやすい。例えば、仙骨・尾骨部の褥瘡は足側に体がずり落ちるため、頭側にポケットが拡大する（図23）。

①ドレッシング材の当て方
　創部に小さく厚みをもたせてドレッシング材を当てると、その部分に強く圧がかかるため、「褥瘡の中の褥瘡」を引き起こし褥瘡が悪化する危険がある。ドレッシング材は、創よりも広く薄く当てて局所的に圧がかからないようにする。
　創傷被覆材を使用する場合は、被覆材がずれて創を損傷しないよう角を丸くカットしたり、上からすべりのよいフィルム材を貼付する。貼付したドレッシング材がずれる場合は、どの方向にずれているかを観察し、背抜き実施の徹底やポジショニングのたびにポジショニンググローブを差し入れてずれ力回避を行う。

②ポジショニングの方法
　褥瘡の創縁を引きずるようにして体位変換をしたり、褥瘡部に圧迫が加わると褥瘡が悪化する危険がある。褥瘡部にポジショニンググローブを当て手で保護し、ベッドに創部を擦らないようにして体位変換を行う（図24）。また、仙骨部に褥瘡がある場合は、仰臥位のポジショニングはしないか短時間にする。創にずれがかからないように注意する。

図23 ヘッドアップにより頭側にポケット拡大

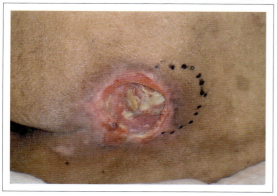

図24 創部を保護して体位変換を実施

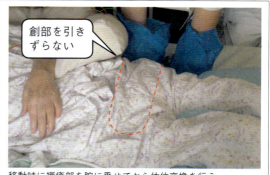

創部を引きずらない

移動時に褥瘡部を腕に乗せてから体位変換を行う。

表3 機能別ドレッシング材の種類

機能	主な種類	主な製品
創面保護	ポリウレタンフィルム	テガダーム™、パーミロール®
創面閉鎖・湿潤環境	ハイドロコロイド	デュオアクティブ® アブソキュア®-ウンド
乾燥した創の湿潤	ハイドロジェル	ニュージェル®
滲出液の吸収	ポリウレタンフォーム	ハイドロサイト®プラス
	アルギン酸塩	カルトスタット®
	ハイドロファイバー	アクアセル®
	ハイドロポリマー	ティエール®
感染抑制作用	銀含有製品	アクアセル®Ag
疼痛緩和	ハイドロコロイド	デュオアクティブ®
	ポリウレタンフォーム/ソフトシリコーン	メピレックス®ボーダーⅡ
	シリコーンゲル	エスアイエイド®

2）創周囲皮膚の浸軟防止

褥瘡が感染を起こしたり、浮腫がある場合には滲出液が多くなる。多量の滲出液を十分に吸収しておかないと周囲皮膚が浸軟し創傷治癒遅延となる。ドレッシング材の交換は周囲の皮膚が白く浸軟しないよう、吸収力の高いドレッシング材を選択し、交換頻度を検討する（表3）。

3）褥瘡処置時の創拡大の防止

褥瘡処置の際、むやみにポケットの奥まで綿棒を突っ込んで測定したり、ポケットを広げて中を覗こうとすると、ポケットを余計に拡大してしまう危険がある。また、側臥位にして体を支える際、ポケットのある部位の殿部に手を当てると、ポケットを横方向に拡大させる危険がある。褥瘡処置時には創を拡大しないよう配慮が必要である。

引用文献
1. 日本褥瘡学会編：褥瘡予防・管理ガイドライン．照林社，東京，2009．
2. 原田敬之：皮膚真菌症．池田重雄監，標準皮膚科学 第6版．医学書院，東京，2001：410-416．
3. 日本褥瘡学会編：在宅褥瘡予防・治療ガイドブック．照林社，東京，2008．
4. 田中マキ子監：ポジショニング学 体位管理の基礎と実践．中山書店，東京，2013：2-11．
5. 田中マキ子，柳井幸恵編：ポジショニングのコツ．中山書店，東京，2011：2-13．

参考文献
1. 田中マキ子，下元佳子編：褥瘡予防のためのポジショニング．中山書店，東京，2009．

Part 2 実践編　第2部 皮膚障害別スキンケア

スキン-テアの予防・ケア

紺家千津子

　スキン-テア（skin tear：皮膚裂傷）は、摩擦・ずれによって、皮膚が裂けて生じる真皮深層までの損傷（部分層損傷）である。主に高齢者に発生する外傷で、超高齢社会であるわが国においては注目すべき皮膚損傷である。スキン-テアは、強い疼痛を伴い、患者とその家族のウェルビーイングを脅かすだけでなく、医療従事者や介護者の不適切なケア行為により受傷したかと、家族が不信感を抱く恐れもある。そこで、スキン-テアの発生ゼロに向けて十分な予防管理対策が必要である。

　本稿では、スキン-テアを予防するために、発生メカニズムと予防ケア、さらに発生時のケアについて、日本創傷・オストミー・失禁管理学会が行った実態調査の結果からわが国に適した予防とケアが実践できるように作成した『ベストプラクティス スキン-テア（皮膚裂傷）の予防と管理』[1]に基づき解説する。なお、この冊子は、学会のホームページよりダウンロードも可能である。

スキン-テアの発生メカニズムと予防ケア

1. スキン-テアの定義

　スキン-テアとは、「摩擦・ずれによって、皮膚が裂けて生じる真皮深層までの損傷（部分層損傷）」をいう[1]。スキン-テアでは、外力が関係する天疱瘡、類天疱瘡、先天性表皮水疱症などの創傷については、疾患に由来するものか判断しがたいため含めるものとする。

　スキン-テアの判定時に注意すべき他の創傷としては、持続する圧迫やずれで生じた創傷である「褥瘡」と「医療関連機器圧迫創傷（Medical Device Related Pressure Ulcer：MDRPU）」、失禁によって起こる「失禁関連皮膚炎（incontinence associated dermatitis：IAD）」があるので、留意する必要がある。

　表1に、スキン-テアが発生する状況の具体例と、スキン-テアではない発生状況の例を示す。

2. スキン-テアの発生メカニズム

　スキン-テアは高齢者に多いことから、加齢による皮膚の変化が関与しているといえる。高齢になると表皮、真皮が菲薄化し、表皮突起とそれに嵌入する真皮乳頭の突出も平坦化して、表皮真皮間の相互作用が低下する。さらに、真皮の膠原線維などの基質は減少し、皮膚の弾力性が低下するため脆弱化している[2]。そのため、わずかな摩擦・ずれでスキン-テアが発生しやすくなる。

　なお、皮膚の老化には、生理的な加齢による変化のほかに、光老化がある。光老化は、真皮浅層の変性した弾性線維が蓄積し、膠原線維は減少する[3]ため、日光曝露の多い高齢者は、特にスキン-テアが発生しやすくなる。

表1 スキン-テアが発生する状況の具体例と除外例

具体例	・四肢がベッド柵に擦れて皮膚が裂けた（ずれ） ・絆創膏を剥がすときに皮膚が裂けた（摩擦） ・車椅子等の移動介助時にフレーム等に擦れて皮膚が裂けた（ずれ） ・医療用リストバンドが擦れて皮膚が裂けた（摩擦） ・リハビリ訓練時に身体を支持していたら皮膚が裂けた（ずれ） ・体位変換時に身体を支持していたら皮膚が裂けた（ずれ） ・更衣時に衣服が擦れて皮膚が裂けた（摩擦・ずれ） ・転倒したときに皮膚が裂けた（ずれ） ・ベッドから転落したときに皮膚が裂けた（ずれ）
除外例	・寝具や車椅子などによる持続した圧迫やずれで皮膚が剥がれた（褥瘡） ・医療機器による持続した圧迫やずれで皮膚が剥がれた（MDRPU） ・失禁患者のおむつ内の皮膚が炎症により剥がれた（IAD）

一般社団法人日本創傷・オストミー・失禁管理学会：スキン-テアの概要. ベストプラクティス スキン-テア（皮膚裂傷）の予防と管理. 照林社, 東京, 2015：6. より引用

図1 スキン-テアの既往を示す瘢痕所見

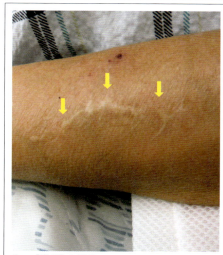
白い「線状」の瘢痕

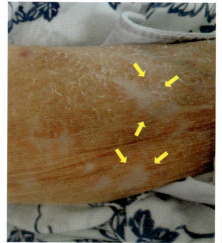
白い「星状」の瘢痕

一般社団法人日本創傷・オストミー・失禁管理学会：ベストプラクティスについて. ベストプラクティス スキン-テア（皮膚裂傷）の予防と管理. 照林社, 東京, 2015：18. より引用

3. スキン-テアのリスクアセスメント

スキン-テアのリスクアセスメントは、スキン-テアの既往歴の有無、個体要因、外力発生要因の3つの視点から行う。以下に、観察方法とアセスメント方法について述べる。

1）スキン-テアの既往

スキン-テアの既往は、患者や家族に聞くという方法もあるが、全身の皮膚観察時に、スキン-テアが治癒した際に認める特徴的な瘢痕所見がないかを観察する。その観察方法は、白い線状や星状の瘢痕の有無の確認である。その結果、スキン-テア既往がある場合には、スキン-テアの発生のリスクありと判定する（図1）。

2）個体要因のリスクアセスメント方法

個体要因のリスクの有無は、「全身状態」9項目と「皮膚状態」の5項目の該当の有無で判断する。「全身状態」の項目は、加齢（75歳以上）、治療（長期ステロイド薬使用、抗凝固薬使用）、低活動性、過度な日光曝露歴（屋外作業・レジャー歴）、抗がん剤・分子標的薬治療歴、放射線治療歴、透析治療歴、低栄養状態（脱水含む）、認知機能低下である。「皮膚状態」の項目は、乾燥・鱗屑、紫斑、浮腫、水疱、ティッシュペーパー様である。これら計14項目中1項目でも該当すると個体要因におけるリスクありと判定し、外力発生要因のリスクをアセスメントする。

3）外力発生要因のリスクアセスメント方法

外力発生要因のリスクの有無は、患者本人の行動によって摩擦・ずれが生じる「患者行動」の3項目と、ケアによって摩擦・ずれが生じる「管理状況」の6項目の該当の有無で判断する。「患者行動」の項目は、痙攣・不随意運動、不穏行動、物にぶつかる（ベッド柵、車椅子など）である。「管理状況」の項目は、体位変換・移動介助（車椅子、ストレッチャーなど）、入浴・清拭等の清潔ケアの介助、更衣の介助、医療用テープの貼付、器具（抑制具、医療用リストバンドなど）の使用、リハビリテーションの実施である。これら計9項目中1項目でも該当すると外力発生要因におけるリスクありと判定するだけでなく、スキン-テア発生のリスクありと判定する（表2）。

表2　個体要因と外力発生要因によるリスクアセスメント

個体要因のリスクアセスメント	
全身状態	皮膚状態
☐ 加齢（75歳以上） ☐ 治療（長期ステロイド薬使用、抗凝固薬使用） ☐ 低活動性 ☐ 過度な日光曝露歴（屋外作業・レジャー歴） ☐ 抗がん剤・分子標的薬治療歴 ☐ 放射線治療歴 ☐ 透析治療歴 ☐ 低栄養状態（脱水含む） ☐ 認知機能低下	☐ 乾燥・鱗屑 ☐ 紫斑 ☐ 浮腫 ☐ 水疱 ☐ ティッシュペーパー様（皮膚が白くカサカサして薄い状態）
1つでも該当すれば、次の「外力発生要因のリスクアセスメント」に進む	
外力発生要因のリスクアセスメント	
患者行動：患者本人の行動によって摩擦・ずれが生じる場合	**管理状況**：ケアによって摩擦・ずれが生じる場合
☐ 痙攣・不随意運動 ☐ 不穏行動 ☐ 物にぶつかる（ベッド柵、車椅子など）	☐ 体位変換・移動介助（車椅子、ストレッチャーなど） ☐ 入浴・清拭等の清潔ケアの介助 ☐ 更衣の介助 ☐ 医療用テープの貼付 ☐ 器具（抑制具、医療用リストバンドなど）の使用 ☐ リハビリテーションの実施
外力発生要因の該当項目数が1個以上該当するか 　☐ はい：スキン-テアの発生と再発の予防ケア実施要 　☐ いいえ	

一般社団法人日本創傷・オストミー・失禁管理学会：スキン-テアのリスクアセスメント用紙. ベストプラクティス スキン-テア（皮膚裂傷）の予防と管理. 照林社, 東京, 2015：34. より改変して引用

4. スキン-テアの予防と管理のアルゴリズム

スキン-テアの予防と管理は、図2のスキン-テアの予防と管理のアルゴリズムによって導き出せる。ただし、このアルゴリズムは、乳児、小児のスキン-テアのリスクが成人と高齢者のリスクとは異なるため、乳児と小児を除いたアルゴリズムとなっている。

① 初回は、『入院・入所などによりケア・介護開始』の項目からスタートし、『全身の皮膚の観察』を行う。
② 『スキン-テアの保有』がなしの場合は、『スキン-テアの既往』を確認する。
③ 『スキン-テアの既往』がなしの場合には『個体要因のリスクアセスメント』を行う。個体要因のアセスメントは、「全身状態」の9項目と「皮膚状態」の5項目の該当の有無を確認する。
④ 『全身状態、あるいは皮膚状態に1項目以上該当』がなしの場合は、再評価するために適宜『個体要因のリスクアセスメント』を行う。
⑤ 『全身状態、あるいは皮膚状態に1項目以上該当』がありの場合は、『外力発生要因のリスクアセスメント』を行う。外力発生要因のアセスメントは、患者本人の行動によって摩擦・ずれが生じる「患者行動」の3項目とケアによって摩擦・ずれが生じる「管理状況」の6項目の該当の有無を確認する。
⑥ 『患者行動あるいは管理状況に1項目以上該当』がなしの場合は、再評価するために適宜『個体要因のリスクアセスメント』を行う。
⑦ 『患者行動あるいは管理状況に1項目以上該当』がありの場合は、『スキン-テアハイリスク患者』であるため『発生と再発の予防ケアの選択』に進む。
⑧ ケアの実施にあたっては、まず「全身状態」のアセスメントで『低栄養状態』がありの場合は、『1．栄養管理』『2．外力保護ケア』『3．スキンケア』『4．医療・介護メンバー教育』『5．患者・家族教育』を実施し、再評価するために適宜『発生と再発の予防ケアの選択』を行う。
⑨ 「全身状態」のアセスメントで『低栄養状態』がなしの場合は、『2．外力保護ケア』『3．スキンケア』『4．医療・介護メンバー教育』『5．患者・家族教育』を実施し、再評価するために適宜『発生と再発の予防ケアの選択』を行う。
⑩ 『スキン-テアの保有』がありの場合は『スキン-テアの管理』を行い、『発生と再発の予防ケアの選択』に進む。あるいは、「スキン-テアの既往」がありの場合も、『スキン-テアハイリスク患者』であるため『発生と再発の予防ケアの選択』に進む。その後は、「全身状態」のアセスメントの『低栄養状態』に該当するか否かで⑧、あるいは⑨のケアを実施する。

スキン-テアの予防ケア

スキン-テアの予防と管理のアルゴリズムを用いてアセスメントした結果、『発生と再発の予防ケアの選択』に該当した場合に、スキン-テアの予防ケアを『1．栄養管理』『2．外力保護ケア』『3．スキンケア』『4．医療・介護メンバー教育』『5．患者・家族教育』のなかから、対象を取り巻く環境と状況から該当するケアを実施する。なお、以下のケアの推奨レベルは、保湿剤の塗布は「行うよう勧められる」であるが、その他は「行ってもよい」である。

1．栄養管理

栄養管理については、まず体重減少率、喫食率、血清アルブミン値（炎症・脱水がない場合）を定期的に測定し、栄養状態を評価する。さらに、低栄養の判断には主観的包括的栄養評価

図2 スキン-テアの予防と管理のアルゴリズム

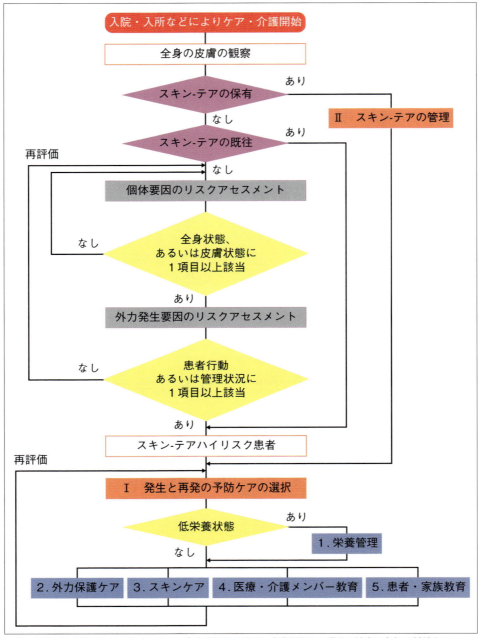

*1：個体要因のリスクアセスメントは、全身状態の9項目と皮膚状態の5項目の該当の有無で判断する。
*2：外力発生要因のリスクアセスメントは、患者行動の3項目と管理状況の6項目の該当の有無で判断する。
一般社団法人日本創傷・オストミー・失禁管理学会：ベストプラクティスについて．ベストプラクティス スキン-テア（皮膚裂傷）の予防と管理．照林社，東京，2015：17．より引用

表3　栄養管理に関するケア

状況	ケア
栄養状態不良	・管理栄養士や栄養サポートチームに相談し、介入 ・低栄養状態で経口摂取が可能な患者の場合には、必要な栄養量を経腸栄養で補給するが、不可能な場合は静脈栄養による補給 ・タンパク質・エネルギー低栄養状態（PEM：protein energy malnutrition）患者に対して、疾患を考慮したうえで、高エネルギー、高タンパク質のサプリメントによる補給
水分補給が少ない	・水分補給

一般社団法人日本創傷・オストミー・失禁管理学会：スキン-テアの発生と再発の予防ケア．ベストプラクティス スキン-テア（皮膚裂傷）の予防と管理．照林社, 東京, 2015：20. を元に作成

(Subjective Global Assessment：SGA)、簡易栄養状態評価表(Mini Nutritional Assessment-Short Form：MNA®-SF)などを用いて評価する。その結果、介入が必要な場合には表3のケア介入を行う。

2．外力保護ケア

外力保護ケアについては、「安全な環境」「安全なケア方法」「安全な医療用品などの使用」の3つの視点から評価する。まず、安全な環境では、ベッド環境、車椅子環境、医療用リストバンドの装着している状態を確認し、介入が必要な場合には表4のケア介入を行う。次に、安全なケア方法では、体位変換・移動介助時の状況を確認し、介入が必要な場合には表5のケア介入を行う。最後に、安全な医療用品などの使用では、抑制具、すね当て、医療用テープの使用状況を確認し、介入が必要な場合には表6のケア介入を行う。

3．スキンケア

スキンケアについては、「皮膚の保湿」「皮膚の洗浄」「寝衣の選択」の3つの状況について確認し、介入が必要な場合には表7のケア介入を行う。特に、皮膚の保湿は重点的に行う。

4．医療・介護メンバー教育

医療・介護メンバーには、表8の視点で教育するとよい。さらに、スキン-テアハイリスク患者には、予防ケアが実施できているかを確認することが望まれる。

5．患者・家族教育

患者・家族には、表9の視点で教育する。さらに、スキン-テアを起こさないケア計画を立案後に、実施が必要なケアを患者と家族に教育し、実施できているかを確認する。スキン-テアが発生した場合には、どのような場面で発生したのかを考え、具体的な予防対策が立てられるように教育する。そのためのツールとして、日本創傷・オストミー・失禁管理学会では、『あなたの皮膚は大丈夫？　弱くなった皮膚を守るためのしおり』を作成し『ベストプラクティス スキン-テア（皮膚裂傷）の予防と管理』の付録となっているが、これも学会のホームページよりダウンロード可能である。

なお、自宅でスキン-テアが発生したら、初期処置として白色ワセリンと非固着性のガーゼを用い、医療用テープを使用して固定しないよう教育することも重要である。

表4　外力保護ケアの「安全な環境」に関するケア

状況		ケア
ベッド環境	ベッド柵にぶつかる	・ベッド柵への接触時の外力を緩衝し、かつベッド柵の隙間から手足が出ないようにカバーを装着する（A）
	転倒する	・ベッド周囲に転倒時の衝撃を緩衝する衝撃吸収マットを敷く
	家具などにぶつかる	・ベッド周囲にある家具などの角の部分にカバーを装着する
車椅子環境	車椅子を利用する	・車椅子移乗時、靴下と靴を着用し足を守るズボン式の寝衣やレッグカバーを着用する ・アームカバーを装着し、上肢の損傷を予防する（B）
	ハンドリムを自力で操作する	・手の甲を保護するカバーを使用する
医療用リストバンド	医療用リストバンドを装着している	・ソフトな素材を選択、あるいは皮膚保護（筒状包帯、綿包帯、シリコーン系のドレッシング材貼付）をして装着する（C）
	装着部に麻痺がある	・麻痺側は疼痛が感じにくいため健側に装着する
	装着部浮腫がある	・浮腫のない部位に装着する

一般社団法人日本創傷・オストミー・失禁管理学会：スキン-テアの発生と再発の予防ケア．ベストプラクティス スキン-テア（皮膚裂傷）の予防と管理．照林社，東京，2015：20-22．を元に作成

表5　外力保護ケアの「安全なケア方法」に関するケア

状況		ケア
体位変換・移動介助	体位変換・移動介助をしている	・体位変換補助具（スライディングシート、スライディングボード、スライディンググローブなど）を使用する ・2人以上で実施 ・身体を引きずらずに体位を整える ・四肢ではなく腰や肩を支えながら体位変換を行う ・四肢を挙上する際は、掴まず下から支えるよう保持する（A、B） ・身体に接している寝衣、おむつ、寝具、クッションを引っ張らない
	四肢に麻痺がある	・三角巾やベルトを使用して麻痺した四肢を固定して保護する

一般社団法人日本創傷・オストミー・失禁管理学会：スキン-テアの発生と再発の予防ケア．ベストプラクティス スキン-テア（皮膚裂傷）の予防と管理．照林社，東京，2015：22-23．を元に作成

表6　外力保護ケアの「安全な医療用品などの使用」に関するケア

	状況	ケア
抑制具の使用	抑制具を使用している	・車椅子や椅子、ベッドに体幹や四肢をひもなどで縛る抑制帯や、手指の機能を制限するミトン型手袋などの使用が必要か検討する ・随時皮膚の観察を行い、使用の是非や使用している製品、用法が適切か検討する ・抑制帯やミトン型手袋などの着用時は、締めすぎないように装着する ・アームカバーやレッグカバー、筒状包帯などを使用して装着する（A）
すね当て	前脛骨部にスキン-テアの発生をくり返す	・ウレタンフォームや創傷被覆材などを当てる（B）
医療用テープの使用	医療用テープを貼付する	・医療用テープ以外の固定方法がないかを検討する ・角層剥離の少ない低剥離刺激性の粘着剤（シリコーン系）を選択する ・皮膚被膜剤を使用してからテープを貼付する。あるいはテープ交換回数が多い場合には、テープ使用部位に板状の皮膚保護剤、あるいは創傷被覆材などを貼付してからテープを使用する（C） ・テープ貼付部の皮膚に緊張が加わらないように、テープの中心から外側に向かって貼付する
	医療用テープを剥離する	・粘着剥離剤を使用しながら、ゆっくりとテープを反転させて剥離する（D） ・テープの端は、皮膚を指や爪などで強く擦らずにゆるめる ・剥がれにくい場合にはテープの端を折り曲げておき、つまみをつくる方法もある

一般社団法人日本創傷・オストミー・失禁管理学会：スキン-テアの発生と再発の予防ケア．ベストプラクティス スキン-テア（皮膚裂傷）の予防と管理．照林社，東京，2015：24-25．を元に作成

表7　スキンケアに関するケア

状況	ケア
皮膚が乾燥している	・低刺激性でローションタイプなどの伸びがよい保湿剤を1日2回、あるいは状態によってはそれ以上塗布する ・保湿剤は摩擦が起こらないように毛の流れに沿って押さえるように塗布する（A〜C） ・特に冬期は乾燥しやすいため室内の温湿度を調整する
皮膚を洗浄する	・弱酸性の洗浄剤を選択。ただし、乾燥が強い場合は洗浄剤による洗浄を控える、あるいは保湿剤配合の洗浄剤を選択する ・洗浄時は泡でやさしく洗浄し、手掌で洗う（D） ・洗浄成分が残らないようよく洗い流す ・高水圧は避ける
入浴をする	・長時間で頻繁な入浴は避ける ・湯温37〜39℃程度の微温浴とする ・保湿入浴剤を使用、あるいは上がり湯に保湿成分入りの湯を用いる
体を拭く	・押さえ拭きする
寝衣の選択	・長袖、長ズボン、あるいは四肢に筒状包帯（上肢に肘までの手袋やアームカバー、下肢には膝丈靴下やレッグカバー）を使用する。レッグカバーやアームカバーは身体を締めつけることなく肌ざわりが柔らかく、伸縮性とクッション性をかねそなえた素材のものを選択する（E） ・ファスナーやボタン、縫いしろが皮膚に擦れないデザインの寝衣を選択 ・吸湿性とすべりのよい綿やシルク素材の下着や寝衣を選択する ・更衣時に発汗を認めた場合は、寝衣が擦れたり引っ張られたりしないように特に注意する
関節拘縮がある	・大きめ、あるいは伸縮性のある寝衣を選択する ・上肢に強度な関節拘縮がある場合には、あらかじめアームカバーなどで前腕を保護してから更衣を実施する
洗濯方法	・寝衣には洗濯糊を使用しない

一般社団法人日本創傷・オストミー・失禁管理学会：スキン-テアの発生と再発の予防ケア．ベストプラクティス スキン-テア（皮膚裂傷）の予防と管理．照林社，東京，2015：25-27．を元に作成

表8　医療・介護メンバーへの教育内容

- スキン-テアの概要
- スキン-テアの予防と管理のアルゴリズムに基づいたケア方法
- スキン-テアの有無とスキン-テアの既往を含めた皮膚の観察方法
- STARスキンテア分類の評価方法
- 予防ケアとして、栄養管理、皮膚を損傷しない安全な体位変換技術や医療用品の使用方法
- 低刺激性のローションタイプなどの伸びがよい保湿剤を1日2回、あるいは状態によってはそれ以上塗布し、皮膚を滑らかに保つ
- リスク患者には、長袖、長ズボン、膝丈靴下など、適切な寝衣の選択
- スキン-テアハイリスク患者の情報は、多職種で共有
- スキン-テアハイリスク患者には、1日1回全身の皮膚を観察し、スキン-テアの発生がないかを確認
- スキン-テアのリスクとそのケア方法を指導し、能動的にケアが実施できる

一般社団法人日本創傷・オストミー・失禁管理学会：スキン-テアの発生と再発の予防ケア．ベストプラクティス スキン-テア（皮膚裂傷）の予防と管理．照林社，東京，2015：27-28. を元に作成

表9　患者・家族への教育内容

- なぜスキン-テアが発生するのか
- 1日1回は主に四肢の皮膚を観察し、スキン-テアの有無を確認する。特に、ぶつけたときや擦ったときには、その部位の皮膚を観察する
- スキン-テアの発生リスク
- リスクがある場合には、予防ケアを能動的に行う
- 予防ケアとして、皮膚を損傷しない安全な体位変換技術や医療用品の使用方法
- 体位変換などで四肢を挙上する際は、掴まず下から支える
- 低刺激性でローションタイプなどの伸びがよい保湿剤を1日2回、あるいは状態によってはそれ以上塗布し、皮膚を滑らかに保つ
- リスク患者には、長袖、長ズボン、膝丈靴下など適切な寝衣を選択する

一般社団法人日本創傷・オストミー・失禁管理学会：スキン-テアの発生と再発の予防ケア．ベストプラクティス スキン-テア（皮膚裂傷）の予防と管理．照林社，東京，2015：28. を元に作成

スキン-テア発生後のケア

　発生後のケアについて解説するが、ケアの推奨レベルはすべて「行ってもよい」である。

1. 創傷と周囲皮膚の観察

　組織欠損の程度および皮膚または皮弁の色を観察できる、STARスキンテア分類システム（図3）[4]を用いて評価することを推奨する。
　このシステムでは、創傷を5つに分類している。まず、「創縁を正常な解剖学的な位置にも戻すことができるか」という観点で分類し、戻すことができるとカテゴリー1、戻すことができないとカテゴリー2とする。さらに「皮膚または皮弁の色が蒼白、薄黒い、または黒ずんでいるか」という観点で分類し、該当しなければa、該当すればbとする。この色の評価は、各患者の「正常な」周囲皮膚に比較した際の表現であり、皮膚または皮弁の活性に影響を与える虚血や血腫の可能性をアセスメントできる。これらカテゴリー1と2、さらにaとbの組み合わせにより4つの分類ができる。最後のカテゴリー3の分類は、「皮弁が完全に欠損している」ことのみ確認できれば、皮膚の色を問わない。
　STARスキンテア分類システムを用いて評価した後は創サイズを計測する。なお、出血のコントロールができない場合や、脂肪あるいは筋層に至る損傷の場合は、医師に報告する。さらに、スキン-テア発生時には、発生状況を確認し記録し、

図3　日本語版STAR スキンテア分類システム

STAR スキンテア分類システムガイドライン（一部改変）
1. 出血のコントロールおよび創洗浄を行う。
2. （可能であれば）皮膚または皮弁を元の位置に戻す。
3. 組織欠損の程度および皮膚または皮弁の色はSTAR分類システムを用いて評価する。
4. 周囲皮膚の脆弱性、腫脹、変色または打撲傷について状況を評価する。
5. 個人、創傷、およびその治癒環境について評価する。
6. 皮膚または皮弁の色が蒼白、薄黒い、または黒ずんでいる場合は、24〜48時間以内または最初のドレッシング交換時に再評価する。

STAR 分類システム

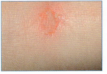 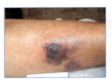 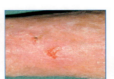 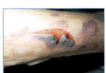 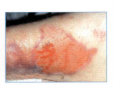

カテゴリー1a	カテゴリー1b	カテゴリー2a	カテゴリー2b	カテゴリー3
創縁を（過度に伸展させることなく）正常な解剖学的位置に戻すことができ、皮膚または皮弁の色が蒼白でない、薄黒くない、または黒ずんでいないスキンテア。	創縁を（過度に伸展させることなく）正常な解剖学的位置に戻すことができ、皮膚または皮弁の色が蒼白、薄黒い、または黒ずんでいるスキンテア。	創縁を正常な解剖学的位置に戻すことができず、皮膚または皮弁の色が蒼白でない、薄黒くない、または黒ずんでいないスキンテア。	創縁を正常な解剖学的位置に戻すことができず、皮膚または皮弁の色が蒼白、薄黒い、または黒ずんでいるスキンテア。	皮弁が完全に欠損しているスキンテア。

一般社団法人日本創傷・オストミー・失禁管理学会：スキン-テアの概要．ベストプラクティス スキン-テア（皮膚裂傷）の予防と管理．照林社，東京，2015：7．より引用

再発の予防計画につなげる。

2．発生後のスキンケア

1）創傷処置

表10の手順に従いながら、ケアを実施する。ただし、医療処置が必要な創の状態の場合には、ストーマ療法看護師（ETナース）/皮膚・排泄ケア認定看護師（WOCナース）あるいは医師に相談する。さらに、天疱瘡、類天疱瘡、先天性表皮水疱症等の皮膚疾患のある患者の創傷に関しては、医師に確認したうえで実施する。

痛みの対応策としては、テープ剥離時であれば、テープの種類や剥離剤、あるいは手技を検討する。洗浄時であれば、温めた生理食塩水を用いる。創傷被覆材が浮いている場合には、湿潤環境が保て、ずれが生じない被覆方法を検討する。薬剤の塗布時であれば、用いる薬剤を変更するなどの対応策を講じる。

2）創傷被覆材の選択

創傷被覆材によって新たな創傷を発生させないために、創に創傷被覆材が固着しないものを選択する（表11）。なお、新たなスキン-テアを発生させないため、医療用テープによる固定方法ではなく、筒状包帯などで固定する。やむなく医療用テープを用いる場合は、シリコーン系の粘着剤を選択する。

3）交換時期

創傷被覆材の交換は、皮弁の生着を促進させるために数日そのままにし、経過をおって皮弁の状態を観察する。生着しない皮弁は、数日間経過観察を行い壊死部のみを切除する。ただし、創傷被覆材より滲出液の漏出が起こる場合は適宜交換し、創傷被覆材の種類を検討する。

表10 スキン-テアの創傷処置手順

手順	留意事項	
1. 止血する	・必要時、圧迫止血をする	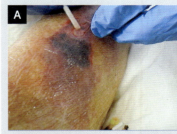
2. 洗浄する（血腫がある場合は血腫を洗浄除去する）	・汚れや血腫も取り除くために、できるだけ温かい生理食塩水を使って創を洗浄する	
3. 皮弁を元の位置に戻す	・皮弁がある場合には、湿らせた綿棒、手袋をした指、または無鈎鑷子を使って皮弁をゆっくりと元の位置に戻す。ただし、この処置により創治癒の促進は図れるが疼痛を伴うことを説明した後に実施する（A） ・皮弁を元の位置に戻すのが難しいときは、生理食塩水で湿らせたガーゼを5〜10分貼付して、再度試みる（B）	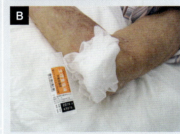
4. 皮弁がずれず、創周囲に固着しないような創傷被覆材を選択する ※皮膚欠損がある場合（カテゴリー3）には、創傷被覆材にて湿潤環境を保つ	**カテゴリーが1a、1bの場合** ・ソフトシリコーン、皮膚接合用テープで固定をする。放置すると皮弁の位置がずれて創面が露出する場合には、シリコーンゲルメッシュドレッシング、多孔性シリコーンゲルシート、ポリウレタンフォーム/ソフトシリコーン、皮膚接合用テープで固定をする **皮弁固定に皮膚接合用テープを用いる場合（C）** ・関節部付近のスキン-テアに対しては、皮膚の可動に伴いテープ部に緊張が加わるため避ける ・皮膚接合用テープによるスキン-テアの発生リスクがあるため、テープが浮き、自然に剥がれるまで剥離は避ける ・皮弁固定に皮膚接合用テープを使用する際は、テープ間の隙間をあけて貼付する ・紫斑部位の貼付は避ける **カテゴリー2a、2bで、放置すると皮弁の位置がずれる場合** ・シリコーンゲルメッシュドレッシング、多孔性シリコーンゲルシート、ポリウレタンフォーム/ソフトシリコーンを用いる **不透明な創傷被覆材を用いる場合** ・皮弁固定を妨げない被覆材除去の好ましい方向を被覆材に矢印で示して、記録をしておく（D）	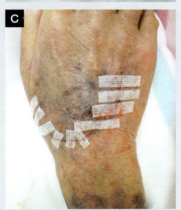 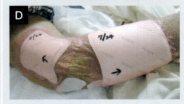
5. 創傷部の疼痛を確認する	・いつどのようなときに痛みが生じるのか確認し、対応策を講じる ・上記の対応策を講じても痛みの訴えがある場合は、医師に報告する	

一般社団法人日本創傷・オストミー・失禁管理学会：スキン-テアの管理. ベストプラクティス スキン-テア（皮膚裂傷）の予防と管理. 照林社, 東京, 2015：29-32. を元に作成

表11　創傷被覆材の選択

創傷被覆材	・シリコーンメッシュドレッシング、多孔性シリコーンゲルシート、ポリウレタンフォーム/ソフトシリコーンなどの非固着性のもの
外用薬	・上皮化を促進させるために白色ワセリン、ジメチルイソプロピルアズレンなどの創面保護効果の高い油脂性基剤の軟膏と非固着性のガーゼ ・トラフェルミンと非固着性のガーゼ

軟膏などを用いガーゼを貼付している場合は、創面が乾燥せず、かつ浸軟しないように適切な頻度で交換する。

4）創傷被覆材の交換

新たなスキン-テアを発生させないために、医療用テープ剥離時には粘着剥離剤を使用する。不透明な創傷被覆材を使用している場合には、皮弁固定を妨げないために被覆材に記載してある矢印の方向にゆっくりと剥離する。

＊

最後に、スキン-テアは通常の家庭生活や療養生活の場でも発生するため、医療者だけが予防方法を理解するだけでは発生をゼロにすることはできない。そのため、患者やその家族、あるいはその人達を取り巻くすべての人々がスキン-テアを理解する必要がある。看護者それぞれがスキン-テアを周知する活動を行うことも重要である。

引用文献
1. 一般社団法人日本創傷・オストミー・失禁管理学会：ベストプラクティス　スキン-テア（皮膚裂傷）の予防と管理．照林社，東京，2015.
2. 上出良一：高齢者の皮膚の性状・皮膚の老化予防．Geriatric Medicine 2012；50（7）：791-795.
3. 上出良一：光老化のメカニズムと臨床．医学のあゆみ 2014；248（8）：571-576.
4. Carville K, Lewin G, Newall N, et al. STAR：a consensus for skin tear classification. Prim Intent 2007；15（1）：18-28.

IAD（失禁関連皮膚炎）予防・ケア

市川佳映、大桑麻由美

IADの定義・分類

1. IADの定義

これまで、尿や便による皮膚障害について、わが国では"おむつ皮膚炎"や"おむつかぶれ"、欧米では「diaper dermatitis」「perineal dermatitis」などと呼ばれてきたが、2007年の米国WOCNによる合意声明により、「incontinence associated dermatitis（IAD）」という表現が用いられるようになった。IADとは「便や尿が会陰部へ接触した際に生じる皮膚の炎症」[1]、「尿または便への曝露に起因する皮膚損傷」[2]と欧米では定義されているが、わが国では日本創傷・オストミー・失禁管理学会により「排泄物（尿または便、あるいは両者）の付着に関連して生じる皮膚障害」と定義されている。好発部位は肛門および肛門周囲、外陰部／陰囊、殿部、尾骨部、大腿部であるが、尿や便の失禁の程度により下腹部や鼠径部に生じることもある（図1）。また、IADは患部に不快感、疼痛、灼熱感、かゆみ、または刺痛といった自覚症状をもたらすとともに、医療負担の増大、患者の自立性の損失をもたらすため、日常の活動や睡眠の阻害、QOLの低下が生じる。

IADの発生率および有病率については、欧米諸国ではそれぞれ3.4～50％、5.7～27％[2]、わが国においては発生率54.3％、有病率5.9～17％と報告されている[3-5]。なお、報告されている発生率および有病率にこのような大きなばらつきがあるのは、治療環境や失禁有病率に差があること、IAD診断のための臨床基準が存在しないことなど、複数の原因が考えられている。

2. IADの発生メカニズム

褥瘡が圧力や剪断力により生じる「bottom-up damage」であるのに対し、IADは皮膚が尿や便に曝露した結果生じる「top-down damage」であり、次のようなメカニズムにより発生する。

皮膚を保護している主要なバリアは最も外側に位置している角質層であるが、失禁が生じ尿や便が皮膚へ接触することにより、その水分が角質細

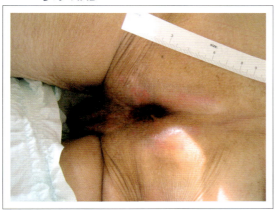

図1　泥状便が付着したことにより生じた、肛門周囲から殿部、陰囊における発赤およびびらんのIAD

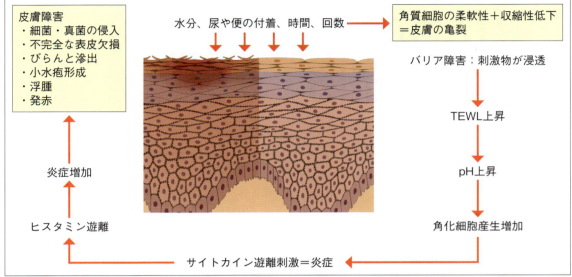

図2　IADの発生メカニズム

尿や便の付着およびその頻度により、皮膚バリア機能が低下するため、尿や便という刺激物質が角質層に容易に浸透し炎症を生じさせIADが発生する。
Gray M, Bliss DZ, Doughty DB, et al. Incontinence-associated dermatitis：a consensus. J Wound Ostomy Continence Nurs 2007；34（1）：45-54. より引用

胞に吸収、保持され、水分過剰状態になった角質層の構造は膨張と崩壊を生じ皮膚浸軟などを生じる。なお、尿や便により生じた皮膚浸軟は、浸軟していない皮膚と比較し、角質水分量、真皮水分量が有意に増加しており、加えて経表皮水分喪失量（transepidermal water loss：TEWL）、皮膚pHも有意に高く、皮膚バリア機能が低下していることが明らかにされている[6]。また、皮膚の水分過剰状態が生じると皮膚摩擦係数は増加し[7]、衣類、失禁用パッド、またはベッド用シーツとの摩擦により表皮が損傷しやすくなることもいわれている。これらの結果、刺激物質が角質層に容易に浸透し炎症を生じさせIADが発生する（図2）。

さらに、健康な皮膚の表面はpH4～6の弱酸性を示す酸外套という膜に覆われており、皮膚微生物叢を調節し（殺菌作用）、皮膚を保護し、バリアする役割を果たしている。しかしながら、尿や便への接触は皮膚のアルカリ化をもたらす。これは、主として尿素分解酵素産生菌などの細菌が尿中に認められる尿素をアルカリ性のアンモニアと炭酸ガスに分解するためであるが（図3）[8]、皮膚のpHが上昇すると微生物が増殖しやすくなりIAD発生のリスクが高まる。また、便には角質層を損傷させる脂肪分解酵素およびタンパク質分解酵素が含まれている。特に、水様性の便は消化酵素の含有率が高いため、固形状の便と比較し皮膚の損傷性が高いことが示されている[9]。さらに、酵素は尿素に対しても作用し、アンモニアを生成するため、尿失禁による皮膚pHの上昇を促進させる。その結果、酵素の活性が増すため皮膚損傷リスクも増大する（図4）[10]。

IADの予防的ケア

1. IADのリスク因子とアセスメント

IADのためのリスク評価ツールにはPerineal Assessment Tool（PAT）やIncontinence-Associated Dermatitis Intervention Tool（IADIT）

図3 尿素分解酵素産生菌摂取尿におけるpHの経時的変化

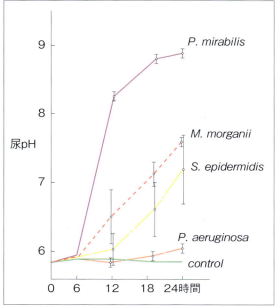

P. mirabilis：Proteus mirabilis、M. morganii：Merganella morganii、S. epidermidis：Streptococcus epidermidis、P. aeruginosa：Pseudomonas aeruginosa.
新井豊, 竹内秀雄, 友吉唯夫, 他：尿中分離細菌のウレアーゼ活性. 泌尿器科紀要 1989；35（2）：279. より引用

図4 pHが便中のリパーゼ（脂肪分解酵素■）とプロテアーゼ（タンパク質分解酵素●）の活性に与える影響

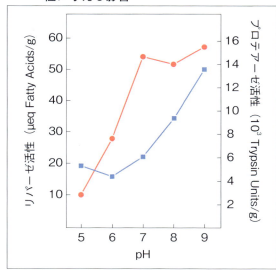

pHの上昇に伴い、両酵素の活性も高まっている。
Berg RW, Buckingham KW, Stewart RL. Etiologic factors in diaper dermatitis：the role of urine. Pediatr Dermatol 1986；3（2）：102-106. より引用

が存在するが、これらのツールは臨床上の判断や治療を改善することを示す証拠がないために、欧米の臨床業務で利用されることは少ない。一方、ブレーデンスケール、Nortonスケールなどの褥瘡のリスク評価ツールがIADのリスクアセスメントのために使用されることがあるが、IAD用として作成されたものではないためIAD発生のリスクを適切に予測することはできない。

現在までに報告されているIADの主要なリスク因子を表1にまとめた。しかしながら、これまでに報告されているリスク因子は、対象者（例：失禁者のみの場合や失禁を有さない者を含む場合がある）や研究デザイン（例：横断研究や縦断研究）、解析方法が研究により異なるため、本項ではIADの発生リスク因子およびその発生予測能までを報告している、失禁を有する者を対象とした縦断研究を紹介する[4]。本研究はIAD発生リスク因子として「軟便および水様便（オッズ比：20.6）」、「強い臭気を伴う尿（オッズ比：37.1）」、「Erythema Index（EI、紅斑の赤みの程度を数値化した指標）≧46（オッズ比：35.2）」を報告している。

また、これら因子が確認された場合、1週間後にIADが発生することを予測する能力が中等度あることも明らかにしていることから（軟便および水様便：感度0.56、特異度0.95、強い臭気を伴う尿：感度0.89、特異度0.81、EI≧46：感度0.92、特異度0.81）、これら指標を用いたIADの発生リスクアセスメントが推奨される。しかしながら、EIに関しては臨床現場にて容易に算出することが困難であるため、「軟便および水様便」、「強い臭気を伴う尿」のアセスメントについて以下に述べる。

1）尿のアセスメント

IADの発生リスクをアセスメントするために

表1 IADリスク因子

急性期	
Bliss（2011）[13]	便失禁・水様便
	認知機能低下
Junkin（2007）[14] 対象者に失禁を有さない者も含む	低アルブミン
	可動性低下
慢性期	
Ichikawa-Shigeta（2014）[4]	軟便および水様便
	強い臭気を伴う尿
	Erythema Index*≧46
Kottner（2014）[15]	便失禁
	糖尿病
	body mass index（BMI）の増加
	湿潤
	摩擦とずれ
Bliss（2006）[16] 対象者に失禁を有さない者も含む	健康問題の数
	発熱
	還流障害
	酸素化障害
	栄養サポート
	身体拘束
	ADLの低下
	感覚障害
	認知機能障害
	便失禁
	便失禁・尿失禁

＊：Erythema Index（EI）は紅斑の赤みの程度を数値化した指標。

「強い臭気を伴う尿」の有無について判断する必要がある。この「強い臭気」は、アンモニア濃度と有意な相関関係にあることが報告されている[17]。

通常、正常な尿はアンモニア臭を伴うことはないため、尿素分解酵素産生菌への感染が原因となり、尿素をアンモニアと炭酸ガスに分解するために生じる臭気と考えられる。よって、尿失禁を有する者でアンモニア臭を伴う尿が確認された場合は、IAD発生のハイリスク状態にあると判断し、スキンケアを行う必要があるとともに、並行して尿路感染症のアセスメントも行い必要時は治療を開始すべきである。

2）便のアセスメント

IADのリスク因子である「軟便および水様便」をアセスメントするには、医療者間の見解を統一するためにもブリストルスケールを用いることを推奨する（表2）。ブリストルスケールは便の形状をタイプ1～7に分類したスケールで、タイプ5および6が「軟便」、タイプ7が「水様便」に該当する。

表2　ブリストルスケール

タイプ		形状
タイプ1	コロコロ便	硬くコロコロの便（兎糞便）
タイプ2	硬い便	短く固まった硬い便
タイプ3	やや硬い便	水分が少なくひび割れている便
タイプ4	普通便	適度な軟らかさの便
タイプ5	やや軟らかい便	水分が多く非常に軟らかい便
タイプ6	泥状便	形のない泥のような便
タイプ7	水様便	水のような便

タイプ5、6が「軟便」、タイプ7が「水様便」に該当する。
積美保子：便失禁のアセスメントとケア．エキスパートナース 2010；26（14）：95．を元に作成

IADの予防ケアの実際

1．尿失禁の管理

　まず初めに、尿が皮膚へ接触する機会を減少させるために、尿失禁の改善、治癒を目的とした尿失禁のタイプの理解、排尿自立度、下部尿路機能の評価を行うべきである。尿失禁のタイプには「腹圧性尿失禁」、「切迫性尿失禁」、「溢流性尿失禁」、「機能性尿失禁」、「反射性尿失禁」があり（表3）、タイプにより治療的介入方法は異なるため注意が必要である。排尿自立度、下部尿路機能の評価については表4に示す[18]。定期的に排尿自立度、下部尿路機能の評価を行い、結果により専門医にコンサルテーションをするとともに骨盤底筋訓練や膀胱訓練、生活指導、薬物治療といった介入が求められる。

　また、「強い臭気を伴う尿」を事前に予防することも大切である。これは先にも述べたように、尿素分解酵素産生菌への感染が原因として考えられるため、日ごろから尿路感染症予防を意識する必要がある。必要に応じて、十分な水分摂取を行い利尿による細菌の洗浄効果を促すとともに、定期的な排尿誘導（排尿をがまんさせない）、高頻度におむつを交換する、陰部を清潔に保つことなどのケアが重要である。

　尿への接触を防ぐには、排泄用具の選択、使用方法が重要となる。近年、おむつ（テープ式おむつ、尿取りパッドなど）の性能は高まっており、使用者の不快感や介護者の負担を軽減させる目的で尿吸収量を高め、逆戻り量を低下させる傾向にある。

表3　尿失禁タイプ分類と病態

尿失禁タイプ		病態
腹圧性尿失禁	尿道過可動 内因性尿道括約筋不全	尿道抵抗の低下により、腹圧時の膀胱内圧上昇が尿道抵抗を上回り、膀胱収縮を伴わずに尿が漏れる状態
切迫性尿失禁	排尿筋過活動	蓄尿時に急に強い尿意を伴う不随意の膀胱排尿筋収縮が起こり、尿失禁が起こる状態
溢流性尿失禁	下部尿路閉鎖 排尿筋低活動	尿排出障害のため、膀胱内に顕著な残尿があり、常に膀胱が充満した状態となるため、膀胱内の尿があふれて少しずつ漏れる状態
機能性尿失禁	トイレへの移動障害	膀胱尿道機能に関係なく、認知症や身体運動障害のため、トイレ以外の場所で尿を漏らす状態
反射性尿失禁	排尿筋過活動	尿意を伴わず、膀胱内に尿が溜まると膀胱収縮反射が不随意に引き起こされ尿が漏れる状態

表4　排尿自立度および下部尿路機能の評価項目と基準

点数	レベル	評価基準
排尿自立度		
①移乗・移動		
0	自立	・装具や手すりが不要で、自力で移乗・移動している ・手すりなどが必要だが、1人で移乗・移動ができる
1	一部介助	・監視で移乗ができる ・ほとんど監視でよいが、必要時、患者に触れる程度 ・軽く引き上げる程度
2	ほとんど介助	・しっかり引き上げ、まわす必要がある ・全介助、2人介助
②トイレ動作		
0	自立	・自力で衣類を下ろし、排泄後会陰部を清潔にし、衣類を再び上げることができる
1	一部介助	・安全のため介助者が監視をしている ・服を下げ、お尻を拭くことはできるが、服を上げることは介助者が行う
2	ほとんど介助	・服を下げるかお尻を拭くことを介助者が行う
③収尿器の使用		
0	なし／自己管理	・収尿器を使用しない ・収尿器に排尿し、その後の尿捨てを自力で行っている
1	一部介助	・収尿器に排尿し、尿捨ては介助者が行う
2	ほとんど介助	・収尿器に排尿する間、介助者が尿器を当て、尿捨ても介助者が行う
④パッド・おむつの使用		
0	なし／自己管理	・パッド・おむつを使用していない ・パッド・おむつ内に排尿し、自力でパッド・おむつを交換している
1	一部介助	・自力でパッド・おむつ交換はできるが、介助者が周囲を片付ける ・介助者がパッド・おむつを交換し、周囲を片付ける ・パッド・おむつ内に排尿し、パッド・おむつを交換するように介助者に頼む
2	ほとんど介助	・パッド・おむつを替えてもらうことを頼めない

(表4つづき)

⑤カテーテルの使用		
0	なし／自己管理	・自力で排尿ができる ・導尿の準備・実施・後片付けがすべて自立して行える
1	導尿（要介助）	・自己導尿はしているが、尿捨ては介助者が行っている ・カテーテルの挿入、収尿器を空にすることは介助者が行っている
2	尿道留置カテーテル	・終日、尿道カテーテルを留置している

下部尿路機能

①尿意の自覚		
0	あり	・尿意を毎回感じる
1	一部なし	・時々尿意を感じない／曖昧なことがある
2	ほとんどなし	・ほとんど尿意を感じない ・ほとんど尿意の訴えがない

②尿失禁		
0	なし	・すべての排尿をトイレ（ポータブルトイレ、収尿器）でできる ・用心のため、尿取りパッドを当てている
1	一部失禁	・1日1回以上尿が漏れ、パッドやおむつの交換が必要である
2	ほとんど失禁	・ほとんどの尿がパッドやおむつ内に漏れている

③24時間排尿回数（昼間排尿回数と夜間排尿回数の総和）		
0	～7回	
1	8～14回	
2	15回～	

④平均1回排尿量（24時間尿量（排尿量＋失禁量）を24時間排尿回数で除したもの）		
＊24時間の測定が困難な場合でも、複数回の測定に基づいて平均値を算出する		
0	200mL～	
1	100～199mL	
2	～99mL	

⑤残尿量（複数回の測定に基づいて平均値を算出する）		
0	～49mL	
1	50～199mL	
2	200mL～	

一般社団法人 日本創傷・オストミー・失禁管理学会編：平成28年度診療報酬改定「排尿自立指導料」に関する手引き. 照林社, 東京, 2016：27-29. より引用

また、皮膚に対し尿の接触を最小限にした尿取りパッドも開発されているため、必要に応じIADの予防を目的に使用してもよい（図5）。しかし、IAD予防の観点からすると、原則として高頻度でパッドを交換するとともに、高性能の尿取りパッドを使用することを忘れてはならない。また、臨床では皮膚へ尿が接触することを防ぐために、膀胱留置カテーテルの留置を選択する場合があるが、感染のリスクが高まるため最終手段とすべきである。

2．便失禁の管理

尿失禁と同様、便失禁の状態をアセスメントし、失禁を改善させることが重要である。便失禁は漏出性便失禁と切迫性便失禁の2種類に大別され、前者は内肛門括約筋（不随意筋）の障害により便意を伴わないで気づかないうちに便を漏らす

図5 アテント Sケア 前側吸収 おしりさらさらパッドを使用した症例

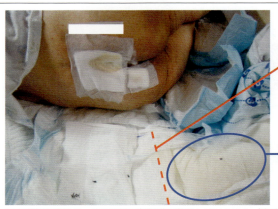

尿の拡散を破線部までにとどめ、尿による創部汚染を防いでいる症例

尿吸収部位

尿の吸収範囲をパッドの排尿口部付近に限局しているため（実線で囲まれた部分）、IADの好発部位である殿部皮膚などの湿潤を軽減できる構造になっている。

状態であり、後者は外肛門括約筋（随意筋）の障害により便意を感じるがトイレまでがまんできずに便を漏らす状態である。まずは症状およびその程度の正確な評価を行い、必要に応じて専門医へコンサルテーションし、適切な治療を開始すべきである。

また、上記と並行し「軟便および水様便」を予防すべきである。その予防において重要となるのが腸メンテナンスの進め方であり、その指標を示したツールが「東大式・便失禁ケアアルゴリズム」である（図6）[19]。このアルゴリズムは「下痢」に対するコンサルテーション先と介入方法を明確化したもので、感染性の下痢かどうか、栄養ケアによる下痢かどうかの判断をガイドし、原因に対する適切な対応方法、スキンケアについて詳細に示している。本アルゴリズムを用いることにより「軟便および水様便」を未然に予防、改善し、IAD発生を防ぐことが大事である。

便への接触、なかでも水様便への接触を防ぐためにさまざまな排泄用具が存在する。その一つに便失禁管理システム（faecal management system：FMS）がある（図7）。FMSは閉鎖的な便の回収を可能にするため、水様便が皮膚へ付着することを防ぐことができる。なお、使用に際しては禁忌があるため、十分に把握したうえで使用する必要がある。FMSが利用できない場合は、ストーマ用のパウチ（図8）[20]や軟便用のパッド（図9）を使用するとよい。

前者はストーマケアの応用で、ストーマ用パウチ（ワンピース装具）を肛門に貼用し、持続する水様便を閉鎖的に回収する方法である。なお、パウチングは、肛門周囲皮膚に損傷がない状態で行い、原則24時間ごとの交換が望ましいが、便が漏れる場合はただちに交換する必要があり、確実に密着が得られるのであれば数日間の使用が可能である。後者は軟便専用に開発されたパッドであり、尿取り用のパッドのトップシートと異なり目詰まりを生じにくいものを使用しているため、便がパッドの表面上で拡がらず吸収させることができる。

3. スキンケア

IADの予防において、尿、便が皮膚へ接触することを防ぎ、皮膚バリア機能の修復を図ることが大事である。体系的なスキンケアとしてキーポイントとなるのは皮膚の洗浄と保護、保湿である（表7）。

従来の洗浄は、失禁後の排泄物を除去するために石けん、水、タオルが使用されてきた。しか

図6　東大式・便失禁ケアアルゴリズム

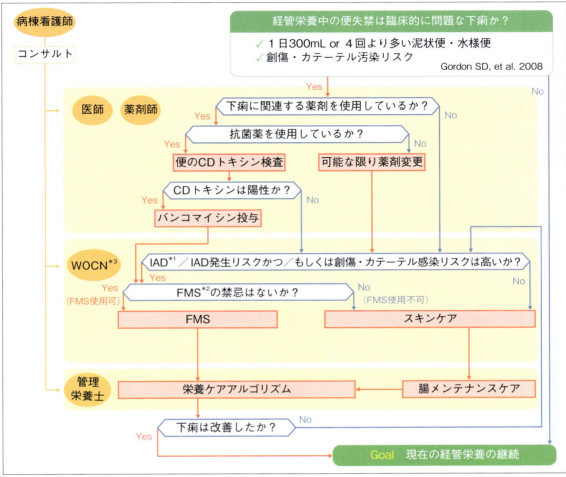

＊1：失禁関連皮膚炎、＊2：便失禁管理システム、＊3：皮膚・排泄ケア認定看護師。
真田弘美：便失禁のトータルマネジメント．エキスパートナース　2013；29（12）：86．より引用

図7　便失禁管理システムの製品例　フレキシシール® SIGNAL（コンバテック ジャパン）

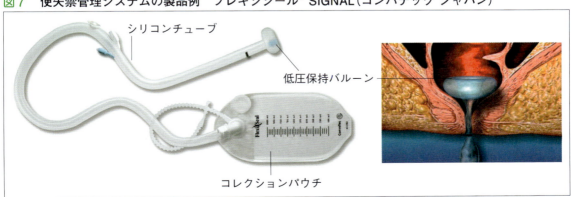

水様性の便を閉鎖式に回収・管理するシリコーンチューブとコレクションパウチからなる便失禁管理システム（左）。チューブ先端の低圧保持バルーンを直腸内に留置することで水様便をドレナージする（右）。

図8 ストーマ用パウチの使用例

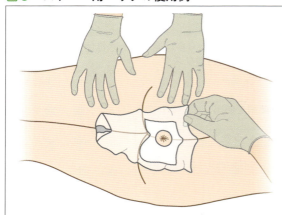
ストーマ用パウチを用いて排泄物から皮膚を保護する方法。
日本看護協会 認定看護師制度委員会 創傷ケア基準検討会編：スキンケアガイダンス．日本看護協会出版会，東京，2002：243．より引用

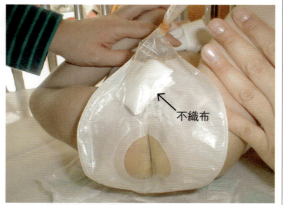
下痢が生じたため実際にストーマ用パウチを用いて対応した症例。排出された便を肛門周囲に停滞させずパウチに誘導するために、パウチ内に不織布を入れている。

図9 アテント Sケア軟便安心パッド（大王製紙）

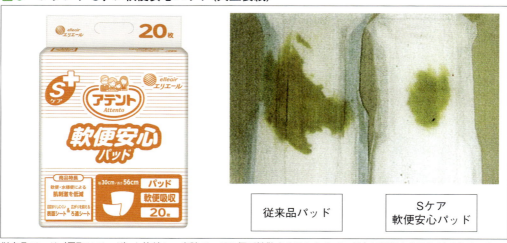

従来品パッド（尿取りパッド）と比較し、当該パッドは便が拡散することなくパッド内に吸収することができている。

表7 IADの予防における洗浄と保護の原則

洗浄
・毎日、および便失禁のたびに洗浄する
・できるだけ摩擦を減らし、皮膚を擦らないようやさしく洗浄する
・アルカリ性の石けんは使用しない
・弱酸性の皮膚洗浄剤を選択する
・水分のふき取りは、可能な場合には柔らかい使い捨ての不織布を使用する
・洗浄後はやさしく押さえ拭きで水分を拭き取る
保護
・皮膚保護剤を塗布する頻度・量は製造元の指示に従う
・尿便に触れている、または触れる可能性のある皮膚に皮膚保護剤を塗布する

図10　弱酸性洗浄剤の例

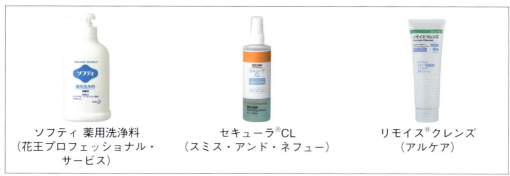

ソフティ 薬用洗浄料　　　セキューラ®CL　　　リモイス®クレンズ
（花王プロフェッショナル・　（スミス・アンド・ネフュー）　（アルケア）
　サービス）

いずれの製品も弱酸性であることに加え、保湿成分が含有されている。

し、石けんはアルカリ性であるため、皮膚のpHをアルカリ化させ、潜在的に皮膚のバリア機能を損なわせることが示されている。加えてタオルを使用することにより、摩擦による損傷を発生させる場合がある。よって現在は、pH範囲が健康な皮膚と同等である弱酸性の皮膚洗浄料を使用することが望ましいといわれており（図10）、洗浄時の水分を拭きとる際は、摩擦を少なくするために、ディスポーザブルの不織布などにて押さえ拭きすることが推奨されている。さらに近年は、洗浄剤に皮膚の保護および／または保湿に効果のある皮膚コンディショニング成分が含まれている場合が多く、そのようなものを使用することも推奨されている[21]。

　IADを予防するために、洗浄後は皮膚を保護する必要がある。IADの予防や治療において、皮膚と水分または刺激物の間にバリアとなる皮膚保護剤を使用することが望ましい。IADの予防においては、皮膚保護剤のなかでも撥水機能を有するスキンケア製品の使用が適している（図11）。

　また、上記に合わせて、皮膚のバリア機能を高める目的で保湿を行うことが望ましい。保湿外用薬のなかでも閉塞剤（occlusive）や柔軟剤（emollient）がIAD予防に使用することが推奨されている。閉塞剤は皮膚からの水分蒸散を抑制する効果があり、油性成分が一般的で代表例にワセリンやシリコーンがある。柔軟剤は皮膚上に残存し、油性感、保湿感や柔軟感を付与する効果があり、代表例に高級アルコールがある。その一方で、同じく保湿外用剤の一種である保湿剤（humectant）は皮膚に水分を与えるため、水分が過剰な皮膚または浸軟の認められる皮膚への使用は適応外であり、保湿外用剤を選択する際は注意が必要である。なお、保湿剤には一般的にグリセリンに代表される多価アルコールが最も多い。

IAD発症後のケア

1. IADの重症度の評価

　IADの重症度を評価することは適切なケアを選択・提供するために重要であり、その結果、IADの治癒過程をも評価することでケアが適切であるかを確認することができる。日本創傷・オストミー・失禁管理学会では「IAD重症度評価スケール」を作成中である（2017年1月現在）。このスケールは、失禁により排泄物が付着する可能性がある皮膚を便宜上分割し、エリアごとの「皮膚の状態」と「付着する排泄物のタイプ」のアセスメントを行う。それぞれを点数化して合計点を算出することにより重症度を評価するものであり、点数が大きいほど重症とする。このスケールの信頼

図11 撥水効果を有する製品の例

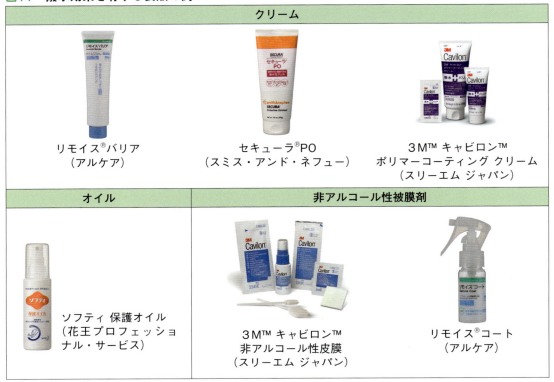

性の評価は終えており、妥当性の検討について予定されている。

2. IADのスキンケアと治療介入

IADに対するスキンケアは予防のためのスキンケアに準ずるため、前項を参照していただきたい。

治療介入に関しては、ストーマ用皮膚保護剤を使用する方法と板状皮膚保護剤を使用する方法がある。

前者は、IAD発生部位に粉状皮膚保護剤を散布または軟膏（例：亜鉛華軟膏）と混合したものを塗布する方法である。図12に示したような粉状皮膚保護剤は、水分を吸収してゲル状になり、排泄物の刺激から皮膚を保護する作用があるため、おむつ交換など排泄のたびに除去する必要はなく、洗浄後も付着している場合は無理に除去せずその上からパウダーを散布すればよい。

後者は、適当な大きさにカットした板状皮膚保護剤をIAD発生部位に敷石状に貼付し、皮膚保護剤間の隙間は粉状皮膚保護剤で充填する（図13）。保護剤が剥がれてしまった場合は、剥がれた部分のみを貼りかえ、皮膚に密着している保護剤は、自然に剥がれるまでは無理に剥がさない。なお、板状皮膚保護剤の代わりにハイドロコロイドドレッシング材などの創傷被覆材を使用してもよい。

IADに皮膚カンジダ症などの感染併発が疑われる場合は、専門医へコンサルテーションし、適切な治療を開始すべきである。

引用文献
1. Gray M, Bliss DZ, Doughty DB, et al. Incontinence-associated dermatitis：a consensus. J Wound Ostomy Continence Nurs 2007；34（1）：45-54.
2. Gray M, Beeckman D, Bliss DZ, et al. Incontinence-associated dermatitis：a comprehensive review and update. J Wound Ostomy Continence Nurs 2012；39（1）：61-74.
3. 市川佳映, 須釜淳子：介護療養型医療施設におけるIncontinence-Associated Dermatitis（IAD）の有病率および

図12 粉状皮膚保護剤の製品例

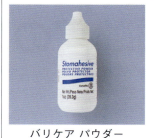
バリケア パウダー
（コンバテック ジャパン）

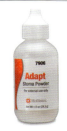
アダプトストーマパウダー28.3g
（ホリスター）

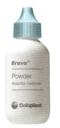
ブラバ パウダー
（コロプラスト）

図13 板状皮膚保護剤の製品例（左・中央）および下痢によるIAD発生部位に板状皮膚保護剤を貼付した症例（右）

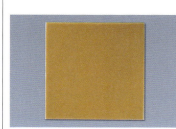
バリケア ウェハー
（コンバテック ジャパン）

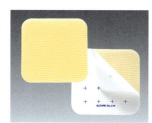
セルケア®・ウエハー
（アルケア）

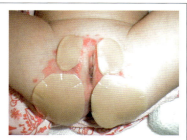

看護ケア，組織体制との関連．日本創傷・オストミー・失禁管理学会誌 2015；19（3）：319-326.
4. Ichikawa-Shigeta Y, Sanada H, Konya C, et al. Risk assessment tool for incontinence-associated dermatitis in elderly patients combining tissue tolerance and perineal environment predictors: a prospective clinical study. Chronic Wound Care Management and Research 2014；1：41-47.
5. Shigeta Y, Nakagami G, Sanada H, et al. Exploring the relationship between skin property and absorbent pad environment. J Clin Nurs 2009；18（11）：1607-1616.
6. Ichikawa-Shigeta Y, Sugama J, Sanada H, et al. Physiological and appearance characteristics of skin maceration in elderly women with incontinence. J Wound Care 2014；23（1）：18-30.
7. Zimmerer RE, Lawson KD, Calvert CJ. The effects of wearing diapers on skin. Pediatr Dermatol 1986；3（2）：95-101.
8. 新井豊，竹内秀雄，友吉唯夫，他：尿中分離細菌のウレアーゼ活性．泌尿器科紀要1989；35（2）：277-281.
9. Andersen PH, Bucher AP, Saeed I, et al. Faecal enzymes: in vivo human skin irritation. Contact Dermatitis 1994；30（3）：152-158.
10. Berg RW, Buckingham KW, Stewart RL. Etiologic factors in diaper dermatitis: the role of urine. Pediatr Dermatol 1986；3（2）：102-106.
11. Nix DH. Validity and reliability of the Perineal Assessment Tool. Ostomy Wound Manage 2002；48（2）：43-46, 48-49.
12. Doughty D, Junkin J, Kurz P, et al. Incontinence-associated dermatitis: consensus statements, evidence-based guidelines for prevention and treatment, and current challenges. J Wound Ostomy Continence Nurs 2012；39（3）：303-315.
13. Bliss DZ, Savik K, Thorson MA, et al. Incontinence-associated dermatitis in critically ill adults: time to development, severity, and risk factors. J Wound Ostomy Continence Nurs 2011；38（4）：433-445.
14. Junkin J, Selekof JL. Prevalence of incontinence and associated skin injury in the acute care inpatient. J Wound Ostomy Continence Nurs 2007；34（3）：260-269.
15. Kottner J, Blume-Peytavi U, Lohrmann C, et al. Associations between individual characteristics and incontinence-associated dermatitis: a secondary data analysis of a multi-centre prevalence study. Int J Nurs Stud 2014；51（10）：1373-1380.
16. Bliss DZ, Savik K, Harms S, et al. Prevalence and correlates of perineal dermatitis in nursing home residents. Nurs Res 2006；55（4）：243-251.
17. 市川佳映，松尾淳子，谷山一美，他：失禁を有する高齢者を対象とした尿臭の原因の検討．日本創傷・オストミー・失禁管理学会誌 2016；20（2）：210.
18. 日本創傷オストミー失禁管理学会編：平成28年度診療報酬改定「排尿自立指導料」に関する手引き．照林社，東京，2016：27-29.
19. 真田弘美：便失禁のトータルマネジメント．エキスパートナース 2013；29（12）：86.
20. 日本看護協会認定看護師制度委員会 創傷ケア基準検討会編：スキンケアガイダンス．日本看護協会出版会，東京，2002：243.
21. Beeckman D, Verhaeghe S, Defloor T et al. A 3-in-1 perineal care washcloth impregnated with dimethicone 3% versus water and pH neutral soap to prevent and treat incontinence-associated dermatitis: a randomized, controlled clinical trial. J Wound Ostomy Continence Nurs 2011；38（6）：627-634.

ストーマ周囲皮膚障害の予防・ケア

紺家千津子

ストーマ周囲皮膚障害は、初期に適切なケアがなされないと容易に重症化する。そのため、オストメイトは強い痛みやかゆみに苦しむ。さらに、装具が装着できない状況に陥り、オストメイトの"ウェルビーイング"はますます低下する。そのため、ストーマ周囲皮膚を健常に保つことは非常に重要である。

そこで、本稿では、ストーマ周囲皮膚障害を予防するために、その発生メカニズムと予防ケア、さらに発生時のケアについて解説する。なお、日本創傷・オストミー・失禁管理学会が開発したストーマ周囲皮膚障害を客観的に評価できるスケールと適切なスキンケア方法を導き出すツールを掲載している『ABCD-Stoma®に基づくベーシック・スキンケア　ABCD-Stoma®ケア』[1]に準拠し解説する。なお、この冊子は、学会のホームページよりダウンロード可能である。

ストーマ周囲皮膚障害の発生メカニズム

1. ストーマ周囲皮膚障害の定義

ストーマ周囲皮膚障害とは、ストーマ周囲皮膚が腹壁皮膚と比較して、色調、形状、構造といった形態が異なる状態をいう。具体的には、色調の変化では紅斑、色素沈着、色素脱失、形状ではびらん、水疱、膿疱、潰瘍、構造では過剰肉芽、偽上皮腫性肥厚（pseudoepitheliomatous hyperplasia：PEH）などが該当する。

2. ストーマ周囲皮膚障害の発生メカニズム

ストーマ周囲の皮膚障害の原因は、排泄物や粘着物質などによる接触皮膚炎、粗雑な面板の剥離などによる機械的外傷、不十分なスキンケアなどによる感染、原疾患に関連する皮膚病変など多様である。

特に、ストーマ周囲皮膚障害は、排泄物の付着が原因となることが多い。そのメカニズムは以下のようなものである。消化管ストーマから排出される便はアルカリ性であるため、皮膚に化学的刺激を与える。水様便の場合には、便中の消化酵素の活性が高い状態である。尿路ストーマでは、排泄された尿は弱酸性であるが、放置しておくと尿成分中の尿素がウレアーゼという酵素によってアンモニアに分解されるためアルカリ性に変化する。さらに、尿路感染を起こしていると尿はアルカリ性となる。したがって、このような排泄物が皮膚に付着した環境下では、皮膚への浸透性は高まり、バリア機能は低下し、皮膚は浸軟する。そのため、皮膚に化学的な刺激が加わり接触皮膚炎が起こる。ただし、消化管ストーマに比べて、尿路ストーマは排泄物が付着しても皮膚障害を起こすことは少ないが、尿の長期的な付着はPEHを発生することがある。さらに、排泄物付着によっ

て発生した接触皮膚炎や機械的外傷が、感染という新たな皮膚障害の発生につながる。

ストーマ周囲皮膚障害の予防とケア

1. 基本的なストーマ周囲皮膚のスキンケア

ストーマ周囲皮膚のスキンケアの基本は、適宜ストーマ装具を交換することである。交換を必要とする理由は、面板に用いられている皮膚保護剤の特性のためである。

皮膚保護剤は、吸水性のある親水性ポリマーと粘着性のある疎水性ポリマーからなる。親水性ポリマーは酸性であるため皮膚保護剤を弱酸性にし、さらに不感蒸泄や汗などを吸水する。皮膚保護剤が弱酸性であると、静菌作用による細菌数の制御と、緩衝作用による便や感染尿といったアルカリ性の排泄物の皮膚付着による刺激を緩和させる。一方、疎水性ポリマーは、親水性ポリマーをつなぎ合わせて皮膚保護剤の形状を維持させ、粘着力によって皮膚保護剤を皮膚に貼付できる[2]。ただし、水分の多い環境下では皮膚保護剤は溶解するため、溶解の程度を確認し、適宜面板を交換する必要がある。

基本的な装具交換は、図1のように6段階の手技で行う。

なお、漏れがなくても、皮膚保護剤が10mm以上溶解していれば交換間隔を1日早め、10mm未満の溶解でも7日を過ぎたら感染予防のために交換する。

図1 ストーマ装具の交換方法

段階	手技
1	粘着剥離剤などを用いて、愛護的に皮膚に密着している面板を剥がす
2	弱酸性の洗浄料を使用してストーマ周囲皮膚を洗浄する
3	ストーマとストーマ周囲皮膚に異常がないかを確認する
4	面板にストーマより2mm大きく穴を開け、皮膚が濡れていないことを確認してから、面板を貼付 （両サイドに2mmの隙間） ストーマサイズに適したプレカットの面板を選択した場合には、穴を開ける手技は不要になる
5	単品系という面板とストーマ袋が一体になった装具もあるが、二品系装具の場合にはストーマ袋をつけ、排出口を閉じる
6	剥がした面板の裏面を観察し、皮膚保護剤の溶解状況としわを確認し、次回の装具交換間隔を決定する

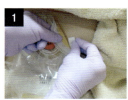
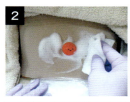 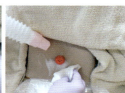
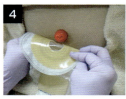 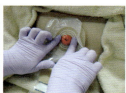
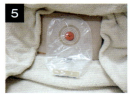

2. 全身状態の観察

ストーマ周囲皮膚のスキンケアだけでは、皮膚障害の予防は困難である。皮膚障害を予防するためには、ストーマ周囲皮膚が健康であることが重要である。そのため、免疫力の低下、抗がん剤や放射線療法による副作用、肝機能の低下などに伴う二次的障害として、皮膚が脆弱化していないかを確認する必要がある。さらに、ステロイドの処方などによる皮膚の菲薄化、認知機能やセルフケア技能の低下によるストーマケアを阻害する行動がないかも観察する必要がある。

3. ストーマ周囲皮膚の観察

ストーマ周囲皮膚は、ABCD-Stoma®を用いて観察する（図2）。ABCD-Stoma®は、Adjacent（近接部）、Barrier（皮膚保護剤部）、Circumscribing（皮膚保護剤外部）、Discoloration（色調の変化）からネーミングされている。なお、ストーマ粘膜の評価は行わず、ストーマ周囲皮膚障害の部位と程度、ならびに色調の変化の有無によって評価する。

採点の方法は、まずストーマ周囲皮膚をA・B・Cの3部位に区分する（図3）。次に、A・B・Cの3部位ごとに皮膚障害の程度により、障害なしは「0点」、紅斑は「1点」、びらんは「2点」、水疱・膿疱は「3点」、潰瘍・組織増大は「15点」と評価する。

「紅斑」は、圧迫すると消失する赤みで、赤みの程度は問わない。「びらん」は、表皮と真皮浅層の欠損である。表皮剥離は、このスケールではびらんと評価する。「水疱・膿疱」は、表皮あるいは真皮内に体液（膿も含む）が貯留した状態をいう。水疱・膿疱のサイズの大小は問わない。「潰瘍」は、表皮と真皮深層、あるいは皮下脂肪織までの欠損をいう。「組織増大」は、水疱・膿疱を除く偽上皮腫性肥厚、過剰肉芽、粘膜移植などにより皮膚より隆起した組織をさす。同一部位に程度の異なる皮膚障害が混在する場合は、障害の範囲にかかわらず最も得点の高い障害の程度を採択する。Cの部位は、医療用テープを使用せず、ストーマ袋が小さい、あるいは折りたたむなどして皮膚に接触していない場合には、該当する部位がないため「障害なし」とする。Dの色調の変化は、A・B・Cの3部位に色素沈着と色素脱失があるか、ないかで評価する。色素沈着ありは「DP」、色素脱失ありは「DH」と示す。DPのPはPigmentationの頭文字を、DHのHはHypopigmentationの頭文字である。なお、この評価には得点はない。最後に3部位の得点を合算し、「A○ B○ C○：○（点）D○」と記載する（例：A15 B0 C1：16DP）。A・B・Cの3部位ごとの皮膚障害の程度を合算すると、評価合計得点は0～45点となる。得点が小さいほど、皮膚障害は軽症であることを意味する。

ただし、ストーマ周囲皮膚に障害があっても、ABCD-Stoma®ケアでは皮膚障害と認めないケースがある。例えば、A・B・Cの部位に縫合創があり、正常な創傷治癒過程による創部の変化は、外科的な影響であるため採点の対象には含めない。さらに、ABCD-Stoma®は皮膚の状態を評価するものであるため、ストーマ粘膜と皮膚の境界に起こる外科的な合併症である粘膜皮膚離開部は採点の対象としない（図4）。

評価時に注意することは、面板や医療用テープなどの剥離直後は反応性の充血を紅斑と間違いやすいため、「紅斑」の評価は装具装着直前に評価する。

このスケールは医療者だけでなく、ストーマ保有者にストーマ造設後からこのスケールを用いてストーマ周囲皮膚を観察し、得点が1点以上になった場合には医療者に相談するよう教育を行うことで、社会復帰後も皮膚障害の重症化を予防できる。なお、このスケールは医療者と患者が正しく評価できるかという信頼性は確認済みである[3,4]。さらに、妥当性も検証されており、2点以下であれば「2週間以内」に、3点以下であれば「4週間以内」に治癒すると予測ができる[3]。

図2　ABCD-Stoma®

ストーマ周囲皮膚障害の重症度評価スケール
ABCD-Stoma®の使用方法

©2012日本創傷・オストミー・失禁管理学会

1. ストーマ粘膜を除く、ストーマ周囲皮膚障害の部位と程度、ならびに色調の変化の有無によって評価する。

2. ストーマ周囲皮膚をA、B、Cの3部位に区分する。

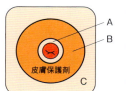

- A（Adjacent、近接部）：ストーマ接合部からストーマ装具の皮膚保護剤までの範囲。皮膚保護剤が溶解していた部位はAの部位とする。
- B（Barrier、皮膚保護剤部）：ストーマ装具の皮膚保護剤が接触していた範囲。
- C（Circumscribing、皮膚保護剤外部）：医療用テープ、ストーマ袋、ベルト等のアクセサリーが接触していた範囲。

3. A、B、Cの3部位ごとに皮膚障害の程度を評価する。
   - 障害なしは「0点」、紅斑は「1点」、びらんは「2点」、水疱・膿疱は「3点」、潰瘍・組織増大は「15点」。
   - 紅斑、びらん、水疱・膿疱は急性の病態を示し、潰瘍・組織増大は慢性の病態を示す。
   - 組織増大は、水疱・膿疱を除く皮膚より隆起した組織をさす。例：偽上皮腫性肥厚
   - 同一部位に程度の異なる皮膚障害が混在する場合は、障害の範囲にかかわらず最も得点の高い障害の程度を採択する。
   - Cの範囲がない場合は、評価ができないため「障害なし」とする。

4. D（Discoloration）の色調の変化は、A、B、Cの3部位に、色素沈着と色素脱失があるか、ないかで評価する。
   - 色素沈着ありは「DP」、色素脱失ありは「DH」。
   - DPのPは、Pigmentationの頭文字を示す。
   - DHのHは、Hypopigmentationの頭文字を示す。
   - この評価には、得点はない。

5. 皮膚障害を評価する時には、スケールの写真を基準に採点する。

6. 合計得点を算出する。
   - 3部位の得点を合算する。
   - 合計得点は、0〜45点となる。

7. 「A○B○C○：○（点）D○」と表記する。
   例：　A2B3C0：5D0、A15B0C1：16DP、A0B0C1：1DPH

著作権は、日本創傷・オストミー・失禁管理学会に帰属します。
許可なく営利目的で使用することを禁じます。

(図2つづき)

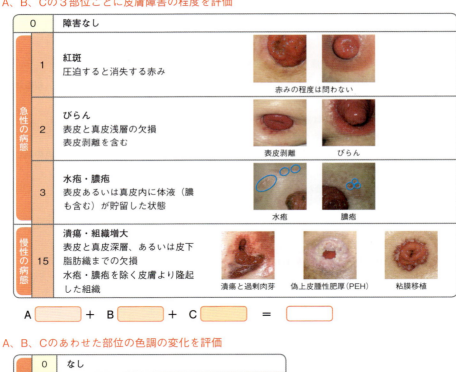

図3 ストーマ周囲皮膚の部位

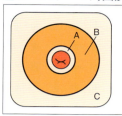

A：近接部（皮膚保護剤が溶解していた部位はA）
B：皮膚保護剤部
C：皮膚保護剤外部（医療用テープ、ストーマ袋、ベルト等のアクセサリーが接触していた範囲）

図4 ABCD-Stoma®にて皮膚障害がないと評価する例

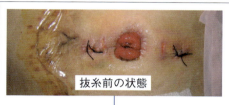

抜糸前の状態

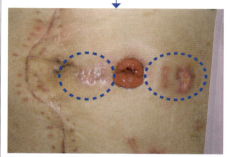

点線で囲った部分に色調変化とびらんを認めるが、手術創による影響のため皮膚障害と評価しない。

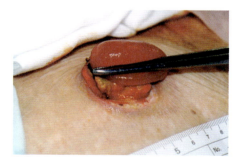

粘膜皮膚離開は、外科的な合併症であるため皮膚障害と評価しない。

ストーマ周囲皮膚障害発生後のケア

1. ABCD-Stoma®ケアの活用方法

ストーマ周囲皮膚障害の重症度評価スケールであるABCD-Stoma®を用いて採点した結果をもとに、ABCD-Stoma®ケアを用いて必要なストーマのスキンケア方法を導き出す。このABCD-Stoma®ケアは、医療従事者であれば適切なスキンケアの目標と方法を導き出せることが特色である。なお、導き出されたスキンケアは、ストーマケアに従事した経験がある看護師であれば誰もが提供できる基本的な内容になっている。

ABCD-Stoma®ケアは、図5のケアの概念図をもとに構成されている。

①初回は「ストーマ保有者」の項目からスタートし、「ストーマの種類確認」後に、「ストーマ周囲皮膚の観察とABCD-Stoma®採点」を行う。皮膚障害があれば、「ストーマケアの確認」に進む。

②「ストーマケアの確認」では、通常どのように装具を剥離し、皮膚を洗浄し、装具を装着しているのかなどを確認する。

③「全身状態に応じたスキンケア選択」を行う。「全身状態に応じたスキンケア」で該当するチェック項目がないかを確認し、該当する項目があればケア内容を確認後、「医師に報告し、必要時専門家にコンサルテーション」を行い、「皮膚障害に対するスキンケア選択」に進む。全身状態について該当するチェック項目がない

図5　ABCD-Stoma®ケアの概念図

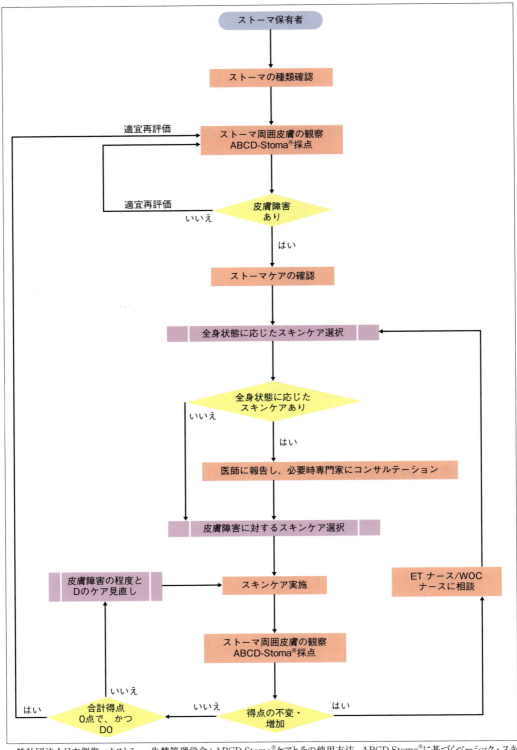

一般社団法人日本創傷・オストミー・失禁管理学会：ABCD-Stoma®ケアとその使用方法．ABCD-Stoma®に基づくベーシック・スキンケア　ABCD-Stoma®ケア．照林社，東京，2014：17．より引用

場合には、「皮膚障害に対するスキンケア選択」に進む。
④「皮膚障害に対するスキンケア選択」を行う。A、B、Cの各得点が1点以上であれば、「皮膚障害に対するスキンケア」で皮膚障害のある部位のチェック項目を確認し、該当する項目のケア内容を確認する。次に、「皮膚障害の程度によるケア」から、観察項目の結果とA、B、Cの得点により、該当する項目のケア内容を確認する。Dの項目については、「D（色調の変化）がある場合のスキンケア」でチェック項目を確認し、該当する項目のケア内容を確認する。実施するケア内容は、ケア計画書に記載する。
⑤導き出されたケア内容の「スキンケア実施」をした後に、評価のために「ストーマ周囲皮膚の観察とABCD-Stoma®採点」に進む。
⑥「ABCD-Stoma®採点」の結果、「得点の不変・増加」があれば、「ETナース（ストーマ療法看護師）/WOCナース（皮膚・排泄ケア認定看護師）に相談し、再度「全身状態に応じたスキンケア選択」に進む。「得点の不変・増加」がなく、「合計得点が0点で、かつD0」でなければ、「皮膚障害の程度とDのケア見直し」をして、「スキンケア実施」を行う。「合計得点が0点で、かつD0」の場合と、初回観察時に皮膚障害がない場合には、適宜再評価を行う。
⑦評価・再評価は、入院中の患者では装具交換ごとに、外来通院患者では外来受診ごとに行う。

2. 全身状態に基づくケア

「全身状態に応じたスキンケア」（図6）から、該当するチェック項目を選択すると【目標とする皮膚の状態】と【スキンケア】を導き出せ、かつその項目ごとに要因と原因を確認できる。具体的な例としては、「免疫力機能低下をきたす疾患がある」場合には、【目標とする皮膚の状態】は「感染予防と治癒」、【スキンケア】は「弱酸性の洗浄剤を用いて皮膚洗浄し、十分に洗い流す」と

「皮膚障害悪化時には受診をするように指導する」が導き出される。

3. A、B、C、Dに発生したストーマ周囲皮膚障害のケア

A、B、C、Dごとに皮膚障害に対するスキンケアの項から、該当するチェック項目を選択すると【スキンケア】を導き出せ、かつその項目ごとに要因と原因を確認できる（図7～10）。具体的な例としては、「ストーマ周囲皮膚にしわがある」場合には、【スキンケア】は「しわの部位に板状皮膚保護剤、あるいは用手成形皮膚保護剤を貼付し、しわを補整する」と「ベルトを使用する」が導き出される。

4. 皮膚障害の程度によるケア

A、B、Cの3部位に共通する「皮膚障害の程度によるスキンケア」（図11）から、【1：皮膚疾患を見逃さないための判断】の観察項目の「強い熱感がある、あるいはストーマ周囲皮膚以外にも同様な皮膚障害がある」が該当すれば、【ケア】は「いずれかに該当する場合は、早急に医師に報告する」が導き出される。次に【2：皮膚の損傷の程度に合わせたケア】の「B2」が該当すれば、【ケア】は「皮膚保護剤貼付時には、びらん部に粉状皮膚保護剤を散布してから貼付する（余分な粉状皮膚保護剤が残っていると面板の接着が悪くなるので、余分な粉状皮膚保護剤を払い落とす）」が導き出される。

最後に、ABCD-Stoma®は、ストーマ周囲皮膚を観察し、さらに必要時ABCD-Stoma®ケアで適切なスキンケアを提供することができるが、褥瘡のDESIGN-R®のようにケアの質の評価指標としても利用できる。そのため、情報を蓄積し、ケアの見直しに用いるなどして、ストーマケアのさらなる質向上に向けて活用していただきたい。

図6　全身状態に応じたスキンケア

該当するチェック項目がない場合には、目標とする皮膚の状態は「治癒」とする。

原因	要因	チェック項目
皮膚の脆弱化	免疫力の低下	■ 空腹時血糖130mg/dL以上、HbA1c（NGSP）6.9%以上である
		■ 白血球 1,500/mm^{3}未満、好中球500/mm^{3}未満である
		■ 免疫機能低下をきたす疾患（白血病、AIDSなど）がある
		■ 免疫抑制薬、ステロイドの治療中である
	治療による副作用	■ 抗がん剤（細胞障害性の薬剤、分子標的薬剤）の治療中である
		■ ストーマ周囲皮膚に放射線療法の治療中、あるいは既往がある

目標とする皮膚の状態	ケア：装具・アクセサリー選択	ケア：実践・指導
1　感染予防と治癒		1　弱酸性の洗浄剤を用いて皮膚洗浄し、十分に洗い流す。 2　皮膚障害悪化時には受診をするように指導する。
1　感染予防と治癒		1　弱酸性の洗浄剤を用いて皮膚洗浄し、十分に洗い流す。 2　皮膚障害悪化時には受診をするように指導する。
1　感染予防と治癒		1　弱酸性の洗浄剤を用いて皮膚洗浄し、十分に洗い流す。 2　皮膚障害悪化時には受診をするように指導する。
1　感染予防と治癒		1　弱酸性の洗浄剤を用いて皮膚洗浄し、十分に洗い流す。 2　皮膚障害悪化時には受診をするように指導する。
2　改善、あるいは現状維持（ただし、抗がん剤は、治療が終了したら治癒）	1　剥離剤を使用して面板を剥離する。 2　粘着力の弱い面板に変更する。 3　医療用テープを使用している場合は、中止が望ましい。 4　医療用テープ付きの面板の場合は、医療用テープが使用されていない面板に変更する。 5　医療用テープを使用する場合は、シリコーンテープに変更する。あるいは、被膜剤を使用する。	2　皮膚障害悪化時には受診をするように指導する。
3　改善、あるいは現状維持	1　剥離剤を使用して面板を剥離する。 2　粘着力の弱い面板に変更する。 3　医療用テープを使用している場合は、中止が望ましい。 4　医療用テープ付きの面板の場合は、医療用テープが使用されていない面板に変更する。 5　医療用テープを使用する場合は、シリコーンテープに変更する。あるいは、被膜剤を使用する。	2　皮膚障害悪化時には受診をするように指導する。

(図6つづき)

原因	要因	チェック項目
皮膚の脆弱化	疾患に伴う二次的障害	☐ 肝機能の低下がある（黄疸、門脈圧亢進症など） ☐ 腎機能の低下がある
皮膚の菲薄化	皮膚の菲薄化	☐ ステロイド剤の処方（ストーマ周囲皮膚への外用薬の処方も含む）がある ☐ スキン-テアの所見がある
ストーマケア阻害行動	認知機能の低下	☐ 装具の無用な剥離がある
	セルフケアに関する技能の低下	☐ 身体機能の低下により、一連の装具交換手技が部分的に不十分である ☐ 装具交換を実施していない ☐ 体調不良（病態悪化、あるいは終末期など）である

一般社団法人日本創傷・オストミー・失禁管理学会：ABCD-Stoma®ケアとその使用方法. ABCD-Stoma®に基づくベーシック・スキンケア ABCD-

目標とする皮膚の状態	ケア：装具・アクセサリー選択	ケア：実践・指導
3 改善、あるいは現状維持	1 剥離剤を使用して面板を剥離する。 2 粘着力の弱い面板に変更する。 3 医療用テープを使用している場合は、中止が望ましい。 4 医療用テープ付きの面板の場合は、医療用テープが使用されていない面板に変更する。 6 医療用テープを使用する場合は、シリコンテープか、角質剥離の少ない医療用テープに変更する。あるいは、被膜剤を使用する。	2 皮膚障害悪化時には受診をするように指導する。
3 改善、あるいは現状維持	1 剥離剤を使用して面板を剥離する。 2 粘着力の弱い面板に変更する。 3 医療用テープを使用している場合は、中止が望ましい。 4 医療用テープ付きの面板の場合は、医療用テープが使用されていない面板に変更する。 6 医療用テープを使用する場合は、シリコーンテープか、角質剥離の少ない医療用テープに変更する。あるいは、被膜剤を使用する。	2 皮膚障害悪化時には受診をするように指導する。
3 改善、あるいは現状維持	1 剥離剤を使用して面板を剥離する。	3 ステロイド外用薬を使用している場合は、医師に相談する。
3 改善、あるいは現状維持	1 剥離剤を使用して面板を剥離する。 2 粘着力の弱い面板に変更する。	3 ステロイド外用薬を使用している場合は、医師に相談する。
3 改善、あるいは現状維持	1 剥離剤を使用して面板を剥離する。 2 粘着力の弱い面板に変更する。	4 家族と相談のうえ、腹帯を使用したり、衣類の工夫をする。
4 治癒	7 自由開孔面板のカットができない場合には、既成孔の面板に変更する。	5 不十分な手技があれば、その手技を一緒に行う、あるいは実施する。
4 治癒		6 在宅の場合は、装具交換を家族、あるいは介護保険等を利用し訪問看護師に依頼する。 7 可能な場合は、定期的にストーマ外来にて、装具交換を行う。
3 改善、あるいは現状維持	8 装具交換で疲労する場合には、交換間隔の延長できる耐久性の高い皮膚保護剤の面板に変更する。	8 体調のよいときに装具交換をする。 9 他者にストーマケアを依頼する。

Stoma®ケア. 照林社, 東京, 2014：18-21. より引用

図7　皮膚障害に対するスキンケア：A（近接部）に皮膚障害がある場合のスキンケア

原因	要因	チェック項目
排泄物の付着	皮膚保護剤の浮き 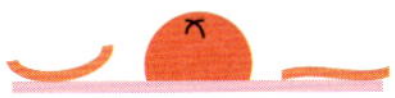	☐ ストーマ周囲皮膚にしわがある（仰臥位のみならず、日常生活でとる姿勢でも観察する）
		☐ ストーマ周囲皮膚にくぼみがある（仰臥位のみならず、日常生活でとる姿勢でも観察する）
		☐ ストーマに腹壁がオーバーハング（覆いかぶさり）している 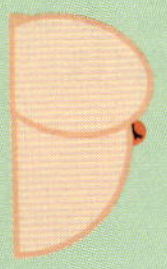　　横から見た腹壁とストーマの状態
		☐ ストーマ傍ヘルニアがある
		☐ ストーマの高さがない
		☐ 腹壁の動きに合わせて皮膚保護剤が付いて動かないために、皮膚保護剤が剥がれている
		☐ ストーマ袋の多量な排泄物の荷重などにより、面板に張力がかかっている
		☐ 水分・油分が残ったままで装具装着をしている

	ケア：装具・アクセサリー選択		ケア：実践・指導
1	しわの部位に板状皮膚保護剤、あるいは用手成形皮膚保護剤を貼付し、しわを補整する。		（補足：左記、2つの方法で漏れる場合には、ETナースやWOCナースに相談する。）
2	ベルトを使用する。		
3	板状皮膚保護剤、あるいは用手成形皮膚保護剤を貼付し、陥没部を補整する。		
4	ストーマ周囲の皮膚全周が陥没している場合には、凸型の面板を使用する。		
2	ベルトを使用する。		
5	硬い面板を使用する。		（補足：左記、2つの方法で漏れる場合には、ETナースやWOCナースに相談する。）
2	ベルトを使用する。		
6	面板の外縁に放射状に切れ込みを入れる。		（補足：医師の診察を受ける。排便状況を確認する。）
7	ベルト、あるいはヘルニアベルトを使用する。		
8	凸型の面板を使用する。		
9	必要であれば、ベルトを使用する。		
10	腹壁が硬い場合は、軟らかい面板を使用する。		
11	腹壁が軟らかい場合は、硬い面板を使用する。		
12	イレオストミーで、夜間の便の排出が難しい場合は、床用便袋を使用する。	1	ストーマ袋に半分くらい便・尿が貯留したら排出する。
13	ウロストミーで、日中トイレに行くことが難しい場合は、脚用蓄尿袋を使用する。夜間は床用蓄尿袋を使用する。		
		2	弱酸性の洗浄剤を用いて皮膚洗浄し、十分に洗い流す。
		3	面板貼付前に、皮膚に水分が付いていないかを確認する。
		4	ウロストミーの場合は、尿を皮膚に付着させないようにロールガーゼを利用し、皮膚保護剤を貼付する。

（図7つづき）

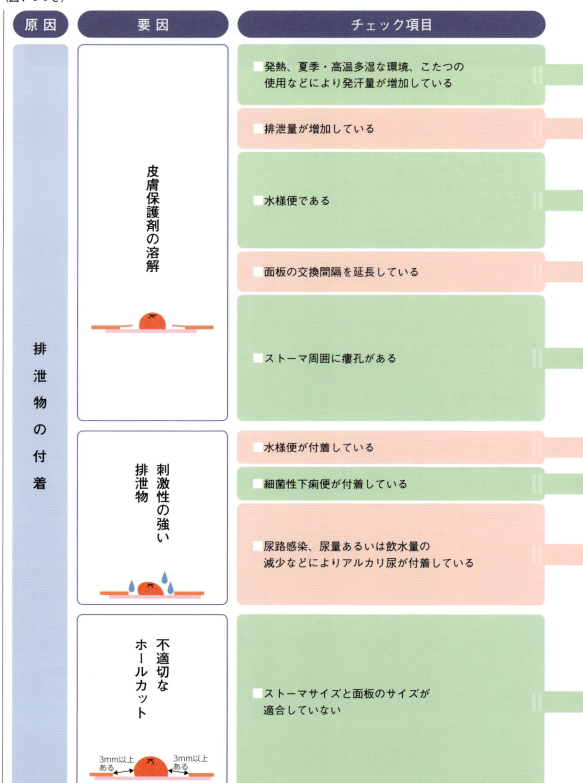

258　Part 2　実践編

ケア：装具・アクセサリー選択		ケア：実践・指導	
		5	装具の交換を早める。
		5	装具の交換を早める。
		5	装具の交換を早める。
		6	水様便が続く場合は、飲水量を増やし、必要時医師に報告する。
		7	適切な装具交換間隔にする。
14	瘻孔からの排液量が少ない場合には、瘻孔部にアルギン酸塩ドレッシング材を貼付し、その上から面板の皮膚保護剤で覆う。さらに、装具の交換間隔を早める。		
15	瘻孔からの排液量が多い場合には、ストーマと瘻孔を合わせて1つのストーマとみなし、装具を装着する。ストーマと瘻孔の距離がある場合には、面板の皮膚保護剤で覆えない皮膚に用手成形皮膚保護剤、あるいは板状皮膚保護剤を貼付し保護する。		
		5	装具の交換を早める。
		5	装具の交換を早める。
		8	飲水量の制限がない場合は、1日1,500mL以上摂取する。
		9	クランベリージュースを飲用する。
		10	1か月に1回、あるいは外来受診時に尿のpHを計測する。
		11	発熱・背部痛を認める場合は、すみやかに受診行動をとるよう説明する。
16	既成孔の面板を使用している場合には、ストーマサイズより4mm大きなサイズを選択する。	12	自由開孔面板を使用している場合には、ストーマサイズより4mm大きなサイズでカットをする。両サイドに2mmの隙間
17	適切な既成孔の面板がない場合には、1つ大きいサイズの面板を選択し、用手成形皮膚保護剤でストーマ近接部の皮膚を保護したあとに面板を貼付する。		

Stoma®ケア. 照林社, 東京, 2014：22-25. より引用

図8　皮膚障害に対するスキンケア：B（皮膚保護剤部）に皮膚障害がある場合のスキンケア

原因	要因	チェック項目
機械的刺激	面板剥離時の刺激 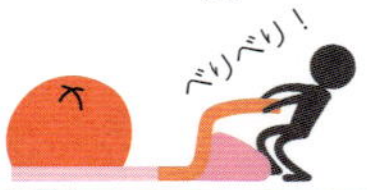	☐ 面板の接着力が強い
		☐ 面板の剥離が粗雑である
	面板による摩擦	☐ 皮膚と面板の辺縁とが擦れている
	凸型嵌め込み具による圧迫 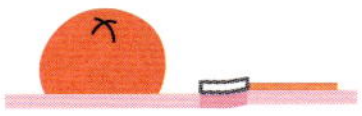	☐ 凸型嵌め込み具による過度な圧迫がある
感染	不適切なスキンケア 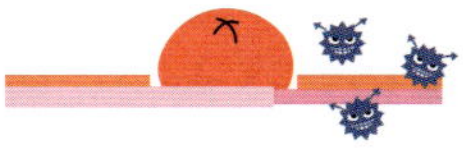	☐ 装具交換時の皮膚洗浄を実施していない
		☐ 発熱、夏季・高温多湿な環境、こたつの使用などにより面板部の発汗量が増加し、皮膚が湿潤している
		☐ 皮膚保護剤部の体毛を処置していない、あるいは安全剃刀を使用している
化学的刺激	皮膚保護剤の組成による刺激 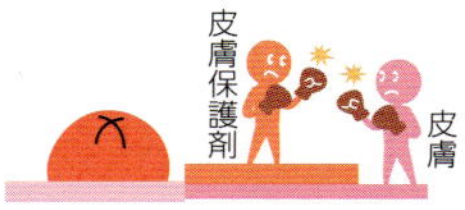	☐ 皮膚保護剤の種類を変更した
		☐ アルコール含有の練状皮膚保護剤を使用している
		☐ 剥離剤、あるいは被膜剤の種類を変更した

一般社団法人日本創傷・オストミー・失禁管理学会：ABCD-Stoma®ケアとその使用方法. ABCD-Stoma®に基づくベーシック・スキンケア

ケア：装具・アクセサリー選択	ケア：実践・指導
1. 剥離剤を使用して面板を剥離する。 2. 粘着力の弱い面板に変更する。ただし、交換予定日より早く交換していた場合は、交換間隔を延長できれば面板の変更を考慮する必要はない。	1. 面板の交換間隔を守る。
	2. 指で皮膚を押さえながら、または皮膚と面板の間に微温湯で濡らした布や不織布ガーゼを用いながら、ゆっくりやさしく剥がす。
	3. 皮膚が擦れる面板の皮膚保護剤部をカットする。 4. 面板の貼付角度を変え、皮膚と擦れる部位をなくす。
3. 不要であれば凸型嵌め込み具の使用を中止する。 4. 凸型嵌め込み具の使用が必要であれば、高さが低い、または硬さが軟らかい、あるいは範囲の狭い凸型嵌め込み具に変更する。 5. 不要であれば固定具の使用を中止する。	5. ベルト等の固定具を締め付ける力を調整する。
	6. 装具交換時、十分に皮膚を洗浄する。 （補足：感染を疑う）
	7. 装具の交換間隔を早める。 6. 装具交換時、十分に皮膚を洗浄する。 （補足：接触皮膚炎を疑う）
	8. 電気シェーバーで体毛を処理する。 （補足：毛包炎を疑う）
6. 該当する皮膚保護剤を変更する。この場合、組成の異なる皮膚保護剤を選択する。ただし、皮膚保護剤を変更して皮膚障害が起こった場合には、以前の皮膚保護剤に戻す。	9. 医師と協働し、皮膚保護剤の貼付試験を行う。 （補足：接触皮膚炎を疑う）
7. アルコール含有の練状皮膚保護剤を使用している場合は、アルコールを揮発させてから皮膚に塗布する。あるいは、アルコールを含有しない練り状の皮膚保護剤や用手成形皮膚保護剤に変更する。	（補足：接触皮膚炎を疑う）
8. 該当する製品を変更する。ただし、変更して皮膚障害が起こった場合は、以前の製品に戻す。 9. 被膜剤の場合は、使用が必要かを検討する。	10. 剥離剤使用後は、十分に皮膚を洗浄する。 9. 医師と協働し、皮膚保護剤の貼付試験を行う。 （補足：接触皮膚炎を疑う）

ABCD-Stoma®ケア. 照林社, 東京, 2014：26-27. より引用

図9　皮膚障害に対するスキンケア：C（皮膚保護剤外部）に皮膚障害がある場合のスキンケア

原因	要因	チェック項目
機械的刺激	医療用テープ剥離時の刺激 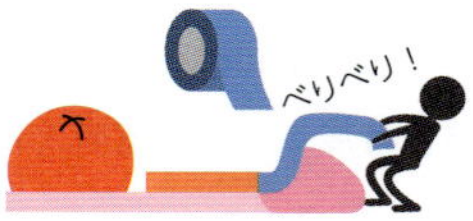	☐ 医療用テープの剥離が粗雑である
		☐ 医療用テープの接着力が強い
	ベルト等の固定具による摩擦	☐ 皮膚とベルト等の固定具の辺縁とが擦れている
感染	不適切なスキンケア 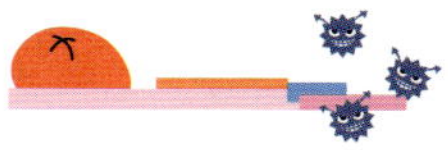	☐ 装具交換時に皮膚洗浄を実施していない
		☐ 発熱、夏季・高温多湿な環境、こたつの使用などによりストーマ袋部やベルト部等の発汗量が増加し、皮膚が湿潤している
		☐ 皮膚保護剤部の体毛を処置していない、あるいは安全剃刀を使用している
		☐ 不必要な外用薬の継続使用など、外用薬の誤った使用をしている

ケア：装具・アクセサリー選択		ケア：実践・指導	
		1	医療用テープの使用が必要であれば、テープを約180度に折り返し、皮膚が持ち上がらないように手で押さえながら、体毛の方向に逆らわずゆっくりと剥がす。
1	医療用テープの使用は、中止が望ましい。		
2	医療用テープ付きの面板の場合は、医療用テープが使用されていない面板に変更する。		
3	医療用テープを使用する場合は、シリコーンテープか、角質剥離の少ない医療用テープに変更する。あるいは、被膜剤を使用する。		
4	ベルト等の固定具が必要か検討する。	2	ベルト等の固定具を締め付ける力を調整する。
		3	ベルト等の固定具に皮膚が覆いかぶさる部位、あるいは潜り込む部位に腹帯などの布でカバーする。
		4	面板と固定具の接続部分が皮膚に接触しないように、腹帯などの布でカバーする。
		5	装具交換時は、洗浄剤を用い十分に皮膚を洗浄する。
			（補足：感染を疑う）
5	ストーマ袋のカバー・腹帯を使用する。	5	装具交換時は、洗浄剤を用い十分に皮膚を洗浄する。
		6	ストーマ袋のカバー・腹帯を使用し、発汗した場合には交換する。
			（補足：感染を疑う）
		7	電気シェーバーで体毛を処理する。
			（補足：毛包炎を疑う）
		8	ステロイド外用薬を使用している場合は、医師に相談する。

(図9つづき)

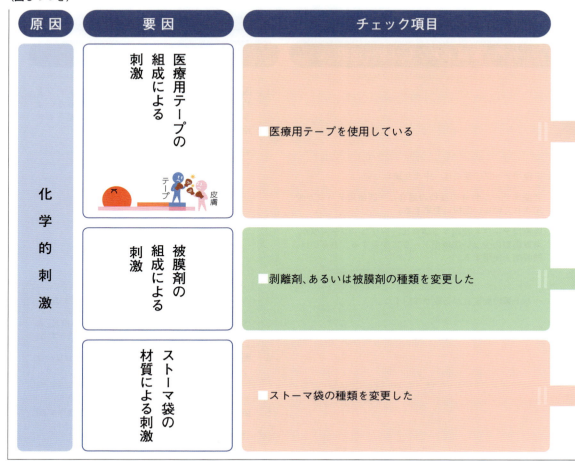

一般社団法人日本創傷・オストミー・失禁管理学会：ABCD-Stoma®ケアとその使用方法．ABCD-Stoma®に基づくベーシック・スキンケア ABCD-Stoma®ケア．照林社，東京，2014：28-31．より引用

ケア：装具・アクセサリー選択

1	医療用テープの使用は、中止が望ましい。
2	医療用テープ付きの面板の場合は、医療用テープが使用されていない面板に変更する。
6	医療用テープを変更する。この場合、粘着成分の異なる医療用テープを選択する。ただし、医療用テープを変更して皮膚障害が起こった場合は、以前の医療用テープに戻す。
7	該当する製品を変更する。ただし、変更して皮膚障害が起こった場合は、以前の製品に戻す。
8	被膜剤の場合は、使用が必要かを検討する。
9	以前のストーマ袋に戻す。

ケア：実践・指導

9	医師と協働し、医療用テープの貼付試験を行う。
	（補足：接触皮膚炎を疑う）
10	剥離剤使用後は、洗浄剤を用い十分に皮膚を洗浄する。
11	医師と協働し、剥離剤、あるいは被膜剤の貼付試験を行う。
	（補足：接触皮膚炎を疑う）
	（補足：接触皮膚炎を疑う）

図10　D（色調の変化）がある場合のスキンケア

原因	要因	チェック項目
機械的刺激	面板剥離時の刺激	☐ 面板の接着力が強い
		☐ 面板の剥離が粗雑である
	医療用テープ剥離時の刺激	☐ 医療用テープの接着力が強い
		☐ 医療用テープの剥離が粗雑である
	ベルト等の固定具による摩擦	☐ 皮膚とベルト等の固定具の辺縁とが擦れている
	皮膚の洗浄手技による刺激	☐ 皮膚洗浄が粗雑である
正常な治癒過程	皮膚障害の治癒後	☐ 皮膚障害の治癒後である

一般社団法人日本創傷・オストミー・失禁管理学会：ABCD-Stoma®ケアとその使用方法．ABCD-Stoma®に基づくベーシック・スキンケア　ABCD-Stoma®ケア．照林社，東京，2014：34-35．より引用

ケア:装具・アクセサリー選択

1. 剥離剤を使用して面板を剥離する。
2. 粘着力の弱い面板に変更する。ただし、交換予定日より早く交換していた場合は、交換間隔を延長できれば面板の変更を考慮する必要はない。

3. 医療用テープの使用は、中止が望ましい。
4. 医療用テープ付きの面板の場合は、医療用テープが使用されていない面板に変更する。
5. 医療用テープを使用する場合は、シリコーンテープか、角質剥離の少ない医療用テープに変更する。あるいは、被膜剤を使用する。

6. ベルト等の固定具が必要か検討する。

7. 可能であれば、保湿機能成分を含む洗浄剤に変更する。
8. 可能であれば、保湿機能成分を含む面板に変更する。

ケア:実践・指導

1. 面板の交換間隔を守る。

2. 指で皮膚を押さえながら、または皮膚と面板の間に微温湯で濡らした布や不織布ガーゼを用いながら、ゆっくりやさしく剥がす。

3. 医療用テープの使用が必要であれば、テープを約180度に折り返し、皮膚が持ち上がらないように手で押さえながら、体毛の方向に逆らわずゆっくりと剥がす。

4. ベルト等の固定具を締め付ける力を調整する。
5. ベルト等の固定具に皮膚が覆いかぶさる部位、あるいは潜り込む部位が直接皮膚に接触しないように、布でカバーする。
6. 面板と固定具の接続部分が直接皮膚に接触しないように、布でカバーする。

7. 洗浄剤をよく泡立て、やさしく洗う。

8. 経過を観察する。

図11　皮膚障害の程度によるスキンケア

1：皮膚疾患を見逃さないための判断

観察項目	ケア内容
強い熱感がある、あるいはストーマ周囲皮膚以外にも同様の皮膚障害がある	1　いずれかに該当する場合は、早急に医師に報告する。

2：皮膚の損傷の程度に合わせたケア

皮膚の損傷の程度	
A2、A3、B2、B3、C2、C3の場合	2　皮膚保護剤貼付時には、びらん部に粉状皮膚保護剤を散布してから貼付する（余分な粉状皮膚保護剤が残っていると面板の接着が悪くなるので、余分な粉状皮膚保護剤を払い落とす）。 3　水疱がある場合は、剥離剤を使用して皮膚保護剤や医療用テープを剥離する。 4　皮膚障害部の薬剤の塗布に際しては、可能な限りローションタイプの処方を依頼する。ローションタイプの外用薬がなく、軟膏、クリームタイプが処方された場合は、塗布後しばらく時間をおいてから軽くふき取り、その後貼付する。
A15、B15、C15の場合	5　早急に医師に報告する。 6　皮膚保護剤貼付時には、潰瘍部に粉状皮膚保護剤、あるいはアルギン酸塩ドレッシング材を用いてから貼付する。 4　皮膚障害部の薬剤の塗布に際しては、可能な限りローションタイプの処方を依頼する。ローションタイプの外用薬がなく、軟膏、クリームタイプが処方された場合は、塗布後しばらく時間をおいてから軽くふき取り、その後貼付する。

一般社団法人日本創傷・オストミー・失禁管理学会：ABCD-Stoma®ケアとその使用方法．ABCD-Stoma®に基づくベーシック・スキンケア ABCD-Stoma®ケア．照林社，東京，2014：32-33．より引用

引用文献
1. 一般社団法人日本創傷・オストミー・失禁管理学会：ABCD-Stoma®に基づくベーシック・スキンケア ABCD-Stoma®ケア．照林社，東京，2014．
2. 安田智美，吉川隆造：ストーマリハビリテーション実践と理論．金原出版，東京，2006：136-141．
3. 紺家千津子，溝上祐子，上出良一，他：ABCD-Stoma®：ストーマ周囲皮膚障害の重症度評価スケール．日本創傷・オストミー・失禁管理学会会誌 2012；16：361-369．
4. 紺家千津子，木下幸子，松井優子，他：オストメイトにおけるABCD-Stomaの意義　信頼性と要医療相談と判断するストーマ周囲皮膚障害の得点．日本創傷・オストミー・失禁管理学会会誌 2014；18：37-41．

足病の予防・ケア

竹原君江、大江真琴

　足病には、壊疽、潰瘍、褥瘡、浮腫、胼胝、鶏眼、爪の変形、乾燥、真菌感染症（白癬など）などが含まれる。壊疽、潰瘍、褥瘡などで皮膚が損傷している場合、感染が疑われる場合は医師による治療が必要であるが、適切なアセスメントとケアにより予防や改善につながることが期待できる。必要に応じて医師や皮膚・排泄ケア認定看護師（以下WOCN）に相談することで、より効果的な介入が可能となる。

　本稿では、皮膚に傷のない足病に焦点を当て、痛みや足病の悪化、壊疽や潰瘍の発生を予防し、患者QOLの維持・向上に貢献することをめざした。そのため、壊疽、潰瘍については病態の紹介のみにとどめた。褥瘡については、「褥瘡予防・ケア」の項（p.202）を参照されたい。

壊疽、下腿（足）潰瘍、足白癬・爪白癬の病態

1. 壊疽

　壊疽とは、皮膚と皮下の構造（筋、腱、関節、骨）の連続した壊死で、四肢の一部の喪失なしには治癒が予期できない不可逆的な障害のことである[1]。動脈の血流が何らかの理由（血栓、感染など）で中断され、その部分より先が栄養されなくなり腐敗し、黒色変化を起こす（図1）。

2. 下腿（足）潰瘍

　潰瘍とは、真皮ないし皮下組織に達する深い組織欠損である[2]。下腿（足）に生じる潰瘍には大きく分けて動脈性潰瘍、静脈性潰瘍、糖尿病性潰瘍がある。

1）動脈性潰瘍

　動脈の血流が低下し、その部分より先に血流が十分届かないことにより、壊死などの皮膚障害を起こし、潰瘍化する。足趾、踵など足部に発生することが多い。

2）静脈性潰瘍

　静脈還流が低下して静脈高血圧が生じることにより皮膚が障害され生じる。下腿の遠位1/3に発生することが多い。

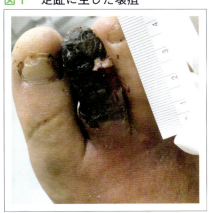

図1　足趾に生じた壊疽

3）糖尿病性潰瘍

糖尿病合併症である血管障害、神経障害を起因として発生する潰瘍である。例えば、神経障害による知覚低下により、胼胝の部分に過剰な圧やずれが持続することで生じる（図2）。

3．足白癬・爪白癬

白癬は、白癬菌による感染症のことである。足白癬は、趾間型、小水疱型、角質増殖型（図3）の3種類に分類されるが、足底の環状の鱗屑や、乾燥にみえるような鱗屑の場合もある（図4）。足白癬は爪白癬に先行するといわれている。爪白癬には、混濁、肥厚、爪下角質増殖（図5）などの症状がある。また、爪の感染部位によりDLSO（遠位部および側縁部爪甲下爪白癬）、SWO（表

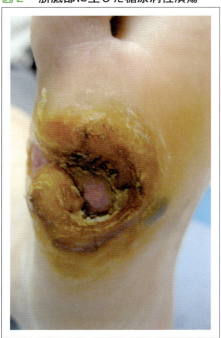

図2　胼胝部に生じた糖尿病性潰瘍

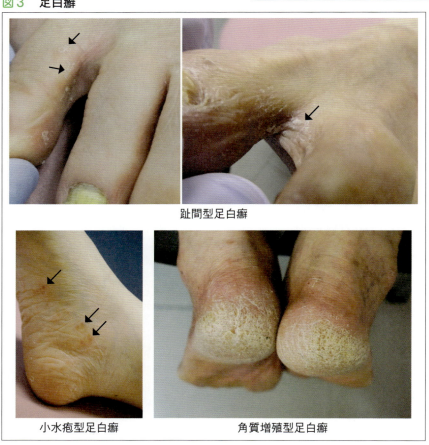

図3　足白癬

趾間型足白癬

小水疱型足白癬　　角質増殖型足白癬

図4　足底の白癬

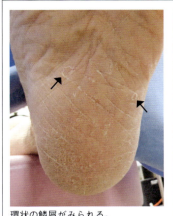
環状の鱗屑がみられる。

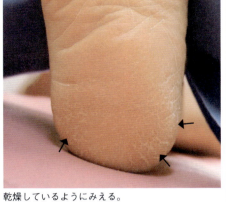
乾燥しているようにみえる。

図5　爪下角質増殖

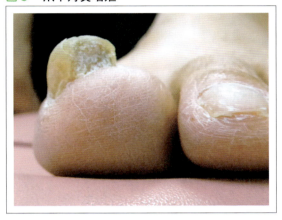

在性白色爪白癬)、PSO (深在型爪甲下爪白癬)、TDO (全爪型爪白癬) に分類される (図6)。白癬によるかゆみは10％程度にしか出現せず、他の疾患でも同様の臨床所見がみられるため、自覚症状や臨床所見で白癬を診断することは難しい。そのため、一般的には顕微鏡で白癬菌の菌要素を確認するKOH直接鏡検法で診断される。

足のアセスメント

　足のアセスメントを行う際は、皮膚や爪の状態だけでなく、下肢の動脈の血流低下、静脈還流障害、知覚低下の程度についてもアセスメントする。皮膚への影響を予測したり、皮膚症状の原因について検討することができるからである。

1．血流のアセスメント

1) 虚血

　動脈血流については、血流が低下している場合、視診により下腿の脱毛、皮膚が薄く光沢があるなどの特徴がみられることがある。症状には、閉塞性動脈硬化症の症状分類であるFontaine分類 (表1) によると、冷感、しびれ感、間欠性跛行、安静時疼痛などがある。これらの症状は、神経障害など他の要因によっても同様の症状が出る場合があるため、注意が必要である。触診としては、足背または後脛骨動脈で拍動を確認する。どちらかの血流があれば、もう一方の動脈の血流を代替することができるといわれている。足関節上腕血圧比 (ankle brachial pressure index：ABI) や足趾上腕血圧比 (toe brachial pressure index：TBI) の検査値があれば確認する。ABIが0.9以下の場合は末梢血管障害の可能性がある。ABIが1.3より高値である場合は、動脈硬化により正しく測定できていない可能性があるため、TBIで判定する。TBIが0.7未満の場合は末梢血管障害の可能性がある。

図6 爪白癬の分類

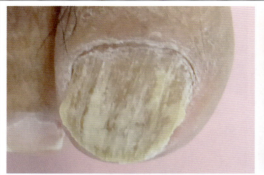
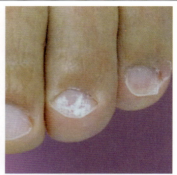

遠位部および側縁部爪甲下爪白癬　　表在性爪白癬

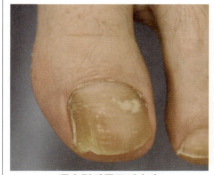
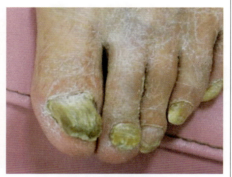

深在型爪甲下爪白癬　　全爪型爪白癬

2）静脈不全

　表在静脈が隆起しており、立位で増強する場合は静脈瘤（図7）の可能性がある。内果周辺に細かい静脈が網目状にみえる場合もある（図8）。痛みやだるさなどの症状がなく、浮腫もごく軽度である場合は潰瘍化する可能性は低いとされている。下腿の遠位3分の1程度の部位に、帯状に色素沈着が観察される場合（図9）は、静脈性の下腿潰瘍に進行する可能性がある。適切な治療・ケアを行う必要がある。

3）浮腫

　浮腫の原因としては、静脈やリンパの還流障害、腎機能の低下、心機能の低下、肝機能の低下などがある。浮腫の原因に合わせて適切な治療やケアを選択する。

表1　Fontaine分類

Ⅰ度	無症状、冷感、しびれ感
Ⅱ度	間欠性跛行
Ⅲ度	安静時疼痛
Ⅳ度	潰瘍、壊死

図7　静脈瘤

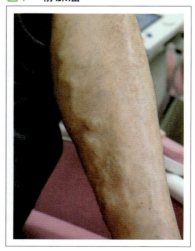

図8 網目状に浮き出た静脈

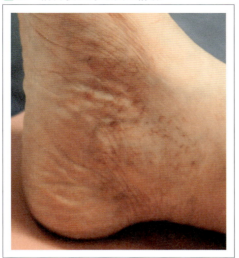

図9 下腿の色素沈着

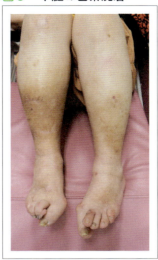

2. 知覚のアセスメント

知覚が低下することにより、外傷が生じた場合に痛みを感じにくく、気づかず悪化させてしまう危険性がある。Semmes-Weinsteinモノフィラメント検査は、10g（5.07 Semmes-Weinstein）モノフィラメントを使用し、圧力知覚を評価する検査である。まず、モノフィラメントを患者の手に当て、当たった感覚を覚えておいてもらう。次に、足底側の検査部位にフィラメントが十分曲がるまで当て（図10）、感じるかどうかを答えてもらう。同じ検査部位で3回行い、少なくとも1回はモノフィラメントを当てていない「偽」の検査を行う。3回のうち、2回以上正しく答えることができなければ知覚が低下していると判断する。

3. セルフケア能力のアセスメント

足のセルフケアを行うためには、手が足に届くこと、足が見えること、足の知覚があることが大切である。関節の疾患、肥満などにより自身の足に手が届かない場合は、体勢の工夫によりケアが可能になることがある。視力低下がある場合、手探りで爪切りをするなど危険なケアをしていないか確認する。足の知覚低下がある場合、痛みを感じず異常があっても見過ごしてしまう危険性がある。

4. 皮膚のアセスメント

乾燥については、下腿では掻痒感を伴うことが少なくない。掻破した部分が炎症を起こし湿疹を生じると、皮脂欠乏性湿疹となり治療が必要となる。足底の乾燥が進行すると亀裂を生じる可能性がある。深い亀裂になると出血し、感染の原因となることがある。白癬により乾燥にみえることがあるため、疑わしい所見がある場合はKOH直接鏡検査を依頼する。

趾間に鱗屑、浸軟、亀裂が観察された場合は白癬を疑う。足趾が靴の中などで押されて、足趾間の関節部に胼胝や潰瘍が形成されることがある。

胼胝とは、局所的な圧力やずれにより角化が進行し硬くなる症状で、いわゆる「タコ」である。鶏眼も胼胝と同様の症状であるが、硬くなる部分が角層中に進行するという点で胼胝と異なる。知覚低下があり、胼胝下に浸軟や皮下出血がある（図11）、炎症所見があるなどの場合は潰瘍化する可能性がある。足底は角層が厚く、肉眼的には

図10 モノフィラメントテスト

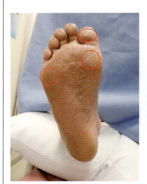
モノフィラメントテスト検査部位

【フィラメントの当て方】

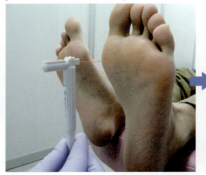
フィラメントを検査部位に直角に当てる。

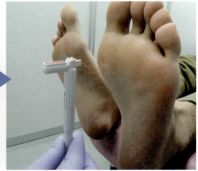
十分曲がるまで力を加える。

図11 浸軟を伴う胼胝（A）と皮下出血を伴う胼胝（B）

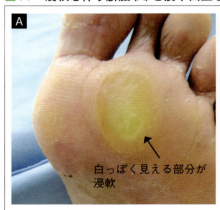
白っぽく見える部分が浸軟

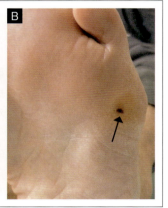

炎症所見の確認が難しい場合があるが、サーモグラフィで皮膚温を評価することが可能である（図12）。疣贅はウイルス性のイボである。鶏眼とよく似ているときがあるが、歩行時に床と接触しないような部分にあれば疣贅の可能性がある。感染の可能性があるため、治療が必要である。

甲剥離などで爪が一度短くなると、足趾の先端部の軟部組織が隆起し、爪の伸長を妨げることがある（図13）。爪下出血があれば炎症所見や感染徴候の有無を確認する。爪の周囲皮膚に発赤や出血、滲出液がみられた場合は、陥入爪になっている可能性がある。

5. 爪のアセスメント

深爪は、爪の伸長時に周囲皮膚に陥入する危険性がある。混濁、肥厚、爪下角質増殖があれば爪白癬を疑うが、爪の肥厚のみであれば、靴などによる持続的な圧迫が原因である可能性がある。爪

6. 変形のアセスメント

足部の変形には、外反母趾、内反小趾、ハンマートゥ、クロウトゥ、シャルコー関節などがある。変形により靴が合わずに靴ずれを起こしたり、局所に圧力がかかり胼胝を形成したりするこ

図12 サーモグラフィによる皮膚温の評価

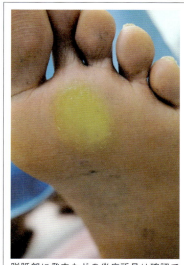
胼胝部に発赤などの炎症所見は確認できない。

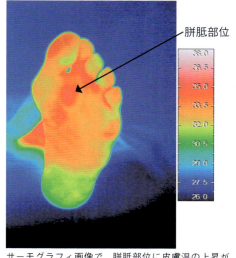
サーモグラフィ画像で、胼胝部位に皮膚温の上昇があることを確認

図13 足趾の先端部の軟部組織が隆起している例

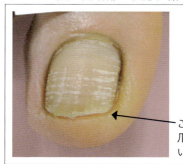
この部分が隆起し、爪の伸長を妨げている。

図14 クロウトゥにより関節部が靴に当たり潰瘍を生じた例

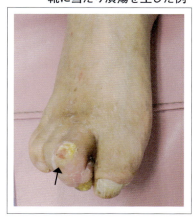

とがあるため、靴も合わせて観察する。例えば、クロウトゥでPIP関節部が靴に当たり潰瘍が生じる場合がある（図14）。

予防的フットケアの実際

1．爪のケア

爪のケアを行う目的は、痛みを緩和すること、周囲皮膚を傷つけないこと、歩行に支障をきたさないことである。爪の長さは趾先端と同程度にする。爪の両端は引っかからないよう丸く切るようにするが、切り込みすぎないようにする（図15）。

深爪で爪の伸長方向に圧痛がある場合、爪を伸ばすことにより痛みが出にくくなることが多い。爪の伸長時に痛みが出現した際は、ガラスの爪やすりなどで爪の内側からやすりをかける（図16）、

周囲皮膚をテーピングし側爪郭の高さを低くするなどの方法（図17）で痛みを緩和しつつ伸ばしていくとよい。

　巻き爪については、周囲皮膚に圧痛や傷がなければ必ずしもケアは必要ではない。白癬で爪下角質増殖が生じ巻き爪になっている場合は、白癬の治療を行うことで改善が期待できる。一方、陥入爪は、爪が周囲皮膚を損傷しているものであり（図18）、巻き爪でない場合も起こりうる。治療が必要である。

　肥厚爪については、靴の着用などで爪下皮膚が圧迫され、圧痛や潰瘍を生じる危険性がある。肥厚が軽度であれば、ガラスの爪やすりで厚みを削る。患者自身も行うことが可能である。それ以上

図15　爪の長さと形状

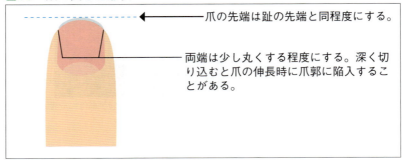

爪の先端は趾の先端と同程度にする。

両端は少し丸くする程度にする。深く切り込むと爪の伸長時に爪郭に陥入することがある。

図16　ガラスの爪やすりで爪の内側を削る

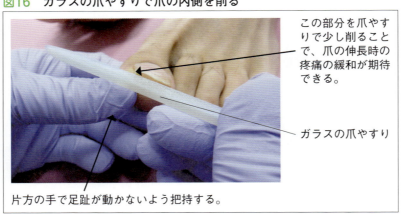

この部分を爪やすりで少し削ることで、爪の伸長時の疼痛の緩和が期待できる。

ガラスの爪やすり

片方の手で足趾が動かないよう把持する。

図17　テーピングの方法

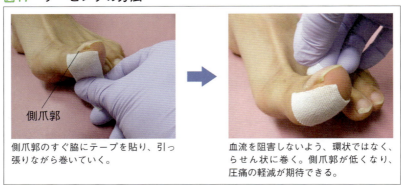

側爪郭

側爪郭のすぐ脇にテープを貼り、引っ張りながら巻いていく。

血流を阻害しないよう、環状ではなく、らせん状に巻く。側爪郭が低くなり、圧痛の軽減が期待できる。

図18 陥入爪の例

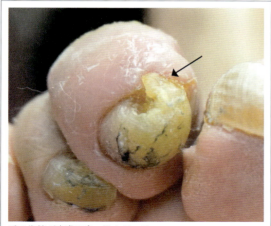

爪の先端が皮膚に食い込んでいる。

の肥厚がある場合は、医師やWOCNなどの専門家に依頼する。爪白癬があれば治療を行う。

2．胼胝・鶏眼のケア

胼胝・鶏眼のケアを行う目的は、圧痛の軽減と潰瘍の予防である。軽度の胼胝の場合は、ガラスの爪やすりを水で濡らして擦る。ケア後は必ず保湿剤を塗布する。患者自身でもケアできる。角化が進行している場合や鶏眼については、医師やWOCNに処置を依頼する。削るケアと同時に胼胝・鶏眼の原因となる圧力やずれを軽減する必要がある。靴のサイズ、クッション性、靴の履き方などを確認する。必要に応じ靴の作製について医師やWOCNに相談する。

3．亀裂・乾燥・角化症のケア

亀裂・乾燥については、保湿ケアが基本である。保湿クリームを白いしわや鱗屑がみえなくなるくらいまでたっぷり塗布する。患者自身が行う場合は塗り方を実際に行ってもらい確認するとよい。クリームの量や塗る部位など、人によりさまざまだからである。足白癬がある場合は抗真菌薬も一緒に塗布する。入浴後に塗布すると効果的である。

角化症については、足白癬などの疾患が原因であれば、その治療を行う。健康サンダルなどによる刺激によっても角化が進行することがあるため、足底を刺激するようなことは中止してもらう。軽度な角化の場合は、胼胝と同様にガラスの爪やすりを濡らして擦った後、保湿ケアを行う。角化が進行している場合は医師やWOCNに処置を依頼する。

4．白癬予防

足白癬は、足白癬患者の白癬菌が角質と一緒に剥がれ環境中に散布され、その白癬菌が足白癬のない者の足部に付着し、角層に侵入することにより感染が成立するといわれている。そのため、足白癬を予防するには、足白癬患者が治療を行うこと、環境にある白癬菌を除去すること、足部に付着した白癬菌を除去すること、白癬菌が育ちにくい環境にすることが重要となる。

足白癬患者が抗真菌薬を塗布することにより、白癬菌の散布が抑えられる。環境中の白癬菌は、掃除機による掃除や、雑巾で拭くことで除去が可能であり、バスマットや靴下などについた白癬菌は通常の洗濯で除去できるとされている。

足部に付着した白癬菌については、白癬菌が角層に侵入しはじめるのが付着後1～2日程度であるため、毎日洗い残りなく洗浄することが予防に効果的である。特に、湿潤しやすい趾間を1趾間あたり4～5回石けんでやさしく擦るとよい[3]。入浴できない場合は、ウェットタオルで清拭するだけでも効果が期待できる。白癬菌は湿度が高くなると角層への侵入速度が速くなる。靴を履く必要のないときは脱ぐ、通気性のよい靴を履くなどで湿度を下げる工夫をするとよい。また、角質に小さな傷がある場合も侵入しやすくなる。ナイロンタオルや軽石などで強く擦らないこと、保湿ケアを行い乾燥や亀裂を予防することも大切である。

図19　踵を合わせて靴を履く

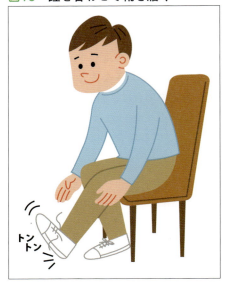

図20　抗真菌薬の塗布部位と量

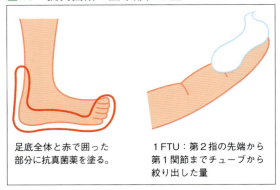

足底全体と赤で囲った部分に抗真菌薬を塗る。

1 FTU：第2指の先端から第1関節までチューブから絞り出した量

こと、局所的な圧力やずれが軽減できることが重要である。靴の内長は、立位での足長より1〜1.5cm加えた長さが適切であるとされている。靴の中で踵が前にずれていると、小さい靴を履いているのと同じ状態になる。踵を合わせてから靴紐を縛ることにより靴の中で足が前に滑ることを防ぐ（図19）。クッション性のある靴は、足底の局所的な圧力を軽減し胼胝の形成を抑える。潰瘍リスクが高いなど市販の靴では対応が難しい場合は、靴の作製について医師に相談する。

足病に対する治療（足白癬・爪白癬）

足白癬については、基本的に抗真菌薬の外用が行われる。症状が消失すると治療を中止してしまう患者が少なくないが、さらに1〜2か月塗布し続けると再発しにくくなる。皮膚炎や傷がある場合は、抗真菌薬の塗布により症状が悪化する場合があるため、まず皮膚炎や傷の治療を行う。外用薬の塗布部位は、踝より下、足背以外の足部全体である。塗布量は、片足に1FTU（finger tip unit、0.5g）ずつをめやすとする（図20）。角化が顕著な場合は、抗真菌薬の外用だけで効果を得ることが難しい場合があるため、内服薬を併用する場合がある。

爪白癬については、これまでは内服治療が主流

5．清潔ケア

足に傷ができた際に感染を起こしにくくし、また異常に気づきやすくするために清潔ケアは大切である。可能な限り毎日1回は石けんをよく泡立ててやさしく、まんべんなく足を洗浄する。足に傷がある場合は、溜めた湯に足をつけることにより感染の危険性があるため、洗い流すだけにする。

6．圧迫療法：弾性包帯、弾性ストッキング

浮腫がある場合は、弾性包帯や弾性ストッキングを用いて圧迫療法を行うことがある。ただし、動脈血流が低下している場合や、心疾患がある場合などは注意が必要である。また、弾性包帯や弾性ストッキングは、不適切な使用により逆に悪化させてしまうことがある。医師やWOCNに相談し、適切な方法で実施する。

7．フットウェア（靴）

フットウェアは、着用により足に傷がつかない

であったが、近年、爪白癬用の外用薬が出てきている。中程度の重症度の爪白癬までであれば、外用薬での効果が期待できる。ただし、爪白癬は治療に1年以上かかることが少なくない。治療が継続できるよう患者を援助していくことが大切である。

患者家族指導

足のケアは、患者自身が日常的に行っているものであるが、疾患の影響、例えば視力が低下した場合の爪切りなど、それが危険なケアになってしまう場合がある。しかし、生活習慣を変えるのは患者にとっては大変難しいことである。長い期間をかけて、少しずつでも行動変容につながるよう、継続的に患者を支援していくことが重要である。

患者によるセルフケアが難しい場合は、家族の状況や社会的サポートをアセスメントし、足のケアが継続できるような体制を整えていく。もちろん医療機関で定期的にケアを行うことは可能だが、足の爪切りや保湿ケア、足の観察など、日常的なケアがどうしても重要になってくる。足や足のケアについての知識や技術を提供し、患者が日常的に適切なケアを実施できるような支援を行っていくことが大切である。

引用文献
1. 糖尿病足病変に関する国際ワーキンググループ編, 内村功, 渥美義仁監訳, 糖尿病足病変研究会訳：インターナショナル・コンセンサス 糖尿病足病変. 医歯薬出版, 東京, 1999：18.
2. 富田靖監, 橋本隆, 岩月啓, 照井正編：標準皮膚科学 第10版. 医学書院, 東京, 2013：47.
3. Takehara A, Amemiya A, Mugita Y, et al. Association between tinea pedis and feet washing behavior in diabetic patients：A cross-sectional study. Adv Skin Wound Care 2016.（accept）

参考文献
1. 望月隆, 清水宏, 宮地良樹編：皮膚科サブスペシャリティーシリーズ 1冊でわかる皮膚真菌症 皮膚真菌症スペシャリストへの第一歩. 文光堂, 東京, 2008.
2. 常深祐一郎：毎日診ている皮膚真菌症. 南山堂, 東京, 2010.
3. 宮地良樹, 真田弘美, 大江真琴編：最新版 ナースのための糖尿病フットケア技術. メディカルレビュー社, 大阪, 2014.

医療関連機器圧迫創傷のスキンケア

石澤美保子

医療関連機器圧迫創傷とは

1. 最近の動向

　医療関連機器圧迫創傷とは、一般的に医療機器を装着、または使用することで皮膚が圧迫を受け損傷を起こす状態から発生する創傷である[1]。定義は後述するが、臨床では領域や診療科にかかわらず症例報告などはされていた。海外では、2009年にEuropean Pressure Ulcer Advisory Panel（EPUAP）とNational Pressure Ulcer Advisory Panel（NPUAP）が合同の国際ガイドラインを発表し、医療関連機器使用中の皮膚のアセスメント項目として、「医療機器による圧迫で損傷が生じていないか皮膚を観察する（エビデンスの強さC）」とし、予防の必要性を記した。

　さらに2014年には、Pan Pacific Pressure Injury Alliance（PPPIA）も加わり、Medical Device Related Pressure Ulcerを独立した単元とし、機器のフィッティングや皮膚のアセスメント等、いくつかのエビデンスを提示した[2]。2016年4月に、今度はNPUAPが、褥瘡の名称をPressure UlcerからPressure Injuryに変更し、定義やステージの改正を発表した。それに伴って医療関連機器圧迫創傷を含んだ褥瘡もMedical Device Related Pressure Ulcerから、Medical Device Related Pressure Injuryとなった[3]。このNPUAPの変更が、今後世界的にどのように影響していくのか注目される。

　わが国では、2011年から日本褥瘡学会の最重要課題の一つとして、当時の真田弘美理事長（東京大学）により、医療関連機器圧迫創傷（Medical Device Related Pressure Ulcer：MDRPU）についての実態調査や予防・管理方法などの指針の検討が進められた。本学会の学術委員会（委員長：須釜淳子、金沢大学）が中心となり毎年コンセンサスシンポジウムを開催し、5年をかけて2016年5月にMDRPUのベストプラクティスが発刊されるに至った。

　プロセスとしては、文献レビューから臨床データの収集にはじまり、MDRPUを褥瘡に含めるかの議論からなされた。そして定義を決定し、全国規模の実態調査を行い、主要な医療関連機器の絞り込みをした後、それらの機器に対する予防と管理のためのベストプラクティス作成となった。これほど段階を踏み、ていねいに進められた理由として、医療関連機器は多領域の専門職かつ多職種に共通のものもあれば、領域ごとの特殊性の高いものまで混在している。さらに治療や療養上必要な機器であることから、予防や管理に対する認識に差が生じることも多い。それを調整し、医療関連機器を扱うすべての人が理解して取り組める内容にするために当然必要な年数であったと思われる。MDRPUの代表的な機器による創傷は、日本褥瘡学会から啓発活動として写真（図1）が入ったポスターも作成されている。

図1　さまざまな医療関連機器圧迫創傷

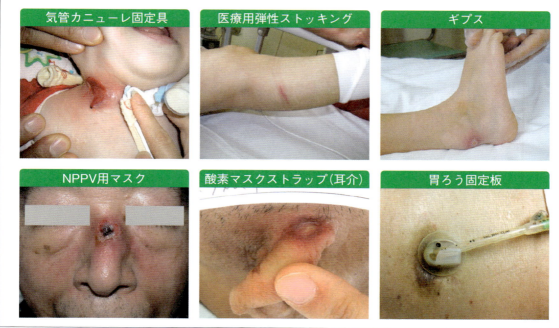

日本褥瘡学会MDRPU予防啓発用ポスターより

2. MDRPUの定義

　褥瘡の定義との違いを最初に示す。2005年の日本褥瘡学会で決定された褥瘡とは「身体に加わった外力は骨と皮膚表層の間の軟部組織の血流を低下、あるいは停止させる。この状況が一定時間持続されると組織は不可逆的な阻血性障害に陥り褥瘡となる。」となっており、現在（2016年11月）も変更されていない。そして、2016年に決定されたMDRPUの定義は「医療関連機器による圧迫で生じる皮膚ないし下床の組織損傷であり、厳密には従来の褥瘡すなわち自重関連褥瘡（self load related pressure ulcer）と区別されるが、ともに圧迫創傷であり広い意味では褥瘡の範疇に属する。なお、尿道、消化管、気道などの粘膜に発生する創傷は含めない。」としている。前述のNPUAPが定めているMedical Device Related Pressure Injuryとの違いは、わが国では「創傷の範囲は粘膜を含まず皮膚ないし下床の組織損傷である」のに対し、NPUAPでは「粘膜の損傷」も含んでおり、新しいステージングシステムを使用すべきとしている。わが国でもMDRPUに粘膜の損傷を含むようにするかは、将来的に検討が必要といわれている[4]。

3. どのような医療関連機器が創傷に関与するのか

　2015年発表の日本褥瘡学会のMDRPUに関する実態調査によれば、調査対象施設によっての違いはあるが「病院」とつく施設では、上位10番目までの発生件数において、順位の入れ替わりはあるものの共通の機器が多い（図2）[5]。

　例として、ギプス・シーネ（点滴固定用含む）、医療用弾性ストッキング、間欠的空気圧迫装置、非侵襲的陽圧換気療法（non-invasive positive pressure ventilation：NPPV）フェイスマスク、気管内チューブなどがある。このことは、病院においては患者の疾患や特性によらずともその機器を使用することが、MDRPU発生の大きな要因の

図2 施設別医療関連機器圧迫創傷の発生に関連した機器（上位10位）

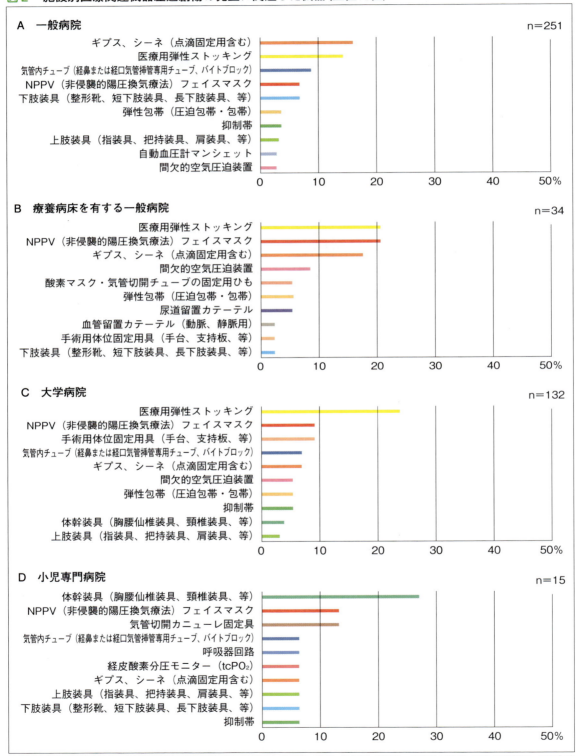

日本褥瘡学会 学術委員会：療養場所別医療関連機器圧迫創傷の有病率，部位，重症度（深さ），有病者の特徴，発生関連機器．日褥会誌 2015；17（2）：153．より引用

一つであるといえる。また、病院以外として、介護老人福祉施設および介護老人保健施設、訪問看護サービスステーションにおける特徴的な機器としては車椅子のアームレスト・フットレストがある。なお、深達度の判定は、DESIGN-R®分類（日本褥瘡学会）を用いて行われたが、いずれの施設も浅い創傷（d1またはd2）が60%以上であった。

MDRPUの予防・ケアのフローチャート：ベストプラクティスの活用[6]

2016年5月に発刊されたベストプラクティスにおいては、前述の実態調査の結果を参考に、10種類の機器に焦点があてられた（表1）。このなかで小児用が3種含まれているのは、小児専門病院における全褥瘡に占める割合が50%を超えているという結果によるものと思われる。まず、これらの医療関連機器を扱う際に創傷を発生させないための予防の基準を、「装着前」と「装着後」に分けて考える。なぜなら、機器の装着（または使用）がなければ発生しないので、より確実な予防を考えるためには装着前にすべきことは何か、何をアセスメントしておけば効果的な予防になるのかを意識する必要があるからといえる。装着前にアセスメントすることで、ケア計画が具体化できる。

装着後は、医療関連機器がそれ自体の目的を達成するために適切な装着状態を維持しつつ創傷発生予防のためのケアを実施し、同時に皮膚の観察（最低1日2回）を行うことがポイントとなる。MDRPU予防・管理のフローチャートを図3に示す。機器に関係なく、医療関連機器を装着するすべての対象者に対する最初の共通フローチャートでもある。このフローチャートの使用は、常に多職種と医療安全委員会との連携により取り組まれる。多職種である理由は、医療関連機器の使用が治療にも療養生活のうえにもかかわっており、相互の専門性のなかで予防と管理の取り組みをしなければならないことと、機器使用の継続または中止などの判断がなされる必要があるからである。医療安全委員会との連携が必要な理由は、医療に必要な機器を装着（使用）することで起きる創傷は、古くは医原性創傷と表現されたこともあり、医療者は全力で予防する義務があることから当然といえる。

図3に関するベストプラクティスの解説は、以下となっている。

①医療関連機器の装着の指示があったら、個体要因、機器要因のアセスメントを実施する（指示がなくても医療関連機器使用の場面が生じたら、個体要因、機器要因のアセスメントを実施する）。

②医療関連機器の素材・サイズの選択に必要な身体計測や情報収集を行う。

③ケア計画の立案と実施：個体要因、機器要因の危険因子に「あり」がある項目に対し、リスクを取り除くあるいはリスクを下げるためのケア計画を立案する。

④医療関連機器をフィッティングする。

⑤最低2回/日の頻度で装着部およびその周囲皮膚を観察し、圧迫による兆候がないかを確認する。

⑥MDRPUがない場合は、個体要因のアセスメン

表1 ベストプラクティスで取り上げられた医療関連機器一覧

①静脈血栓塞栓症予防用弾性ストッキング、および間欠的空気圧迫装置
②非侵襲的陽圧換気療法マスク
③ギプスやシーネ等の固定具
④尿道留置カテーテル
⑤便失禁管理システム
⑥血管留置カテーテル
⑦経鼻胃チューブ
⑧小児：経鼻挿管チューブ
⑨小児：気管切開カニューレ・カニューレ固定具
⑩小児：点滴固定用シーネ

図3 MDRPU予防・管理フローチャート

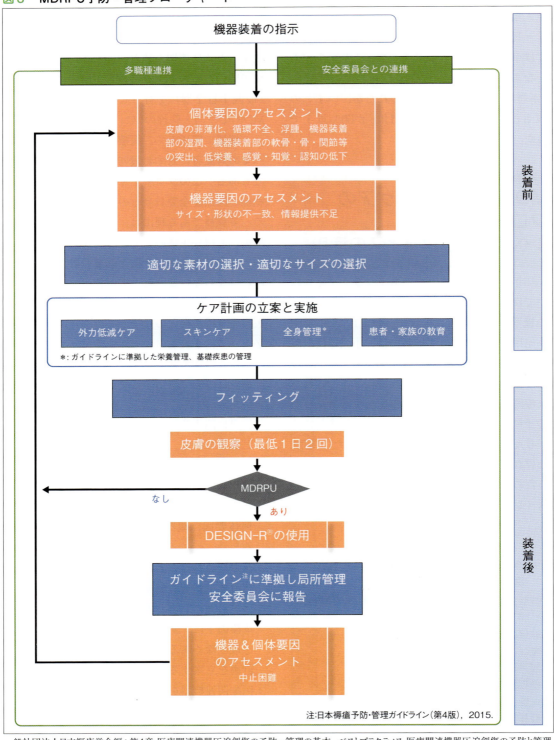

一般社団法人日本褥瘡学会編:第4章 医療関連機器圧迫創傷の予防・管理の基本. ベストプラクティス 医療関連機器圧迫創傷の予防と管理. 照林社, 東京, 2015:20. より引用

トに戻る。

⑦MDRPUがある場合は、創傷の状態をDESIGN-R®を用いて評価し、『褥瘡予防・管理ガイドライン（第4版）』（日本褥瘡学会編）に準拠した局所管理を実施する。

⑧MDRPU発生原因となった機器の使用が中止可能か否かについて検討する。中止困難な場合は、個体要因のアセスメントに戻る。

このなかで少し付け加えると、①は装着の指示が出ていなくても、装着の可能性がある場面や対象者の状況が生じたら、その準備として個体要因、機器要因のアセスメントを前もって実施しておくということである。対象者の急激な全身状態の悪化で、時間がなかったためにMDRPUの予防が遅れてしまうということはあってはならないということである。②においては、使用する医療関連機器によってはギプスのように装着部位を外さないと皮膚の観察ができない場合もあるが、最低でも1日2回は周囲の皮膚を観察することと、患者や対象者となる本人にあらかじめ違和感や痛みがある場合は医療者に報告するなどの教育も重要になる。在宅においては、家族にも教育しておく必要がある。

MDRPUのスキンケアの実際[6]

すべての機器使用時に共通するスキンケアの定義を述べる。日本褥瘡学会の用語集では、スキンケアとは「皮膚の生理機能を良好に維持する、あるいは向上させるために行うケアの総称である。具体的には、皮膚から刺激物、異物、感染源などを取り除く洗浄、皮膚と刺激物、異物、感染源などを遮断したり、皮膚への光熱刺激や物理的刺激を小さくしたりする被覆、角質層の水分を保持する保湿、皮膚の浸軟を防ぐ水分の除去などをいう」としている[7]。本項では、MDRPUが発生した機器上位10項目のなかから、一般病院で最も頻度の高いギプス・シーネと、療養病床を有する一般病院と大学病院で最も頻度の高い医療用弾性ストッキングを取り上げる。

1. ギプス固定時のMDRPU予防のためのスキンケアの実際

ギプス固定の際は、最初に巻くときや巻き替えのときに注意が必要である。定期的な皮膚の観察やスキンケアが困難（取り外しができない装具）なため、外したときにMDRPUを発症している場合もみられる。

巻き替え時はギプス除去（図4A）後、ただちに観察を行う（図4B）。図4Bは巻き替え時の皮膚の状態である。巻き替えなので受傷から時間は経っているが炎症後であり、ギプス固定で関節・筋・腱・骨などを動かさないことで皮膚表面の血流が活性化されないこともあり色素沈着が起きやすくなる。循環・神経障害の有無等、骨折に伴う一般的な観察に加え、骨突出部位（踵部、外果部、内果部、腓骨骨頭）、皮下組織の薄い部位（アキレス腱部、足背部）の異常の有無について観察する。固定前にはギプスで覆うすべての皮膚を、泡を用いてしっかりと洗浄する（図4C、D）。泡洗浄の基本は、泡をつけてからすぐに洗い流すのではなく、10秒以上はおいて界面活性剤などの洗浄成分が毛根周囲の汚れを吸着するまで待ち、その後微温湯で流す。洗い流すことが困難な部位や状態のときは、拭き取りタイプの洗浄剤を用いるとよい（図5）。洗浄後は、十分に皮膚の水分を除去してから処置を開始する（図4E）。水分が残ったまま再度巻くと、皮膚の浸軟や掻痒感を助長しやすい。

次に、ストッキネットはできるだけしわやたるみができないように被せる（図4F）。顆部など骨突出の強い部位には、ギプス用下巻包帯を重ねて圧迫の回避を行う（図4G）。骨突出が強い場合には、スポンジフォームパッドやシリコンゲルドレッシングなどの緩衝材を使用する。終了時

図4 ギプス巻き替え時のMDRPUのスキンケア

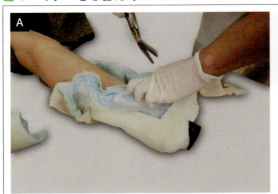

A ギプス除去。

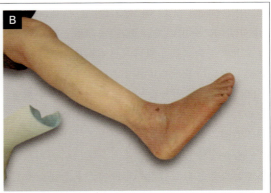

B 循環・神経障害の有無など骨折に伴う一般的な観察に加え、骨突出部位（踵部、外果部、内果部、腓骨骨頭）、皮下組織の薄い部位（アキレス腱部、足背部）の異常の有無について観察する。

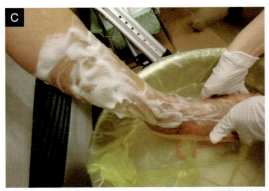

C 汗、垢などの汚れを弱酸性洗浄剤でていねいに愛護的に洗浄し、皮膚を清潔にする。

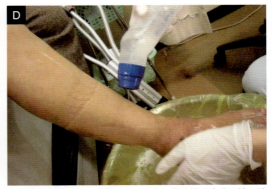

D 洗浄成分が残らないよう、たっぷりの微温湯で十分に洗い流す。洗い流すことが困難な部位や状態時には、拭き取りタイプの洗浄剤を用いるとよい。

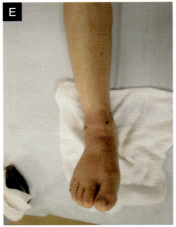

E 浸軟予防のため、洗浄後はしっかりと押さえ拭きを行い、皮膚に水分が残らないようにする。必要に応じて保湿剤を塗布する。

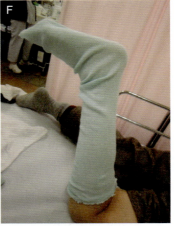

F ストッキネット、ギプス用下巻包帯で皮膚や骨突出部位を保護してから、ギプス包帯を巻く。

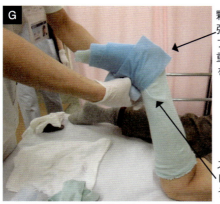

G ストッキネットに下巻包帯を重ねる。

顆部など骨突出の強い部位には、ギプス用下巻包帯を重ねて圧迫の回避をする

ストッキネットは、しわにならないように注意する

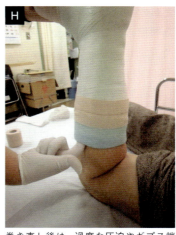

H 巻き直し後は、過度な圧迫やギプス端が食い込んでいないか確認し、圧迫創傷の予防を図る。

図5 洗浄剤の例

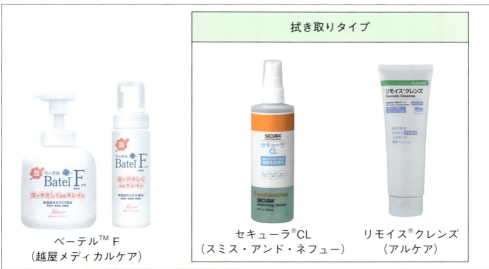

拭き取りタイプ

ベーテル™ F
（越屋メディカルケア）

セキューラ®CL
（スミス・アンド・ネフュー）

リモイス®クレンズ
（アルケア）

に、過度な圧迫やギプス端が食い込んでいないか指を入れて確認し（図4H）、MDRPUの予防を図る。患者にギプスが当たって痛く感じる部分がないかも確認するが、処置が終了してしまってからは訴えにくいことがあるため、処置途中での声かけが重要である。

2. 医療用弾性ストッキング使用時におけるMDRPU予防のためのスキンケアの実際

2004年に肺血栓塞栓症予防管理料が保険収載されて以降、日本全国で静脈血栓塞栓症予防用弾性ストッキング（医療用弾性ストッキング）が使用されるようになった。それに伴い皮膚障害の出現

も指摘された。踵部、顆部に発生した創傷は、自重による褥瘡の場合もあるが、ストッキングの締めつけや丸まりが生じている部位や、自重のかからない部位の骨・腱・関節等の突出部の創傷はMDRPUであり予防が重要となる（図6）。

予防として大切なことは、まずサイズと形状を合わせることである。締めつけはあるものの硬さのないストッキングという製品形状から、医療従事者や本人、家族もMDRPUへの警戒が薄れ、他の機器ほどにサイズ選択を慎重にしない傾向も否めない。使用する製品の取り扱い説明書を読み必要な部位の計測を行い、サイズ表をもとに適切なサイズの製品を選択する。サイズ表で境界にある場合は大きいサイズ（または取り扱い説明書に則ったサイズ）を選択する。左右差がある場合は、それぞれに適したサイズを選択する。また、浮腫の増減で下肢サイズが変化した場合は、再度測定し再選択する必要がある。

スキンケアとしては、1日2回は医療用弾性ストッキングを履き直して外力低減し、1回/日は保清など通常のスキンケアを行う。皮膚の乾燥を防ぐために、必要に応じて保湿クリームや保護軟膏を塗布する（図7）。ただし、それらを使用する場合は、片側の下腿で百円玉程度の量をめやすとし（図8）、弾性ストッキングの繊維に影響を与えないよう塗りすぎに注意する。浮腫が強く圧迫が顕著な場合は、関節周囲の食い込みやすい部位に、あらかじめ筒状包帯を使用する（図9A）、膝下周囲や膝下後面に、薄く、柔らかいドレッシング材を貼付し、その上からストッキングを使用する（図9B）ことも推奨される。また、これまでは、海外製品が多く下腿長が日本人のサイズに合わない、あるいは日本製であっても小柄な高齢者などは、余って折り返した部位にMDRPUが発生することも多かった。最近は丈の短いタイプのストッキングも発売されているので利用するとよい（図10）。

本稿では、ここ数年で日本国内の実態が明らかになり、ベストプラクティス発刊に至ったMDRPUについてまとめた。スキンケアを実践する看護職にとってMDRPUの予防と管理は重要であり、機器にかかわるすべての医療者、患者・対象者、家族が知っておくべきことだといえる。

図6　関節部周囲のMDRPU

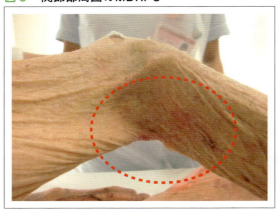

図7　保湿剤の例

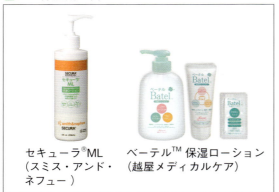

セキューラ®ML
（スミス・アンド・ネフュー）

ベーテル™ 保湿ローション
（越屋メディカルケア）

図8　保湿剤は適量の使用を心がける

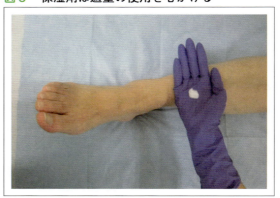

図9　弾性ストッキング上端のMDRPU予防法

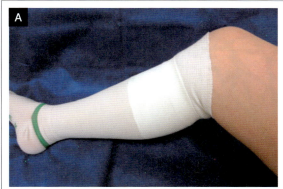

A

筒状包帯の使用。幅15cmほどの長さの筒状包帯を使用しその上から弾性ストッキングを着用する。

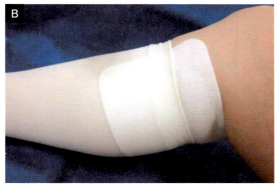

B

創傷ドレッシング材の使用：膝下周囲、膝下後面に、薄く、柔らかいドレッシング材を貼付し、その上から弾性ストッキングを着用する（写真はエスアイエイド®を使用）。

一般社団法人日本褥瘡学会編：第1章 深部静脈血栓塞栓症予防用弾性ストッキング，および間欠的空気圧迫装置．ベストプラクティス 医療関連機器圧迫創傷の予防と管理．照林社，東京，2015：34．より引用

2016年5月に発刊されたMDRPUベストプラクティスをぜひ読み、詳細を理解していただくことをお願いしたい。

引用文献

1. 石澤美保子：医療関連機器圧迫創傷とは．看護技術 2014；60（4）：14-18．
2. National Pressure Ulcer Advisory Panel, European Pressure Ulcer Advisory Panel and Pan Pacific Pressure Injury Alliance. Prevention and Treatment of Pressure Ulcers：Quick Reference Guide. Emily Haesler, ed. Cambridge Media：Osborne Park, Western Australia, 2014. http://www.npuap.org/
3. The National Pressure Ulcer Advisory Panel redefined the definition of a pressure injuries during the NPUAP 2016 Staging Consensus Conference that was held April 8-9, 2016 in Rosemont, Chicago. http://www.npuap.org/
4. 真田弘美：防がなくてはいけない！医療関連機器圧迫創傷．エキスパートナース 2016；32（13）：14-17．
5. 須釜淳子：療養場所別医療関連機器圧迫創傷の有病率，部位，重症度（深さ），有病者の特徴，発生関連機器．日褥会誌 2015；17（2）：141-158．
6. 日本褥瘡学会編：ベストプラクティス 医療関連機器圧迫創傷の予防と管理．照林社，東京，2016．
7. 阿曽洋子，青木和恵，上出良一，他：日本褥瘡学会で使用する用語の定義・解説－用語集検討委員会報告Ⅰ－．日褥会誌 2007；9（2）：228-231．

図10　医療用弾性ストッキングの例

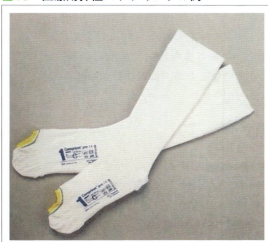

コンプリネットプロハイソックスショート（テルモ）

リンパ浮腫のスキンケア

杉本はるみ

リンパ浮腫のメカニズムとアセスメント

リンパ浮腫とは、毛細血管から漏出して生成された組織間液を排除するために機能しているリンパ管系（毛細リンパ管、集合リンパ管、リンパ節、リンパ本幹）の異常により発症する浮腫[1]であり、さまざまな理由で生じる浮腫（水分の貯留）と異なるため、適切な鑑別診断を行う必要がある（図1）。

1. リンパ浮腫の分類

リンパ浮腫は、発症の原因が確定していない原発性（一次性）リンパ浮腫と、原因が確定している続発性（二次性）リンパ浮腫に分類される。原発性（一次性）リンパ浮腫は、原因が明らかでない特発性（35歳未満を早発性、35歳以上を晩発性という）と、遺伝子異常等に伴う先天性に分類される[2]。続発性リンパ浮腫は、がんの治療に伴うリンパ管・リンパ節の外科的切除や放射線治療による組織の線維化による発症が多くを占める。そのほか、悪性腫瘍の増悪、外傷、深部静脈血栓症などの静脈疾患、フィラリア感染症（日本では少ない）などを原因として発症する。リンパ浮腫に

図1　リンパ浮腫の病態

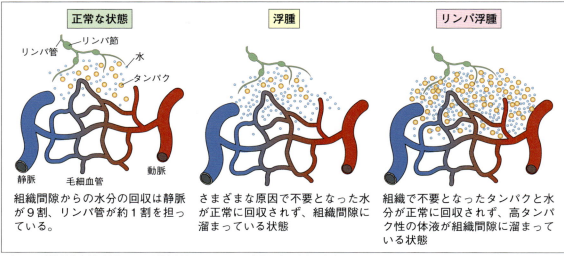

日本リンパ浮腫研究会編：総論. リンパ浮腫診断ガイドライン2014年版. 金原出版, 東京, 2014：1. より引用

個人差が認められるのは、手術によるリンパ管の輸送障害、細胞性タンパク処理能力不全以外に、リンパ浮腫の発症を促す誘因が個人により異なるためともいわれている。

リンパ浮腫の進行度は、潜在的にリンパ浮腫のリスクを有する0期から、皮膚の象皮化などが認められるⅢ期までに分類される（表1）。リンパ浮腫は、原因となるリンパ節の周囲から発症し、末梢側へと進行する。多くは片側性で両側に発症しても症状には左右差がある。

2. リンパ浮腫での問診・視診・触診のポイント

リンパ浮腫の診断は、問診・視診・触診（表2）にて浮腫の状態を確認し、血液検査、尿検査、超音波検査、胸部X線、CT/MRI検査、リンパ管シンチグラフィなどの検査より確定診断をす

表1　病期分類（国際リンパ学会）

病期	症状
0期	リンパ液輸送が障害されているが、浮腫が明らかでない潜在性または無症候性の病態
Ⅰ期	比較的タンパク成分が多い組織間液が貯留しているが、まだ初期であり、四肢を上げることにより治まる。圧痕がみられることがある
Ⅱ期	四肢の挙上だけではほとんど組織の腫脹が改善しなくなり、圧痕がはっきりする
Ⅱ期後期	組織の線維化がみられ、圧痕がみられなくなる
Ⅲ期	圧痕がみられないリンパ液うっ滞性象皮症のほか、アカントーシス（表皮肥厚）、脂肪沈着などの皮膚変化がみられるようになる

日本リンパ浮腫研究会編：総論．リンパ浮腫診断ガイドライン2014年版．金原出版，東京，2014：3．より引用

表2　問診・視診・触診による診断のポイント

問診のポイント	・現病歴・既往歴 ・手術歴・その他の治療歴（手術内容、放射線治療・がん化学療法、がんの再発転移の有無） ・発症のきっかけ（炎症、旅行、重労働、介護、患側範囲の外傷） ・浮腫の進行（発症までの期間、発症後の浮腫の進行状態） ・症状（痛み、自覚症状の有無） ・蜂窩織炎の有無 ・リンパ浮腫の治療歴と治療効果
視診のポイント	・浮腫の左右差（図2A）の有無 ・色調変化（患肢を下垂し、皮膚の色調変化をみる。赤紫色に変化すれば、静脈疾患合併を推測する） ・皮膚の状態（炎症、発赤、熱感の有無、皮膚の乾燥やリンパ漏の有無） ・手指、足趾の状態（浮腫の進行とともに足趾どうしが圧迫されて皮膚の硬化や四角く変形することがある：箱状趾）
触診のポイント	・皮膚の張り：患肢と健常肢を比較し、皮膚を引き寄せて「しわができるか」「皮膚をつまみ上げられるか」を確認する（図2B） ・圧迫痕の確認：浮腫が認められる部位を指で圧迫して、圧迫痕の有無を確認する（図2C） ・Stemmer sign：健常者では示指や中指の基部にある皮膚皺襞をつまむことができる。皮膚の皺襞をつまむことができないとStemmer sign陽性であり、リンパ浮腫が疑われる（図2D） ・皮膚の温度差：患側と健側に触れ、炎症徴候や血液還流を確認する

図2 視診・触診のポイント

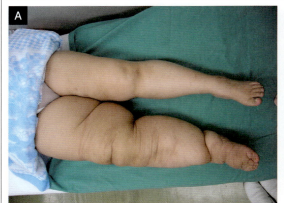
A 浮腫の左右差

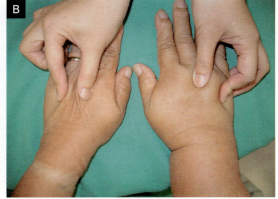
B 皮膚の確認

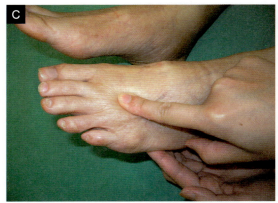
C 圧迫痕の確認

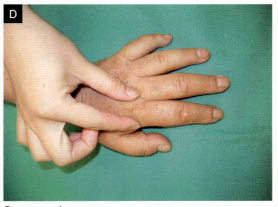
D Stemmer sign

る。下肢リンパ浮腫がある患者には、足関節上腕血圧比（anklebrachial pressure index：ABI）などを用いて下肢動脈の状態を評価する。血管のアセスメントと評価は専門的な知識と技術を要するため、末梢動脈状態にわずかでも疑いがある場合は、血管専門医に相談し判断を求める。圧迫療法を行うにはABIが0.8以上必要であり、末梢動脈の閉塞疾患などが認められる場合は、圧迫療法は禁忌、もしくは圧迫レベルを下げる必要がある。

3. リンパ浮腫の計測

患肢の計測は診断や治療の効果判定に多く使用されており、両側四肢のいずれかの部位で2cm以上の左右差が出れば臨床的に有意と判断されている。計測値のみでなく、自覚症状や視診・触診、体重の変化も合わせてリンパ浮腫の有無と程度を判断する。測定者の技術や方法によって誤差が生じる場合もあるため、計測方法は同じ部位を同じ時刻に同一体位で計測するなど統一する（図3）。

リンパ浮腫特有の皮膚障害

リンパ浮腫は、発症早期には真皮に組織間液が貯留しているが、進行すると皮下組織にも貯留するため表皮は伸展し、細かい亀裂が生じることで皮膚は乾燥し、バリア機能が低下する。組織間液

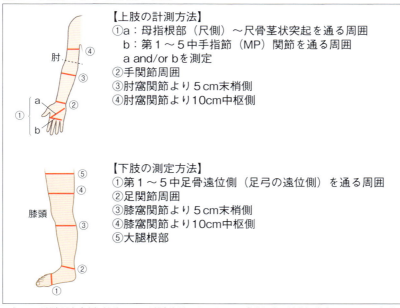

図3 四肢における計測の仕方

【上肢の計測方法】
① a：母指根部（尺側）～尺骨茎状突起を通る周囲
　 b：第1～5中手指節（MP）関節を通る周囲
　 a and/or b を測定
② 手関節周囲
③ 肘窩関節より5cm末梢側
④ 肘窩関節より10cm中枢側

【下肢の測定方法】
① 第1～5中足骨遠位側（足弓の遠位側）を通る周囲
② 足関節周囲
③ 膝窩関節より5cm末梢側
④ 膝窩関節より10cm中枢側
⑤ 大腿根部

日本リンパ浮腫研究会編：総論. リンパ浮腫診断ガイドライン2014年版. 金原出版, 東京, 2014：5. より引用

の貯留が長期化することでコラーゲンの合成が促進され、結合組織が硬化する。そのため、皮膚の柔軟性や弾力性は低下し、外的刺激による皮膚損傷を発生する可能性は高くなる。また、皮膚全体の免疫防御機能も低下することから、易感染状態となる。医療者は皮膚の状態を細部まで観察し、蜂窩織炎やリンパ浮腫の悪化を予防する必要がある。

リンパ浮腫特有の皮膚障害としては、リンパ小胞、リンパ漏、皮膚の硬化、象皮症、乳頭腫、蜂窩織炎などが挙げられる。

図4　リンパ小疱を伴うリンパ漏

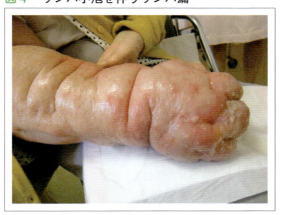

1．リンパ小疱（図4）

リンパ小疱とは、皮膚直下のリンパ管が拡張してできたリンパ液を含む水疱のことをいい、腋窩や陰部など皮膚の柔らかい部分に発症しやすい。リンパ小疱が破れるとリンパ漏となり、感染の原因となる。

2．リンパ漏（図4）

リンパ浮腫の悪化、皮膚の損傷などが原因で起こり、リンパ液が毛穴や皮膚表面より漏れ出す状態をいう。リンパ漏が原因となり蜂窩織炎などの感染症が発症する場合もあるため、早期の治療が必要である。

3. 皮膚の硬化と象皮症（図5）

　リンパ浮腫の経過が長期化し症状が高度化すると、線維芽細胞が活性化し膠原線維が増加するため皮膚は硬化する。象皮症は線維化が進み、皮膚の角化・硬化が著明となった状態であり、蜂窩織炎などの炎症をくり返すことによって悪化する。

4. 乳頭腫（図6）

　リンパ管拡張や線維化が原因となり、硬い隆起物が皮膚に発生する。過角化を併発することが多い。

5. 蜂窩織炎（図7）

　蜂窩織炎とは、皮下組織を中心としてみられる細菌感染症である。リンパ浮腫の発生や増悪の原因となるため注意が必要である。

　蜂窩織炎の症状としては、患側範囲の腕や脚に、蚊に刺されたような発疹や発赤、熱感、38～39℃の発熱、疼痛がみられる。また、血液検査では、WBC、CRPの上昇が認められる。

リンパ浮腫のスキンケアの実際

　リンパ浮腫の皮膚は、組織間液やリンパ液のうっ滞による免疫防御機能の低下、皮膚の菲薄化や乾燥によりバリア機能が破綻した状態であり、小さな傷からも細菌感染を起こすリスクが高いため、皮膚の「清潔」「保湿」「保護」は重要となる。表3にリンパ浮腫の皮膚の特徴をまとめる。

1. 皮膚の清潔を保つ

- 洗浄剤は、皮膚のpHに近い低刺激性・弱酸性の洗浄剤を選択する。香料の強い洗浄剤は、皮膚への刺激が強いため避ける。
- 泡立てた洗浄剤で、皮膚に余分な摩擦を加えな

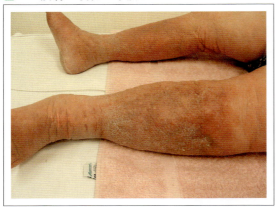

図5　皮膚の硬化と象皮症

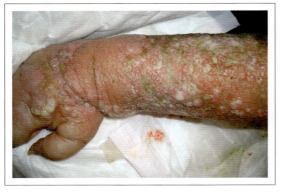

図6　乳頭腫

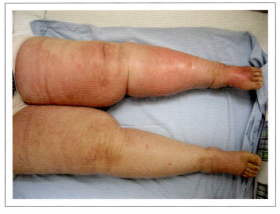

図7　蜂窩織炎

表3　リンパ浮腫の皮膚の特徴

ドライスキン
菲薄化
弾力性に乏しい
循環障害
皮膚温の低下
知覚鈍麻
免疫力の低下
酸素不足
栄養不足

いように、泡で汚れを包み込むようにやさしく洗浄する。関節や指趾間など皮膚面が接触する部分もやさしく洗浄する。
- 皮膚に洗浄剤が残らないように、ぬるめの湯で十分に洗い流す。
- 洗浄後は、擦らずに軽く押さえるようにして水分を拭き取る。重なり合う皮膚の接触する部分も、水分の拭き取りを十分に行う。

2．皮膚を保湿する

- 皮膚の状態をアセスメントしながら、保湿成分を選択する。保湿剤は、無香料・無添加・低刺激性のものを使用する。
- 保湿剤を塗布する前には、皮膚を清潔にし汚れを除去する。
- 入浴後や手洗いの後は、こまめに保湿剤を塗布する。
- 保湿剤が弾性着衣の弾性成分を傷めることもあるため、装着直前の塗布は避ける。

3．皮膚を保護する

1）医療上の注意事項
- 患肢での採血・注射・血圧測定は避ける。
- 医療用粘着剤などを使用するときは、低刺激性テープの使用や機械的刺激から皮膚を保護する目的で、皮膚被膜剤を使用する。

2）日常生活上の注意事項
- 皮膚の外傷や損傷予防に注意する。
- 爪の手入れは、知覚が鈍っている場合、自身での手入れが困難となる場合がある。深爪をしたり甘皮を切らないようにする。
- むだ毛処理時は、除毛・脱毛クリームなど刺激の強い製品やカミソリは使用しない。電気カミソリを用いて、使用後にはローションを塗布する。
- ペットによる掻き傷や虫刺され、日焼けなどに注意する。屋外の作業（庭木の手入れなど）の際には、長袖や手袋などを着用し皮膚の露出を最小限にする。
- 締め付けの強い衣類や腕時計などにより部分的に圧迫されると、リンパ液の還流障害や血流障害を起こす。下着や服装の素材は皮膚への刺激の少ないもの、締め付けないものを選択する。
- 浮腫のリスクのある患側への鍼・灸は控える。
- 誤ってけがをしたり、皮膚に充血や循環障害をみつけたとき、違和感を覚えたときなどはすみやかに医師の診察を受ける。

リンパ浮腫の合併症発生時のスキンケア

1．リンパ漏発生時のスキンケア

リンパ漏は、リンパ液が皮膚表面から漏出した状態である。創部からの感染により症状の悪化やリンパ漏の多発につながるため、皮膚を清潔に保ち感染を予防する必要がある。
- リンパ漏とその周囲皮膚を、弱酸性の洗浄剤と十分な量の微温湯を用いてやさしく洗浄する。微温湯で痛みがある場合は、生理食塩水を人肌程度に温めて使用する。
- 軽く皮膚を押さえるようにして水分を拭き取る。リンパ小疱を伴う場合もあるため、水疱をつぶさないように注意する。

図8　リンパ漏部位に撥水性クリームを塗布

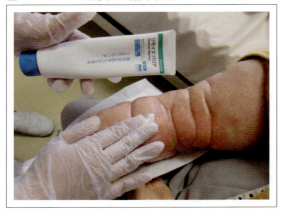

- 皮膚の状態を観察し、リンパ漏の悪化や感染徴候などがあればすみやかに医師に報告する。
- 滲出液が多い場合は、皮膚の浸軟を防ぐ目的で撥水性クリームを塗布する（図8）。
- 被覆する際は、ガーゼの剥離刺激でリンパ小疱を傷つけたり、びらん部の皮膚再生を妨げないように非固着性ガーゼを使用する。滲出液の量に応じて、その上から吸収パッドなどを使用し滲出液を吸収させる。
- 筒状包帯でガーゼの固定と適度な圧迫を行う。絆創膏を使用する場合は、皮膚被膜剤を使用する。
- 圧迫療法を行う場合は、滲出液が一時的に増える可能性もあるため、滲出液の量と皮膚の状態を観察しながら、こまめにガーゼ交換を行う必要がある。

2. 蜂窩織炎発生時のスキンケア

蜂窩織炎とは、皮下組織を中心としてみられる細菌感染症であり、痛みを伴う広範囲の発赤、腫脹、熱感、38℃以上の発熱などが出現する。

- 用手的リンパドレナージや圧迫療法は刺激となるため、一時中止し安静を促す。
- 医師の指示に従い、抗生物質投与を行う。
- 患肢は軽く挙上し、患部を冷却する。
- 原因となる傷がある場合は処置を行う。
- 蜂窩織炎発症となった原因をふり返り、蜂窩織炎をくり返さないようスキンケアを含めた日常生活指導を行う。

患者の思いを尊重し、ケアする

患者は、リンパ浮腫の発症リスクや悪化に対する不安や悩み、身体的苦痛、ボディイメージの変容に伴う精神的苦痛などを抱えながら生活をしている。医療者は、患者の思いを尊重しながら術前よりリンパ浮腫の情報提供を行い、リンパ浮腫を発症した患者には、セルフケアに必要な知識や技術の指導、終末期においては身体的・精神的苦痛の症状緩和を行い、患者が不安や問題を抱えたときには、いつでも対応できるような継続的な支援を行うことが必要である。

引用文献
1. 小川佳宏：リンパ浮腫診療実践ガイド. 医学書院, 東京, 2011：3-15.
2. 日本リンパ浮腫研究会編：リンパ浮腫診断ガイドライン2014年版. 金原出版, 東京, 2015：1-17.

参考文献
1. Intenational Lymphoedema Framework：Best Practice for the Management of Lymphoedema. MEP, London, 2006.
2. 冨田英津子：病棟・外来から始めるリンパ浮腫予防指導. 医学書院, 東京, 2012：145-153.
3. 臺美佐子, 片山美豊恵, 須釜淳子, 他：スキンケアの実際. 臨床看護 2010；36（7）：878-882.
4. 井沢知子：上肢リンパ浮腫の予防指導. がん看護 2008；13（7）：712-716.

熱傷のスキンケア

館　正弘

熱傷の病態と分類

1. 熱傷の病態

熱傷は、熱湯や火炎により皮膚が障害を受けた状態であり、皮膚のもつ機能が損なわれる。特に、バリア機構が障害を受けるため、外界からの細菌や化学物質の侵入が容易となる。また、体内から滲出液の漏出や血管内の脱水症状が生じる。熱による障害は、血流の面からみると充血帯、うっ血帯、凝固帯の3つに分けられる。凝固帯は壊死になるが、その深部はうっ血帯となる。血流が改善されないと3～7日で凝固帯となり、うっ血帯と凝固帯は、7日以降に阻血性進行性の壊死になる（図1）。

図1　熱に接触する部分から凝固帯、うっ血帯、充血帯になる

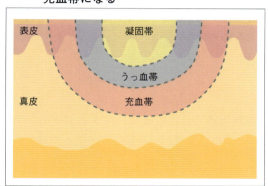

熱傷は、受傷範囲が大きかったり、深度が深いものであると、皮膚障害のみではなくショックなどの全身性の炎症反応を伴う。また、感染症の合併により死に至ることもあり、外力による通常の皮膚損傷とは異なる特殊な管理や注意が必要である。

2. 熱傷の分類

1）熱源による分類

火炎熱傷ではきわめて高熱であるため、ほとんどⅢ度熱傷などの深いものになることに加え、気道熱傷などを合併することも多い。熱湯熱傷では、温度と接触時間により深度はさまざまである。低温熱傷は40～45℃の熱が6～7時間以上接触することにより発生し、深度は深くなりやすい。電撃傷は、電流が体を流れることで発生する熱による内部組織の損傷が生じる。電気の通り道に心臓があると不整脈が発生することがある。また、電気の出入り口にはアーク放電による熱傷も発生する。

2）深達度による分類（図2）[1]

Ⅰ度熱傷は、日焼けに代表される表皮の熱傷である。疼痛はあるが発赤のみで、通常は瘢痕を残さず治癒する。

Ⅱ度熱傷は真皮層までの熱傷で、真皮の浅い層までにとどまる浅達性Ⅱ度熱傷（superficial dermal burn：SDB）と深達性Ⅱ度熱傷（deep

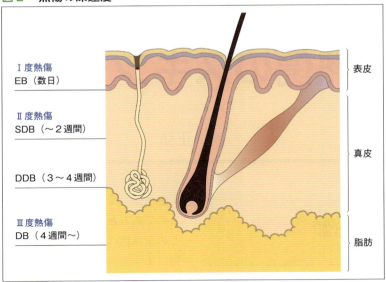

図2 熱傷の深達度

Ⅰ度熱傷 EB（数日）
Ⅱ度熱傷 SDB（～2週間）
DDB（3～4週間）
Ⅲ度熱傷 DB（4週間～）

表皮／真皮／脂肪

表1 臨床症状からみた熱傷の深達度

深達度	症状	疼痛
Ⅰ度	発赤	あり
SDB	水疱形成、水疱の奥の真皮が赤い	強い
DDB	水疱形成、水疱の奥の真皮が白い	やや弱い
Ⅲ度	羊皮紙様、炭化、容易な抜毛	ない

dermal burn：DDB）がある。同じ真皮層までの熱傷であるが、処置方法や臨床像、予後が大きく異なるので、両者の鑑別が重要である。SDBは疼痛が強く、水疱が形成され、水疱底の真皮層が赤くみえる。通常、1～2週間で治癒し瘢痕は残さないことが多い。DDBは、水疱があるが、水疱底の真皮層は白くみえる。治癒には通常3～4週間かかり、肥厚性瘢痕や瘢痕拘縮になることが多い。

Ⅲ度熱傷は皮膚全層熱傷（deep burn：DB）である。皮膚全層の壊死であり疼痛はほとんどなく、羊皮紙様であったり、完全に炭化している場合もある。抜毛が疼痛なく容易に行える。治癒には植皮手術が必要である。

熱傷のアセスメント

1. 深達度のアセスメント（表1）

深達度のアセスメントは、熱傷面積とかけ合わせて予後や入院適応などと関連するので、迅速に、かつ正確に行う必要がある。深達度は臨床所見から判断するが、SDBとDDBの鑑別はしばしば困難なことがある。ことに受傷直後では困難な場合があるので、24～48時間程度で再評価することをルーチンにしている施設も多い。最近では、レーザードプラ血流計やビデオマイクロスコープの有用性が示されているが、どの施設でも利用できるものではない。

2. 予後因子

熱傷面積（全体表面積に対するパーセンテージ：%TBSA）は、予後推定因子として基本である。このほか、年齢、気道熱傷の有無、Ⅲ度熱傷の面積、熱傷予後指数（prognostic burn index：

PBI)、burn index、自殺企図かどうかなどが予後因子として推奨されている。

burn indexは、「Ⅱ度熱傷の面積（%）×1/2＋Ⅲ度熱傷面積」で示され、10〜15以上を重症としている。年齢にburn indexを足したPBIは成人の予後指標となり、70以下は生存の可能性が高いが、100以上は予後不良である。

3．熱傷面積の測定方法（図3）[1,2]

熱傷面積の推定は9の法則、5の法則、LundとBrowderの法則が古くから使われており、標準的なものとなっている。また、本人の手掌と全指腹部の面積で1%の熱傷面積とするもので、局所的な推定方法として用いられる。

4．熱傷を扱う施設の選定

重症度分類と相関するが、Artzの基準が古くから用いられてきた。外来での治療が可能な場合から一般病院での入院加療が必要なもの、熱傷専門施設での加療が必要な重症熱傷に分類するものである。

5．特殊な部位の熱傷

- **気道熱傷**：口腔内や咽頭内のすすの付着や嗄声、ラ音聴取などからその存在を疑い、気管支ファイバー検査による診断が確定診断になる。
- **顔面熱傷**：眼瞼部のⅢ度熱傷は大きな機能障害を生じることがある。
- **陰部熱傷**：感染の恐れが高くなるので注意する。
- **関節部**：熱傷瘢痕拘縮により機能障害を生じる。

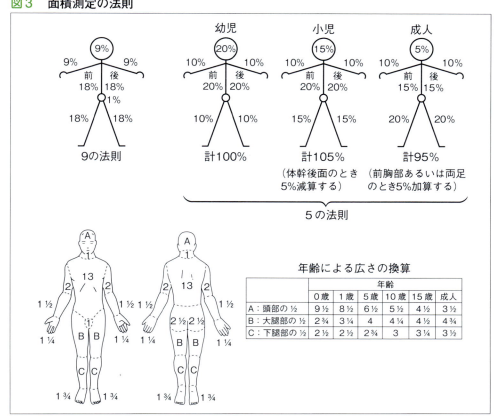

図3　面積測定の法則

- 手足のⅢ度熱傷：コンパートメント症候群を生じやすく、DDBであっても熱傷瘢痕拘縮から大きな機能障害を生じることがある。特に手は、のちのADLに大きくかかわる部分であり、可能な限り早期に手術を行う。
- 前頸部熱傷：気道熱傷がある場合には、のちに気管切開となることが多いため早めに評価し、必要に応じて植皮手術を行っておくほうがよい。

熱傷局所治療法とスキンケア

1. 初期治療

1）冷却について

受傷後2分以内に冷却をはじめると、浮腫の軽減につながるといわれている。冷却の時間は15〜20分程度とされている。保冷剤や氷などを直接患部に当てるのではなく、水をたらいに溜めて冷やしたり、タオルを濡らして患部に当て、温まったら交換するなどの方法をとる。熱傷面積が10%を超える場合は低体温症に注意する。

2）水泡の処理について

水泡は、熱によって真皮から剥がれた表皮の下面に滲出液が溜まって形成される。水泡の処理は議論あるところであるが、薄い水泡で荷重部位などにある場合、破れそうな水泡は針で穿刺しておく。ある程度水泡が厚く、破れそうにない場合にはそのままにする。水泡を穿刺した後の水疱膜はそのまま広げてかぶせ、シリコーン加工したガーゼや非固着性のドレッシング材を貼付する。

2. 熱傷局所治療法とスキンケア

1）Ⅰ度熱傷

疼痛が強いため、冷却とステロイド含有ローションなどを塗布する。軟膏や被覆材によるカバーは通常不要である。

2）Ⅱ度熱傷

湿潤環境を維持して創傷治癒促進効果を目的とする場合と、感染症対策を目的とする場合がある。湿潤環境を維持する目的ではワセリン軟膏基剤やドレッシング材を基本とする。軟膏の種類は広さや深さの状況に応じて選択する。ドレッシング材は、滲出液の量に応じて選択されるが、銀含有ドレッシング材を用いてもよい。

具体的な軟膏やドレッシング材の選択は施設によって異なり、日本熱傷学会による診療ガイドラインでも推奨度の決定に苦労したと述べられている。特に軟膏に関しては、初期熱傷創から有用なのか熱傷潰瘍から有用なのかが判然としない場合が多く、また文献自体も古いことから、細菌感受性データも現在に適応するには問題が多いとの記述がある。ドレッシング材については、多くは海外の文献であり、対象としてⅡ度熱傷には推奨されないスルファジアジン銀が用いられていることが多く、さらにわが国で用いられていない高濃度銀を含有する不織布が対象となっていることなどがある。

bFGF製剤（フィブラスト®スプレー）を受傷後早期から使用した場合の有用性が報告されているが、保険適用上は熱傷潰瘍が適応であるので、使用に際しては注意が必要である[1]。なお、いわゆるラップ療法に関しては、感染惹起の報告があるため、注意を要することが熱傷学会誌に掲載されている[4]。

3）Ⅲ度熱傷

デブリードマンと植皮手術が原則となるが、広範囲熱傷の場合、一度には施行できない場合も多く、待機時期の感染予防が必要となる。その場合にはドレッシング材ではなく、軟膏処置が中心となる。日本熱傷学会の診療ガイドラインでは、スルファジアジン銀クリーム（ゲーベン®クリーム）の使用が推奨されている。クリーム塗布後、非固

着性ガーゼを貼付する。ゲーベン®クリームは、白血球減少を生じることがあるので注意する。小範囲のⅢ度熱傷では、壊死組織を除去する目的でソルコセリル®軟膏やブロメライン軟膏を使用してもよい（図4）。

4）水治療（バーンバス）について[1,2]

入浴による水治療（バーンバス）は、施行後のメチシリン耐性黄色ブドウ球菌（Methicillin-resistant *Staphylococcus aureus*：MRSA）、多剤耐性緑膿菌、アシネトバクター、カンジダなどの敗血症が発生するとして熱傷早期には推奨されていない。もし行う場合は、定期的な培養検査、使用前の消毒殺菌などほかの患者との交叉感染を予防する。壊死組織の除去を目的として、熱傷ベッド上での洗浄ボトルなどを使用した水治療は標準的によく行われる。

5）処置時の注意[3]

洗浄と創部処置においては、十分な除痛を行う必要があり、処置前に鎮痛薬を投与する。また、患者の体温を下げないようマンパワーを集約して手早く効率的に処置する必要がある。あらかじめ必要な物品を整えておき、処置室の温度を上げておくことも必要である。当然のことであるが、ガウンテクニックや手指消毒なども徹底する。広範囲熱傷では、背部や殿部の熱傷創や採皮創を保護する目的で、ベッドの温度設定が可能なエアーフローティングベッドを使用する。会陰部や殿部、大腿部の熱傷では排便管理チューブの有用性が報告されている。

3．外科的手術手技の概要と術後ケア

1）減張切開（焼痂切開、図5）

毛細血管の透過性は受傷後24時間をピークに亢進し、組織間に血漿が漏出し浮腫を生じる。Ⅲ度熱傷で生じる焼痂は硬いため、四肢では末梢部が絞扼され虚血に陥る。また、体幹の全周性深達性

図4　足部のDDBからDBへのブロメライン軟膏塗布と非固着性ガーゼでの被覆

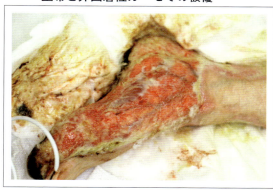

図5　減張切開（焼痂切開）体幹部Ⅲ度熱傷

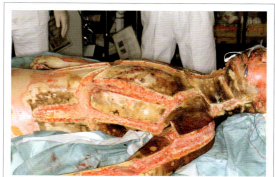

換気のために筋膜まで切開する。

熱傷では呼吸運動障害を生じ、1回換気量が減少する場合がある。診断がつき次第、減張切開を行う。四肢では長軸方向に一致した切開を行い、確実にコンパートメントを開放する。胸郭の減張切開は両側の前腋窩線に沿って肋骨弓まで切離する。不十分であれば腋窩から鎖骨中線まで切開し、さらに正中切開ならびに肋骨弓の横切開を加える。深さは脂肪層まで完全に切離するが、切開の層が適切であると自然に切開部が広がり、浮腫液の漏出が認められる。後出血で苦労することがあるため、アルギン酸塩ドレッシングやトロンビンなどを使用し、創部は乾燥から防ぐように湿潤環境に保つ。

2）壊死組織除去

熱傷の壊死組織は異物であり、感染の温床にな

るため可及的すみやかに除去する。超早期手術（24時間以内）を行って良好な成績を挙げている施設もあるが、通常は循環動態が落ち着いた24時間後から3〜4日以内に行う施設が多い。具体的な壊死組織除去方法は接線切除（tangential excision）と筋膜上切除の2つに分けられる。最近では、水圧式ナイフの有用性が示されている[1]。

①接線切除（tangential excision）

接線切除は、主にDDBを対象として壊死部分を接線方向に切除し、境界面まで切除した後植皮手術を行う方法である。壊死組織の下の真皮や皮下組織の一部が残せるため、変形を最小限にして治癒することができる。フリーハンドトーム、採皮刀、電動デルマトームなどが用いられるが、簡便カミソリでも可能である。この手技は、凝固帯を切除することでうっ血帯が壊死に陥ることを防止する意味がある。深さ判定は、斑点状の出血が切除面に一様にみられるところとする。まだら状に壊死組織が残る場合には、その部分だけ追加切除を行う。切除後は、出血量を減少させるため、10万倍のボスミン®生食水ガーゼを創面に当て出血をコントロールする。それでもかなりの出血量となるため輸血は用意し、1回の手術時の総面積（body surface area：BSA）は20%以下にすべきであるという意見が多い。機能温存が必須な手背部などがよい適応となる。

②全層切除術・筋膜上切除

壊死した皮膚全層を切除する方法である。一方、筋膜上切除は健常な脂肪組織を含めて筋膜上で切除する方法である。筋膜上切除は手技としては簡便で、壊死組織をコッヘルで把持し強く牽引しながら筋膜上で剥離する。四肢では皮下のリンパ管を切除するために病巣より末梢部での浮腫が生じやすい。

③植皮手術（図6）

植皮手術は、関節面や顔面など拘縮を生じさせたくない部位では全層植皮を選択し、広範囲の熱傷では分層植皮か網状植皮が選択される。広範囲熱傷では早期手術を施行時に同種皮膚移植が推奨

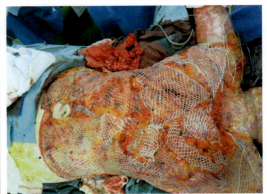

図6　植皮手術

前頸部は気管切開のために自家植皮をパッチグラフトで行い、そのほかの部位はスキンバンクからのアログラフトで被覆する。

されている。

自家培養皮膚移植では広範囲のⅢ度熱傷に適応があるが、あらかじめ創面の良好な肉芽形成を待ってから施行すると生着率が向上する。

3）術後ケア

広範囲熱傷で主に用いられる網状植皮やパッチ状植皮の場合は上皮化していない部分が当然あり、湿潤環境の維持と感染管理が重要である。一度生着しても植皮後の皮膚は脆弱であり、表面の感染によって容易に脱落する。

抗菌作用をもつ軟膏やドレッシング材が使用されることが多い。背部などへの植皮創の保護のため、エアーフローティングベッドを用いることも多い。また、採皮部は再度採皮ドナー部位として利用することが多いため、採皮部の管理も重要である。通常はドレッシング材が用いられるが、感染兆候が出てきた場合には抗菌薬含有の軟膏やドレッシング材を使用する（図7）。

なお、気道熱傷を伴う場合は人工呼吸管理が行われるが、顔面も熱傷があるため、気管チューブの管理は医療関連機器圧迫創傷（Medical Device Related Pressure Ulcer：MDRPU）を発生しないよう注意する（図8）。

図7 感染によって脱落した部分に植皮手術を施行し、その後抗菌薬含有ドレッシング材を貼付

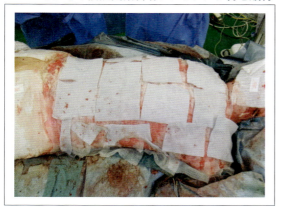

図8 送管チューブの固定、口角部分に保護用のフォーム材ドレッシングを使用

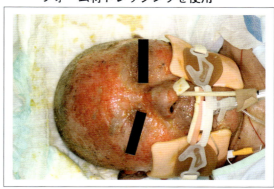

看護師に注意して行ってほしいスキンケア

① 気道熱傷の場合には顔面も熱傷を負っている場合が多いので、気管チューブの固定は専用器具を用いるが、皮膚に接する部分にもフォームやクッション性のある素材を用い、口腔内も口唇や舌等にチューブが当たらないよう、フォーム材などを用いて予防する。

② 熱傷を負っていない皮膚は重要な採皮部位になる。会陰部に近い鼠径部などは過度の湿潤から皮膚炎にならないよう、皮膚を健康な状態に保つ必要がある。また、一度採皮した部分から2回目の採皮が可能となる。その意味からも、採皮創の観察にも注意したい点である。

③ 熱傷創の管理は深度によって大きく異なるため、その診断に応じて使用する軟膏やドレッシング材が異なる。熱傷創では深度の異なる熱傷創が混在することもまれではない。救命センターなどの施設では、医療スタッフが交代性で関与することが多くなるが、シフト間でのスムーズな情報伝達やパス等を活用することが重要である。また、熱傷創の感染が発生すると、菌の外毒素や菌血症によるサイトカインによって植皮創や正常皮膚にも障害が生じる。感染予防・治療には局所治療と全身的な抗菌薬の投与が必須となる。局所処置に関しては、ユニバーサルプレコーションを徹底し、患者の苦痛を最小限とするよう短時間で最大の効果が得られるよう、準備からマンパワーの配置、手順の確認が重要である。

④ 全身熱傷ではその管理上、中心静脈を長期留置することが多い。中心静脈穿刺部位の管理も重要である。

引用文献
1. 日本熱傷学会学術委員会：熱傷診療ガイドライン 改訂第2版．日本熱傷学会，東京，2015．
2. 日本皮膚科学会 創傷熱傷ガイドライン策定委員会編：創傷・熱傷ガイドライン．金原出版，東京，2012．
3. 田中秀子，志村知子：病態生理とケアの実際から学ぶ皮膚・排泄ケア最前線（第20回）熱傷ケアの実際．ナーシング・トゥデイ 2009；24（13）：12-15．
4. 安田浩，迎伸彦，仲沢弘明，他：熱傷局所治療に非医療材料を用いるいわゆる「ラップ療法」の実態調査．熱傷 2012；38（5）：285-292．

索引

和文

あ

- アームウォーマー⋯⋯⋯⋯⋯⋯43
- アームカバー⋯⋯⋯⋯⋯⋯⋯43
- アームサポート⋯⋯⋯⋯⋯214
- 亜鉛⋯⋯⋯⋯⋯⋯⋯⋯172, 174
- 亜鉛華デンプン⋯⋯⋯⋯⋯145
- 亜鉛華軟膏⋯⋯⋯⋯⋯⋯⋯242
- 亜鉛欠乏症⋯⋯⋯⋯⋯⋯⋯172
- 亜急性痒疹⋯⋯⋯⋯⋯⋯⋯⋯71
- アキレス腱反射⋯⋯⋯⋯⋯113
- 悪性リンパ腫⋯⋯⋯⋯⋯⋯149
- アクネ菌⋯⋯⋯⋯⋯⋯⋯⋯⋯80
- アシネトバクター⋯⋯⋯⋯301
- 足の観察⋯⋯⋯⋯⋯⋯⋯⋯279
- 足病⋯⋯⋯⋯⋯⋯⋯⋯⋯⋯269
- アシルセラミド⋯⋯⋯⋯⋯173
- アスコルビン酸⋯⋯172, 173, 176
- アダパレン⋯⋯⋯⋯⋯⋯⋯⋯81
- 圧切り替え型マットレス⋯212
- 圧痕性浮腫⋯⋯⋯⋯⋯⋯⋯⋯58
- 圧迫療法⋯⋯⋯⋯⋯⋯160, 278
- アトピー性皮膚炎⋯⋯⋯⋯⋯80
- アドレナリン支配⋯⋯⋯⋯⋯8
- アナフィラキシーショック⋯73
- アポクリン汗腺⋯⋯⋯⋯⋯⋯8
- アミノ酸⋯⋯⋯⋯⋯⋯⋯6, 36
- アラニン⋯⋯⋯⋯⋯⋯⋯⋯⋯6
- アルギナーゼ⋯⋯⋯⋯⋯⋯173
- アルギニン⋯⋯⋯⋯⋯172, 176
- アルギン酸ナトリウム⋯⋯⋯90
- アルブミン⋯⋯⋯⋯⋯⋯⋯172
- アレルギー性接触皮膚炎⋯⋯70
- 泡洗浄⋯⋯⋯⋯⋯⋯⋯⋯⋯⋯45
- アンモニア臭⋯⋯⋯⋯⋯⋯234
- アンモニア濃度⋯⋯⋯⋯⋯234

い

- 萎縮⋯⋯⋯⋯⋯⋯⋯⋯⋯⋯⋯21
- 移植片対宿主病⋯⋯⋯⋯⋯149
- 痛み⋯⋯⋯⋯⋯⋯⋯⋯⋯⋯146
- Ⅰ型アレルギー⋯⋯⋯⋯⋯⋯74
- 一次刺激性接触皮膚炎⋯⋯⋯70
- 一次止血⋯⋯⋯⋯⋯⋯⋯⋯⋯51
- 一酸化窒素⋯⋯⋯⋯⋯⋯⋯173
- 一酸化窒素合成酵素⋯⋯⋯173
- 溢流性尿失禁⋯⋯⋯⋯⋯⋯235
- イベルメクチン⋯⋯⋯⋯⋯⋯83
- イミダゾール系薬剤⋯⋯⋯⋯78
- 医療関連機器圧迫創傷
  ⋯⋯⋯⋯⋯⋯12, 157, 159, 280
- 医療用弾性ストッキング⋯281
- 医療用テープ⋯⋯⋯⋯⋯⋯103
- 医療用粘着テープ⋯⋯⋯⋯162
- 医療用粘着テープ貼付部位⋯157
- 医療用リストバンド⋯⋯⋯223
- インソール⋯⋯⋯⋯⋯⋯⋯117
- インターフェイス⋯⋯⋯⋯⋯2
- インターフェロン⋯⋯⋯⋯193
- インターロイキン(IL)-8⋯⋯⋯8
- 陰嚢水腫⋯⋯⋯⋯⋯⋯⋯⋯⋯61
- インボルクリン⋯⋯⋯⋯⋯⋯6

う

- ウイルス感染症⋯⋯⋯⋯⋯197
- ウェットタオル⋯⋯⋯⋯⋯277
- ウェルビーイング⋯⋯⋯⋯218
- うっ血帯⋯⋯⋯⋯⋯⋯⋯⋯297
- ウロカニン酸⋯⋯⋯⋯⋯⋯⋯6
- ウロストミーパウチ⋯⋯⋯170
- ウロビリノーゲン⋯⋯⋯⋯⋯64
- ウロビリン⋯⋯⋯⋯⋯⋯⋯⋯64

え

- 栄養管理⋯⋯⋯⋯⋯⋯⋯⋯221
- 栄養障害型⋯⋯⋯⋯⋯⋯⋯⋯87
- 液晶構造⋯⋯⋯⋯⋯⋯⋯⋯⋯6
- 液性免疫⋯⋯⋯⋯⋯⋯193, 194
- エクリン汗腺⋯⋯⋯⋯⋯⋯⋯8
- 壊死⋯⋯⋯⋯⋯⋯⋯⋯⋯⋯297
- 壊死組織除去⋯⋯⋯⋯⋯⋯301
- 壊疽⋯⋯⋯⋯⋯⋯⋯⋯⋯⋯269
- 壊疽性膿皮症⋯⋯⋯⋯⋯⋯⋯16
- エピネフリン⋯⋯⋯⋯⋯⋯⋯75
- エフィナコナゾール⋯⋯⋯⋯78
- エモリエント効果⋯⋯⋯24, 101
- エモリエント剤⋯⋯⋯⋯⋯⋯24
- エラスチン⋯⋯⋯⋯⋯⋯⋯⋯95
- 遠位部爪甲下爪白癬⋯⋯⋯270
- 炎症細胞⋯⋯⋯⋯⋯⋯⋯⋯⋯8
- 炎症性角化症⋯⋯⋯⋯⋯⋯⋯46
- 遠心性環状紅斑⋯⋯⋯⋯⋯⋯16
- エンテロトキシン⋯⋯⋯⋯197
- エンドオブライフ⋯⋯⋯⋯180

お

- 黄色ブドウ球菌⋯⋯⋯⋯⋯195
- 黄色ワセリン⋯⋯⋯⋯⋯⋯⋯91
- 黄疸⋯⋯⋯⋯⋯⋯⋯⋯⋯⋯⋯64
- 押さえ拭き⋯⋯⋯⋯37, 38, 106
- オピオイドペプチド⋯⋯⋯⋯31
- オピオイドμ受容体⋯⋯⋯122
- おむつかぶれ⋯⋯⋯⋯⋯⋯231
- おむつ皮膚炎⋯⋯⋯⋯⋯⋯231
- オルニチン⋯⋯⋯⋯⋯⋯⋯⋯6
- オレイン酸エステル⋯⋯⋯173
- 音叉検査⋯⋯⋯⋯⋯⋯⋯⋯113
- 温痛覚⋯⋯⋯⋯⋯⋯⋯⋯⋯⋯8
- 温度調節機能⋯⋯⋯⋯⋯⋯⋯2

か

- ガーゼ交換⋯⋯⋯⋯⋯⋯⋯296
- 外肛門括約筋⋯⋯⋯⋯⋯⋯238
- 外傷⋯⋯⋯⋯⋯⋯⋯⋯⋯⋯161
- 疥癬⋯⋯⋯⋯⋯⋯⋯⋯⋯⋯⋯83
- 疥癬虫⋯⋯⋯⋯⋯⋯⋯⋯⋯⋯84
- 疥癬トンネル⋯⋯⋯⋯⋯⋯⋯83
- 外反母趾⋯⋯⋯⋯⋯⋯112, 274
- 解剖生理⋯⋯⋯⋯⋯⋯⋯⋯⋯4
- 界面活性剤⋯⋯⋯⋯⋯⋯23, 90
- 潰瘍⋯⋯⋯⋯⋯⋯⋯⋯⋯⋯⋯20
- 潰瘍・組織増大⋯⋯⋯⋯⋯246
- 外用薬⋯⋯⋯⋯⋯⋯⋯⋯⋯⋯89
- 外用療法⋯⋯⋯⋯⋯⋯⋯⋯⋯89
- 外力低減ケア⋯⋯⋯⋯⋯⋯284
- 外力発生要因⋯⋯⋯⋯⋯⋯220
- 外力保護ケア⋯⋯⋯⋯⋯⋯223
- 外瘻⋯⋯⋯⋯⋯⋯⋯⋯⋯⋯166
- 火炎熱傷⋯⋯⋯⋯⋯⋯⋯⋯297
- 過角化⋯⋯⋯⋯⋯⋯⋯⋯⋯⋯46
- 化学的刺激⋯⋯⋯⋯131, 167, 244
- 化学的バリア⋯⋯⋯⋯⋯⋯⋯36
- 角化型疥癬⋯⋯⋯⋯⋯⋯⋯⋯84
- 角化症⋯⋯⋯⋯⋯⋯⋯⋯⋯277
- 角質ケア用ブラシ⋯⋯⋯⋯⋯49
- 角質細胞間脂質⋯⋯⋯⋯⋯⋯95
- 角質水分量⋯⋯⋯⋯⋯⋯⋯232
- 角質増殖⋯⋯⋯⋯⋯⋯⋯⋯⋯46
- 角質増殖型⋯⋯⋯⋯⋯⋯⋯270
- 角層⋯⋯⋯⋯⋯⋯⋯⋯⋯⋯5, 6
- 角層細胞間脂質⋯⋯⋯⋯⋯⋯6
- 角層保湿機能⋯⋯⋯⋯⋯⋯⋯6
- 過酸化ベンゾイル外用薬⋯⋯81

加湿効果	90
過剰肉芽	244
仮性菌糸	76
下腿(足)潰瘍	269
活性化部分トロンボプラスチン時間	52
活性化マクロファージ	194
カテコラミン	159
カテリシジン	12
痂皮	20, 83
痂皮性膿痂疹	80
下部尿路機能	235
かぶれ	69
カポジ水痘様発疹症	197
かゆみ	31, 231
かゆみ受容体	31
かゆみ止め	90, 91
かゆみメディエーター	122
顆粒層	5, 6
軽石	277
カルシフィラキシス	182
加齢	40
簡易栄養状態評価表	223
がん化学療法	125
汗管	8
環境ケア・要因	210
間欠的空気圧迫装置	281
汗孔	4
肝細胞性黄疸	65
カンジダ	76, 301
カンジダ症	113
カンジダ皮膚炎	167
間質液	58, 62
間質液膠質浸透圧	58
患者・家族教育	223, 284
患者指導	29
肝障害	13
環状紅斑	77
緩衝作用	2, 23
間接ビリルビン	64
汗腺	7
乾癬	46
乾癬型	15
感染	98, 167
感染予防	55, 106, 179
乾燥	26, 96, 178, 220, 277
乾燥性の病変	92
乾燥予防	55
陥入爪	118, 274
乾皮症	22
緩和ケア	181
緩和的スキンケア	183

き

機械的刺激	48, 167
気管切開孔	164
機器要因	284
基剤	89
起座位	181
義肢装具士	117
偽上皮腫性肥厚	47, 167, 244
喫食率	221
基底細胞	5
基底層	5
基底板	7
気道確保	75
機能性尿失禁	235
揮発性物質	142
ギプス・シーネ	281
客観的データ栄養評価	173
吸収作用	8
丘疹	19, 72, 151
急性GVHD	149
急性湿疹	71
急性蕁麻疹	73
急性痒疹	71
救命	156
仰臥位	181, 203
凝固因子	52
凝固帯	297
局所循環障害	41
局所性浮腫	60
局所療法	28
虚血	271
魚鱗癬	46
魚鱗癬様	123
キラーT細胞	194
亀裂	21, 277
銀含有フォームドレッシング材	145
菌血症	303
金属アレルギー	70
筋膜上切除	302
緊満性水疱	86, 87

く

靴(選択)	117
クッシング症候群	89
くも状血管腫	66
クリーム	24, 84, 89
クリティカルケア・救急領域	156
クリティカルコロナイゼーション	183
クリンダマイシン	145
車椅子環境	223
クロウトゥ	112, 274
クロタミトン	101
クロタミトン・ヒドロコルチゾン	84

け

鶏眼	46, 277
経表皮水分喪失量	28, 96, 232
係留線維	7
外科的デブリードマン	82, 92
血液循環動態	181
血液透析	31
血管内膠質浸透圧	58
血管内静水圧	58
血管漏出	73
血漿交換療法	88
血清アルブミン値	221
結節	19
血糖コントロール	116
血疱	86
血流循環促進	62
ケラトヒアリン顆粒	6
下痢	238
ゲル	92
限局性皮膚掻痒症	33
健康サンダル	50
顕性黄疸	64
懸濁性基剤	90, 92
減張切開	301
原発疹	18
原発性(一次性)リンパ浮腫	290

こ

抗ウイルス作用	193
好塩基性タンパク	6
高級脂肪酸エステル	91
抗菌ペプチド	11, 12, 36
口腔粘膜	68
後脛骨動脈	116
抗原侵入	74
膠原線維	7, 40, 218
膠原病	17
抗原レセプター	193
紅色丘疹	83
抗真菌薬	277
合成洗剤	23
抗生物質の大量投与	82
光線過敏型	15
抗体産生	74
甲高足	112
好中球	8
後天性(続発性)免疫不全症	195
後天性表皮水疱症	86
光熱刺激	4
紅斑	18, 86, 246
紅皮症	21
抗ヒスタミン薬	72
肛門周囲皮膚炎	108

肛門掻痒症 …… 33	色素変化 …… 121	静脈性浮腫 …… 61
高齢者 …… 94	シグナル伝達分子 …… 7	静脈不全 …… 272
コールドクリーム …… 90	止血機構 …… 51	静脈瘤 …… 272
呼気吸気変換方式経鼻的持続陽圧呼吸法 …… 108	自己免疫性リウマチ性疾患 …… 17	掌紋 …… 4
呼吸困難感 …… 181	自殺企図 …… 299	褥瘡 …… 100, 159, 202
黒色表皮腫 …… 16	自重関連褥瘡 …… 12, 281	褥瘡好発部位 …… 202
個体要因 …… 210, 220, 284	脂腺 …… 8	褥瘡発生リスクアセスメント …… 210
固定薬疹型 …… 14	自然保湿因子 …… 6	褥瘡予防ケア …… 212
古典的外用薬 …… 91	自然免疫 …… 193	植皮手術 …… 298, 300, 302
粉状皮膚保護剤 …… 168, 242	刺痛 …… 231	植皮創 …… 303
コラーゲン …… 95, 105, 172, 293	失禁 …… 103	食物依存性運動誘発アナフィラキシー …… 75
コレステロール …… 8	失禁関連皮膚炎 …… 39, 231	触覚 …… 8
コロイド溶液 …… 92	湿疹 …… 28, 69	シリコーン製粘着剤フィルム …… 163
混在型 …… 142	湿疹三角形 …… 69	シリコーンテープ …… 38
混濁 …… 270	湿疹性病変 …… 123	真菌 …… 194
コンパートメント症候群 …… 300	紫斑 …… 18, 42, 51, 83, 220	真菌感染 …… 103
コンベックスフランジ …… 169	紫斑型 …… 14	真菌感染症 …… 192, 197
コンベックスリング …… 169	脂肪酸カリウム …… 23	真菌症 …… 76
	脂肪酸ナトリウム …… 23	真菌培養 …… 78
さ	脂肪製剤 …… 178	神経ペプチド …… 31
サーモグラフィ …… 274	脂肪様分泌物 …… 91	深在型爪甲下爪白癬 …… 271
座位 …… 203	指紋 …… 4	深在性真菌感染症 …… 76
細菌感染症 …… 191, 195	弱圧 …… 160	深在性皮膚細菌感染症 …… 80
再生不良性貧血 …… 149	灼熱感 …… 231	滲出液 …… 183
サイトカイン …… 303	シャルコー関節 …… 112, 274	滲出性紅斑 …… 18, 168
サイトメガロウイルス …… 198	充実性丘疹 …… 69	腎障害 …… 13
サイトメガロウイルス感染症 …… 198	自由神経終末 …… 8	尋常性痤瘡 …… 81
採皮創 …… 301	自由水 …… 11	尋常性ざ瘡 …… 188
細胞外液 …… 58	重層療法 …… 72, 81	尋常性天疱瘡 …… 87
細胞間橋 …… 5	柔軟剤 …… 241	尋常性疣贅 …… 198
細胞障害性T細胞 …… 194	シューフィッター …… 117	親水性ポリマー …… 245
細胞性免疫 …… 193, 194	周辺体 …… 6	深達性Ⅱ度熱傷 …… 297
細胞内液 …… 58	終末小体 …… 8	深達度 …… 298
細胞内寄生菌 …… 194	主観的包括的栄養評価 …… 173, 221	振動覚検査 …… 113
細胞膜 …… 7	手掌 …… 4	浸軟 …… 36, 98, 232
痤瘡 …… 21	手掌赤斑 …… 66	シンバイオティクス …… 179
殺菌作用 …… 232	出血 …… 67	真皮 …… 5, 7, 81
殺細胞性抗がん剤 …… 125	出血傾向 …… 51	真皮水分量 …… 232
サブスタンスP …… 31	出血傾向診断 …… 54	蕁麻疹 …… 73
酸化亜鉛 …… 140	術後患者 …… 165	
サンスクリーン剤塗布 …… 24	腫瘍 …… 19	**す**
サンスクリーン …… 25	腫瘤 …… 19	水圧式ナイフ …… 302
産生作用 …… 8	漿液性丘疹 …… 19, 69, 83	随意筋 …… 238
	焼痂切開 …… 301	水中油型 …… 90
し	止痒効果 …… 101	水治療 …… 301
紫外線障害 …… 96	症候性掻痒 …… 31	水痘帯状疱疹ウイルス …… 197
紫外線曝露 …… 131	症状コントロール …… 185	水分蒸発量 …… 29
自壊創 …… 142, 181	小水疱 …… 19, 83	水分除去 …… 4
趾間型 …… 270	小水疱型 …… 270	水分喪失 …… 36
弛緩性水疱 …… 87	掌蹠角化症 …… 46	水分喪失量 …… 97
色素沈着 …… 8, 10, 19, 72, 121	掌蹠膿疱症 …… 46	水疱 …… 19, 220, 246, 293
色素斑 …… 19, 96	小膿疱 …… 83	水疱型 …… 15
	静脈性潰瘍 …… 269	

水疱形成	150
水疱性疾患	205
水疱性膿痂疹	80
水疱性類天疱瘡	86
水溶性基剤	90
水溶性軟膏	91
水様便	106, 234
スキンケア	223, 284
スキン-テア	2, 68, 99, 157, 159, 178, 218
スキントラブル好発部位	157
ステアリルアルコール	92
スティーブンス・ジョンソン症候群	13
ステルコビリノーゲン	64
ステルコビリン	64
ステロイド	186
ステロイド外用薬	28, 140
ステロイドざ瘡	188, 191
ステロイド紫斑	40
ステロイド酒さ	188
ステロイド線条	188
ステロイド軟膏	132
ステロイドパルス療法	88
ステロイド薬	40
ストーマ周囲皮膚障害	244
ストーマ用粉状皮膚保護剤	108
ストーマ用パウチ	238
スナッグル	107
スフィンゴ塩基	7
スフィンゴ脂質	7
スポロトリコーシス	77
スポンジブラシ	68
スルファジアジン銀	140
スルファジアジン銀クリーム	300

せ

清潔ケア	45
清潔指導	78
清潔保持	55
生理的要因	10
生理的老化	94
セツキシマブ	132
石けん	23
接合部型	87
接触皮膚炎	69, 70
接線照射	135
接線切除	302
切迫性尿失禁	235
切迫性便失禁	237
セフェム系抗生物質	82
セラミド	95
セラミド2	7
線維素溶解能	52
洗浄	3, 23, 81
全身管理	284
全身性紅皮症	150
全身性浮腫	60
全身療法	28
全爪型爪白癬	271
全層切除術	302
選択的オピオイドκ受容体作動薬	34
浅達性Ⅱ度熱傷	297
剪断力	231
先天性(原発性)免疫不全症	195
先天性表皮水疱症	86, 87
線溶	53
線溶能	52

そ

爪下角質増殖	270
挿管チューブ	163
早期産	106
爪甲剥離	274
創傷治癒促進作用	91
創傷被覆材	228
増殖型	142
創の評価	205
掻破痕	28, 42
掻破反射	31
掻破欲	31
層板顆粒	7
象皮症	294
瘙痒	8, 69
掻痒	31, 67, 97, 101, 121
掻痒感	27
側臥位	203
足関節上腕血圧比	271, 292
即時型アレルギー	74
足趾上腕血圧比	271
足底	4
足底角化症	47
足背動脈	116
足白癬	76, 270, 278
続発疹	18, 20
続発性(二次性)リンパ浮腫	290
足浴	118
阻血性障害	100
疎水性基剤	90
疎水性ポリマー	245
ソフトシリコーン粘着剤	43

た

ダーモスコピー	83
ターンオーバー	94
ターンオーバー時間	5
体圧分散寝具	212
体位変換	212
体位保持用品	107
体温調節作用	7
体温調節中枢	7
体質性黄疸	65
体重減少率	221
帯状疱疹	21, 197
苔癬化	21
タイトジャンクション	6
多汗	216
多形紅斑型	14
多形慢性痒疹	71
多剤耐性緑膿菌	301
多臓器不全	82
脱色素斑	19
打撲	205
多様性	69
炭化水素ゲル基剤	91
炭酸浴	118
単純型	87
単純ヘルペスウイルス	197
弾性ストッキング	278
弾性線維	40, 95
弾性包帯	278
丹毒	80
タンパク質・エネルギー低栄養状態	172

ち

遅延型アレルギー	71
遅延型アレルギー反応	37
知覚作用	8
知覚神経終末	7
中止困難	284
虫刺症	77
中枢性掻痒	122
中毒疹	13
中毒性表皮壊死症	13
中毒性表皮壊死症型	14
チューブ・ドレーン	162
腸管毒素	195
腸管吻合部縫合不全	170
腸性肢端皮膚炎	174
直接ビリルビン	64
ちりめん皺	40

つ

爪切り	279
爪の整容	123
爪白癬	76, 118, 270, 274, 278

て

- 手足症候群 126, 132
- 低アルブミン血症 58
- 低栄養状態 172
- 低出生体重児 105, 174
- 泥状便 98
- ティッシュペーパー様 220
- ディフェンシン 12
- 手湿疹 69
- デスモグレイン1 87
- デスモグレイン3 87
- テトラサイクリンとニコチン酸アミド併用療法 88
- デブリードマン 300
- デルマドローム 15
- 点状痂皮 28
- 点状出血 42, 51
- 点状状態 69
- 伝染性軟属腫 198
- 伝染性膿痂疹 80, 81, 197
- 天然保湿因子 6, 95
- 癜風 77

と

- 同種造血幹細胞移植 149
- 同種皮膚移植 302
- 透析後ナトリウム 122
- 透析掻痒症 121
- 透析前補正Ca 122
- 透析療法 121
- 東大式・便失禁ケアアルゴリズム 238
- 疼痛 152, 231
- 疼痛コントロール 152
- 糖尿病 17, 110
- 糖尿病性足病変 110, 112
- 糖尿病性潰瘍 269
- 糖尿病性下肢潰瘍 112
- 動脈性潰瘍 269
- 透明帯 7
- 毒素性ショック症候群毒素-1 197
- とびひ 80
- ドライスキン 6, 26, 27, 61, 80, 111, 178
- ドラッグデリバリーシステム 89
- ドレッシング材 216
- トロンビン 52

な

- 内肛門括約筋 237
- 内反小趾 112, 274
- 内瘻 166
- ナイロンタオル 277
- ナルフラフィン塩酸塩 34
- 軟膏 24, 89, 90
- 軟膏剤 42
- 難治性皮膚潰瘍 182
- 軟便 234

に

- におい 142, 144
- 肉芽形成 91
- 肉芽形成促進作用 91
- ニコルスキー現象 87
- 二次感染 67
- 二次止血 52
- 日常生活自立度 210
- 日光弾性線維症 11
- 日光曝露 218
- ニューキノロン系 82
- 乳剤性基剤 90, 91
- 乳頭下層 7
- 乳頭腫 22, 294
- 乳頭層 7
- 尿失禁 216, 235
- 尿素 6
- 尿素含有製剤 101
- 尿素分解酵素産生菌 232
- 尿取りパッド 237
- 尿瘻 167
- 妊娠性疱疹 87

ね

- 熱源 297
- 熱傷 297
- 熱傷創 301
- 熱傷面積 298
- 熱傷予後指数 298
- ネット包帯 38
- 練状皮膚保護剤 48
- 粘液水腫 61
- 粘着剥離剤 152

の

- 膿痂疹 21
- 囊腫 19
- 膿疱 19
- 膿疱型 15
- 膿瘍 21
- ノルウェー疥癬 84

は

- バーンバス 301
- ハイアウトプット 166
- 敗血症 176, 301
- 配合剤 89
- ハイドロコロイドドレッシング材 242
- 排尿自立度 235
- 排便管理チューブ 301
- ハウスダスト 74
- パウチング 169
- 破壊型 142
- 白色ワセリン 91
- 白癬 76, 277
- 白癬症 113
- 白斑 18
- 剥離 40
- 剥離刺激 41
- 播種状紅斑丘疹型 14
- パチニ小体 8
- 白血病 149
- パッチテスト 71
- バニシングクリーム 90
- パニツムマブ 132
- 歯ブラシ 68
- パラフィン 90
- バリア機能 3, 4, 135
- バリア作用 7
- 瘢痕 21, 219
- 反射性尿失禁 235
- 斑状出血 51
- 汎発性皮膚搔痒症 31
- ハンマートゥ 112, 274

ひ

- 非圧痕性浮腫 58
- ヒアルロン酸 96
- 非アレルギー性蕁麻疹 73
- ピーリング効果 81
- 非炎症性角化症 46
- 皮下脂肪組織 81
- 皮下出血 51, 54, 205
- 皮下組織 5
- 光老化 11, 96, 218
- 皮丘 4
- 髭剃り 163
- 皮溝 4
- 肥厚 46, 270
- 肥厚爪 276
- 枇糠疹 21
- 枇糠様鱗屑 123
- 非固着性ガーゼ 38, 140
- 皮脂 101
- 皮脂欠乏症 80, 97
- 皮脂欠乏性湿疹 123
- 皮疹 78
- 非侵襲的陽圧換気療法 281
- ヒスタミン 31, 74, 122
- ヒスタミン(H₁)受容体 34

ヒスチジンリッチプロテイン	6	
非ステロイド系消炎鎮痛薬	132	
ビタミンC	172, 173, 176	
ビタミンD_3	8	
ビタミンK	52	
必須脂肪酸	173, 176	
必須脂肪酸欠乏	178	
ビデオマイクロスコープ	298	
ヒトパピローマウイルス	198	
ヒトヒゼンダニ	83	
ヒドロキシプロリン	173	
ヒドロゲル基剤	92	
非薄	40, 67, 99	
皮膚GVHD	150	
皮膚炎	11, 69, 103, 179	
皮膚がん	8	
皮膚乾燥	121	
皮膚筋炎	17	
被覆	4	
皮膚コンディショニング成分	241	
皮膚糸状菌	76	
皮膚浸軟	205	
皮膚線条	188	
皮膚全層熱傷	298	
皮膚瘙痒症	31, 121	
皮膚被膜剤	38, 152	
皮膚保護	153	
皮膚保護ウェハー	170	
皮膚保護剤	162	
皮膚保護ペースト	171	
皮膚紋理	4	
皮膚裂傷	218	
皮弁	228	
肥満細胞脱顆粒	74	
びまん性紅斑型	15	
皮野	4	
日焼け止めクリーム	153	
表在性真菌感染症	76	
表在性白色爪白癬	270	
表在性皮膚細菌感染症	80	
病的瘻孔	165	
表皮	5	
表皮下水疱	86	
表皮再生	91	
表皮真皮接合部	7	
表皮水疱症	86	
表皮剥脱毒素	197	
表皮剥離	168	
表皮肥厚	46	
びらん	20, 168, 205, 246	
ピリドキシン	132	
ピロリドンカルボン酸	6	

ふ

フィッティング	284
フィブリノゲン	52
フィブリン	52
フィブリン血栓	52
フィブリン分解産物	52
フィラグリン	6
フィンガーチップユニット	29
フェノトリン	84
腹圧性尿失禁	235
複雑瘻孔	166
副腎皮質ステロイド	75, 186
副腎皮質ステロイド外用	71
副腎皮質ステロイド含有軟膏	92
副腎皮質ステロイド軟膏	91
腹壁静脈怒張	66
不顕性(潜在性)黄疸	64
浮腫	58, 66, 111, 156, 159, 160, 178, 216, 220, 272
不消化便	98
不随意筋	237
フスフレーガー	117
付属器	7
フットウェア	278
フットサポート	214
フットバス	118
物理的刺激	4, 131
物理的バリア	36
物理的要因	10
ブドウ球菌	81
ブドウ球菌性熱傷様皮膚症候群	80, 197
プラスチベース	24, 91
ブリストルスケール	234
ブレーデンスケール	210, 233
プレドニゾロン	88
プレバイオティクス	179
プロスタグランジン	74
プロテアーゼ	6, 12, 36
プロトロンビン時間	52
プロバイオティクス	179
プロピレングリコール	92
プロリン	173
分子標的薬	15, 125
分泌作用	8
分泌部	8

へ

米国国立がん研究所	127
閉鎖型保育器	106
閉塞剤	241
閉塞性黄疸	65
ベッド環境	223
ベッド柵カバー	43
ペニシリン	82
ペニシリン系抗生剤	80
ヘミデスモソーム	5
ヘムタンパク	64
便失禁	216, 237
便失禁管理システム	238
胼胝	46, 277
扁平苔癬	46, 151
扁平苔癬型	15

ほ

保育器用マットレス	107
蜂窩織炎	80, 293, 294
縫合部離開	166
放射線皮膚炎	134
放射線療法	134
疱疹	21
膨疹	19, 72, 73
包帯	38
保護	3, 24
匍行性迂回状紅斑	16
保護軟膏	288
ポジショニング	212
ポジショニンググローブ	204, 216
保湿	4
保湿・保護クリーム	38
保湿外用薬	28, 241
保湿機能	2
保湿クリーム	288
保湿ケア	42, 45, 277, 279
保湿剤	24, 28, 42, 101, 117, 241, 295
保湿成分	295
ボックスウイルス	198
発疹学	18
発赤	168
ボディイメージ	3
ボディイメージの変容	296
ポリエチレン	91
ポリエチレングリコール	91
ポリエチレン薄膜	92

ま

マイスネル小体	8
巻き爪	118, 276
マクロゴール	91
マクロゴール軟膏	90
マクロファージ	71
マクロライド系	82
摩擦係数	216
末期腎不全	182
末梢血管収縮作用	159
末梢循環障害	160

末梢循環不全	156
末梢性掻痒	122
末梢挿入式中心静脈カテーテル	108
慢性GVHD	149
慢性湿疹	71
慢性腎不全	121
慢性蕁麻疹	73

み

水尾徴候	83
みずいぼ	198
水虫	76
密封療法	92
密閉吸引法	170
ミノサイクリン	132

む・め

虫刺され	71, 87
むだ毛処理	295
メチシリン耐性黄色ブドウ球菌	301
メトロニダゾール	145
メラニン顆粒	94
免疫	193
免疫学的バリア	36
免疫機構	2, 67
免疫グロブリン	194
免疫作用	8
免疫不全患者	193
免疫抑制薬投与	88
免荷用インソール	120
面皰	21, 188

も

モイスチャライザー効果	24, 101
モイスチャライザー剤	24
毛孔	4
毛孔性角化症	46
毛細血管	7
毛細血管内静水圧	59
網状層	7
毛嚢炎	167, 191
毛包炎	82
毛包脂腺系	7, 8
モーズ変法	146
目的的瘻孔	165

や・ゆ

薬剤性過敏症症候群	15
薬疹	13
有害事象共通用語規準v4.0日本語訳JCOG版	127, 136
有棘細胞	5
有棘層	5

疣贅	274
油脂性基剤	90, 91
油中水型	90
ユニバーサルプレコーション	303

よ

ヨウ化カリウム	79
溶血性黄疸	64
溶血性貧血	64
用手成形皮膚保護剤	48, 171
痒疹	71
ヨウ素含有治療薬	146
起痒物質	31
溶連菌	81
ヨード含有製剤	145
予防的フットケア	275
Ⅳ型アレルギー	70

ら

落屑	20
落葉状天疱瘡	87
ラップ療法	300
ラノリンアルコール	91
ラメラ構造	6
ランゲルハンス細胞	71

り

リオゲル基剤	92
離開創	165
リスクアセスメント	219
リゾチーム	11
リノール酸エステル	173
流動パラフィン	91
両側尿管皮膚瘻	48
鱗屑	20, 220, 270
リンパ液灌流機構	59
リンパ球幼若化試験	13
リンパ小疱	293
リンパ浮腫	290
リンパ漏	293
リンフォカイン	71

る・れ

類乾癬	46
類脂肪壊死症	17
冷却	300
レーザー・トレラー徴候	16
レーザードプラ血流計	298
レジメン	127
レスタミン	101
レッグウォーマー	43
裂隙接合	5

ろ

ロイコトリエン	74
瘻孔	165
漏出液	61
漏出性便失禁	237
老人性乾皮症	32, 97
老人性皮膚搔痒症	32
ローアウトプット	167
ローション	24, 29, 84, 89
ロリクリン	6

わ

脇漏れ	162
ワセリン	24, 90, 91

数字・欧文

1門照射	135
5の法則	299
9の法則	299

A

ABCD-Stoma®	246
ABI(ankle brachial pressure index)	115, 271, 292
acanthosis nigricans	16
AIDS	180
APTT(activated partial thromboplastin time)	52
Artzの基準	299
A-Vシャント	111

B

β-エンドルフィン濃度	122
bFGF製剤	300
bottom-up damege	231
broadband UVB照射	34
BRS(Behavioral Rating Scale)	123
BSA(body surface area)	302
burn index	299

C

CKD(chronic kidney disease)	121
CMV(cytomegalovirus)	198
contamination	195
CTCAE v4.0-JCOG	127, 136
CTCAE(Common Terminology Criteria for Adverse Events)	127
C線維神経末	31

D

DB(deep burn)	298
DDB(deep dermal burn)	297

DESIGN-R® ································· 205
DESIGN-R®褥瘡経過評価用 ············· 207
DFU（diabetic foot ulcer） ··············· 112
diaper dermatitis ························ 231
DIHS（drug-induced hypersensitivity
　　syndrome） ····························· 15
DLSO ·· 270
DLST（drug-induced lymphocyte
　　stimulation test） ····················· 13
DM（dermatomyositis） ···················· 17

############## E・F ##############

EGFR系阻害薬 ····························· 125
emollient ··································· 241
end of life ································· 180
ET（epidermolytic toxic） ················ 197
fast edema ··································· 58
FDP（fibrin degradation product） ······· 52
FMS（faecal management system） ··· 238
Fountaine分類 ···························· 271
FTU（finger tip unit） ················ 29, 278

############## G・H ##############

GVHD（graft-versus-host-disease） ···· 149
HbA1c値 ···································· 116
HFS（Hand-foot syndrome） ············ 126
high output ································ 166
HPV（human papillomavirus） ·········· 198
HSV（herpes simplex virus） ··········· 197
humectant ································· 241

############## I ##############

IAD（incontinence associated
　　dermatitis） ······················ 39, 231
IADIT（Incontinence-Associated
　　Dermatitis Intervention Tool） ····· 232
icterus ·· 64
IgE抗体 ······································· 74
IL-8 ··· 8

############## J・K ##############

jaundice ······································ 64
κ受容体 ···································· 122
KOH直接鏡検法 ·························· 271
KOH法 ································· 78, 83
KTU（Kennedy terminai ulcer） ········ 182
K式スケール ······························· 210

############## L・M ##############

Leser-Trélat sign ························· 16

low output ································· 167
LundとBrowderの法則 ·················· 299
*M. canis*感染症 ···························· 77
MDRPU（medical device related
　　pressure ulcer） ················ 12, 280
Medical Device Related Pressure
　　Injury ································· 280
MNA®-SF（Mini Nutritional Assessment-
　　Short Form） ························ 223
MRSA（Methicillin-resistant
　　Staphylococcus aureus） ··············· 301

############## N ##############

n-3系脂肪酸 ························· 172, 173
n-6系脂肪酸 ······························· 173
NCI（National Cancer Institute） ······· 127
N-DPAP（nasal directional positive
　　airway pressure） ·················· 108
necrobiosis lipoidica ······················ 17
NMF（natural moisturizing factor）··· 6, 95
NO（nitric oxid） ·························· 173
non-pitting edema ························· 58
Nortonスケール ··························· 233
NOS（nitric oxide synthase） ··········· 173
NPPV（non-invasive positive pressure
　　ventilation） ···························· 12

############## O・P ##############

O/W型（oil in water） ······················ 90
occlusive ··································· 241
ODA（Objective Data Assessment）
　　·· 174
OHスケール ······························· 210
palmar-planter erythrodysesthesia
　　·· 126
PAT（Perineal Assessment Tool） ···· 232
PBI（prognostic burn index） ··········· 298
PEH（pseudoepitheliomatous
　　hyperplasia） ············· 47, 167, 244
PEM（protein-energy malnutrition）
　　·· 172
%TBSA ···································· 298
perianal itching ···························· 33
perineal dermatitis ······················ 231
photo-ageing ································ 11
PICC（peripherally inserted central
　　catheter） ····························· 108
pitting edema ······························· 58
PSO ··· 271
PT（prothrombin time） ···················· 52

############## S ##############

SDB（superficial dermal burn） ········ 297
self load related pressure ulcer
　　····································· 12, 281
Semmes-Weinsteinモノフィラメント
　　検査 ························ 113, 115, 273
SGA（Subjective Global Assessment）
　　·································· 173, 221
SJS（Stevens-Jonson Syndrome） ······· 13
SJS型 ·· 14
skin tear ··································· 218
solar elastosis ······························ 11
SSSS（staphylococcal scalded skin
　　syndrome） ······················ 80, 197
STARスキンテア分類システム ········ 227
SWO ·· 270

############## T・U ##############

tangential excision ······················ 302
TBI（toe brachial pressure index）
　　································· 115, 271
TDO ·· 271
TEN（toxic epidermal necrolysis） ······ 13
TEN型 ······································ 15
TEWL（transepidermal water loss）
　　·································· 28, 96, 232
Th1細胞 ··································· 194
TLR（Toll-like receptor） ················· 12
Toll様受容体 ································ 12
top-down damege ······················· 231
TSST-1（toxic shock syndrome toxin-1）
　　·· 197
Tリンパ球 ·································· 71
UVA ·· 11
UVB ·· 11

############## V・W ##############

VAS（Visual Analogue Scale） ·········· 123
VZV（varicella zoster virus） ·········· 197
W/O型（water in oil） ······················ 90
Wallaceの9の法則 ························· 10
WHO疼痛ラダー ·························· 146
Wickham線条 ······························ 15

索引　311

スキンケアガイドブック

2017年5月3日　第1版第1刷発行	編集　一般社団法人 日本創傷・オストミー・
2024年2月10日　第1版第4刷発行	失禁管理学会
	発行者　有賀　洋文
	発行所　株式会社　照林社
	〒112-0002
	東京都文京区小石川2丁目3-23
	電話　03-3815-4921（編集）
	03-5689-7377（営業）
	http://www.shorinsha.co.jp/
	印刷所　共同印刷株式会社

●本書に掲載された著作物（記事・写真・イラスト等）の翻訳・複写・転載・データベースへの取り込み、および送信に関する許諾権は、照林社が保有します。
●本書の無断複写は、著作権法上の例外を除き禁じられています。本書を複写される場合は、事前に許諾を受けてください。また、本書をスキャンしてPDF化するなどの電子化は、私的使用に限り著作権法上認められていますが、代行業者等の第三者による電子データ化および書籍化は、いかなる場合も認められていません。
●万一、落丁・乱丁などの不良品がございましたら、「制作部」あてにお送りください。送料小社負担にて良品とお取り替えいたします（制作部☎0120-87-1174）。

検印省略（定価はカバーに表示してあります）
ISBN978-4-7965-2408-7
Ⓒ日本創傷・オストミー・失禁管理学会/2017/Printed in Japan